高等医学院校实验系列规划教材

机能学实验教程

第2版

主　审　关宿东
主　编　张根葆　马善峰
副主编　陶明飞　张翠　王瑜
编　委（以姓氏笔画排序）

于　影(蚌埠医学院)	马善峰(蚌埠医学院)
王　瑜(安徽理工大学医学院)	王　蕾(蚌埠医学院)
王立金(安徽理工大学医学院)	王海华(皖南医学院)
邓　云(安徽理工大学医学院)	许　敏(皖南医学院)
孙　瑶(皖南医学院)	李　言(蚌埠医学院)
李　曙(皖南医学院)	连立凯(皖南医学院)
张　翠(皖南医学院)	张根葆(皖南医学院)
陈铎葆(安徽理工大学医学院)	郑书国(皖南医学院)
钱江华(蚌埠医学院)	倪　虹(蚌埠医学院)
陶明飞(蚌埠医学院)	
梅仁彪(安徽理工大学医学院)	
曹冬黎(安徽理工大学医学院)	
葛荣靖(蚌埠医学院)	
董淑英(蚌埠医学院)	
鲍能胜(皖南医学院)	
魏　芳(蚌埠医学院)	

U0257030

中国科学技术大学出版社

内 容 简 介

为了适应实验教学改革发展的需要,培养实用型医药学人才,使培养的学生尽快适应实际需要并具有较强的动手能力和科研能力,本书将生理学、病理生理学和药理学等医学机能学科的实验教学资源进行了重新优化整合。全书分为机能学实验基础知识、机能学实验、机能学实验设计与探索性实验3篇,帮助学生掌握系统、全面的机能学实验专业知识,注重培养学生的科学思维能力、创新能力及综合素质。实验教学的内容经过认真筛选,符合目前的教学实际,体现了现代基础医学实践教学的发展趋势。

本书可作为高等医学院校临床、预防、口腔、麻醉等专业的教材使用,也可供相关专业的教师和研究生参考。

图书在版编目(CIP)数据

机能学实验教程/张根葆,马善峰主编. —2 版. —合肥:中国科学技术大学出版社,
2021.4(2022.7重印)

ISBN 978-7-312-05146-3

Ⅰ. 机… Ⅱ. ①张… ②马… Ⅲ. 机能(生物)—人体生理学—实验—高等学校—教
材 Ⅳ. R33-33

中国版本图书馆 CIP 数据核字(2021)第 020099 号

机能学实验教程
JINENGXUE SHIYAN JIAOCHENG

出版	中国科学技术大学出版社
	安徽省合肥市金寨路 96 号,230026
	http://press.ustc.edu.cn
	https://zgkxjsdxcbs.tmall.com
印刷	安徽省瑞隆印务有限公司
发行	中国科学技术大学出版社
经销	全国新华书店
开本	787 mm×1092 mm 1/16
印张	16
字数	332 千
版次	2014 年 9 月第 1 版 2021 年 4 月第 2 版
印次	2022 年 7 月第 10 次印刷
定价	42.00 元

前　言

《机能学实验教程》第2版的编写是在充分总结第1版教材使用情况的基础上，根据我国高等医学院校课程教学大纲和教学实际，对实验教学内容和实验教学方式进行了一些适当的增删和修改，以适应现代科学技术的进步和机能学实验教学改革与发展趋势，加强对创新型、高素质医学人才的培养。

机能学实验是一门研究机体机能活动及其规律的实验科学，也是基础医学教育的必修课程之一。机能学实验融合了生理学、病理生理学和药理学等学科实验教学的内容和手段，以实验动物为主要研究对象，探讨机体的生理活动规律、疾病发生发展过程与变化的规律，以及药物与机体相互作用与影响的机制。机能学实验课程的开设有利于学科间知识相互渗透、交叉与融合，有利于培养学生的独立思维和主动创新能力，对培养学生的动手能力、分析解决问题的能力和创新能力，尤其对培养医学综合型人才有着十分重要的意义。

《机能学实验教程》第2版吸收了近些年来国内医学院校机能学实验教学改革和实践方面的成果和经验，更新了部分实验教学内容，增加了综合性、设计性的实验项目，并在每个实验项目后增加了复习思考题。在学生观察实验现象的同时，注重加强对综合实践技能的提高和创新素质的培养。本教材集中介绍了机能学实验基础知识、机能学实验、机能学实验设计与探索性实验，包括实验动物知识、基本技能操作、机能学基础性实验和综合性实验、设计性和探索性实验以及病例分析等。教材既注重对机能学实验基本理论、基本方法和基本技能的介绍，也突出对学生综合知识运用能力和创新意识的培养。教材编写人员都是高等医学院校机能学实验教学一线的教师和技术人员，具有丰富的实践教学经验。教材的编写经过多次研讨，反复修改，力求技术方法先进、经典实用、综合性强,适合医学、药学、护理学等专业的学生学习和参考使用。

虽然经过反复修改和审阅,但书中仍难免存在疏漏与不足,恳请广大师生和读者提出宝贵意见,使之不断完善。

张根葆　马善峰

2020 年 12 月

目　　录

第三篇 机能学实验设计与探索性实验

第一篇　机能学实验基础知识

第一章 绪 论

第一节 机能学实验概述

一、机能学实验的特点

机能学实验是以生理学、病理生理学和药理学等相关基础医学学科的知识为理论基础,以实验动物学、医学实验技术和医学科研方法等为技术支撑,研究和探讨机体功能活动、疾病发生机制和药物作用规律的实验性学科,也是随着我国高等医学院校实验教学改革而发展起来的一门综合性医学基础实验课程。医学是一门实践性、实用性很强的学科。医学知识主要源于长期的医疗实践和实验研究,尤其是实验研究对于近代医学的形成、发展具有重要的作用。因此,实验教学也就成为医学教育中的重要环节,在医学人才培养方面具有不可替代的地位和作用。

机能学实验的主要内容和任务包括:

(1)熟悉机能学实验的基本操作技术和方法,培养学生的实际动手能力。

(2)掌握基本的实验技能、数据采集方法、实验观察方法并能对结果进行分析讨论。

(3)通过实验,验证和深入了解正常和异常生命活动过程中的机能变化规律,并通过药物干预了解药物的效果、作用机制和机体机能变化的机制。

(4)了解科学研究的一般程序,培养学生科学的思维方法、分析问题及解决问题的能力以及求实严谨的科学作风。

机能学实验包括临床实验和动物实验:临床实验以人体为实验对象,只适合做一些不损害人体健康、不增加痛苦和不玷污人格的实验项目。机能学实验课程主要开设的是动物实验。动物实验有急性动物实验和慢性动物实验之分。急性动物实验又分为离体器官(组织)实验法和活体解剖实验法等。离体器官(组织)实验法是指从动物体上取出要研究的器官或组织,置于近乎生理状态的环境中进行实验和观察;而活体解剖实验法是将动物在麻醉(或去大脑)状态下,手术暴露欲观察的器官或组织,进行实验和观察。

急性动物实验无需无菌操作,实验条件可以人为控制,要观察的现象可重复验证,对机制可进行一定的分析。但由于实验对象并非自然状态、观察的时间短等原因,实验结果有一定的局限性。

慢性动物实验是以完整健康而清醒的机体为对象,在与外界环境尽量保持一致的条件下,对某一项功能进行较长时间的系统观察和综合研究,如通过唾液瘘管术研究唾液分泌规律,通过肾上腺切除术研究肾上腺功能等。但因为实验时间长,对实验结果的影响因素十分复杂。由于教学学时等种种条件限制,教学实验以急性动物实验为主。

二、机能学实验课的教学目标和基本要求

(一)机能学实验课的教学目标

通过机能学实验课的教学能够使学生验证、巩固和加强对相关理论知识的认识和理解,掌握医学综合实验的基本理论和技能,学会机能学常用仪器设备的正确使用和维护。加强对科研能力的培养,了解科学研究的基本方法和基本程序,培养学生理论联系实际、独立思考和创造性思维的能力。通过实验教学使学生掌握一些基本的实验操作技能,学会仔细观察、精确记录、正确分析实验结果及规范书写实验报告的科学习惯;培养学生客观地对事物进行观察、归纳和比较,提高综合分析问题和解决问题的能力;同时,培养学生严肃的科学态度、严谨的科学作风和严密的科学思维方法。

(二)机能学实验课的基本要求

为规范机能学实验课的教学秩序,实现教学目标,要求学生须做到:

1. 实验前

(1)仔细阅读机能学实验教材,了解实验的设计、步骤、操作程序和注意事项。

(2)复习与实验有关的生理、药理和病理生理三门学科的知识,充分理解实验课的内容及原理。

(3)预测实验结果,对每一步骤应得的结果和可能发生的问题做到心中有数。

2. 实验中

(1)自觉遵守实验室的规章制度,不迟到,不早退,不在课堂上大声喧哗,保持正常的课堂秩序。

(2)检查实验器材是否完备,发现有缺损的器材要及时向老师报告;熟悉实验仪器的性能和基本操作方法,严格按实验程序认真操作,不得进行与实验无关的活动。

(3)爱护实验器材、实验动物和标本,节省实验用品。

（4）以实事求是的科学态度对待每项实验,仔细、耐心地观察实验过程中出现的现象,及时在实验记录本上做好标记,随时记录实验结果,并联系理论进行思考:① 发生了什么现象? ② 出现这些现象的原因及机制是什么? ③ 这些现象有何意义? 我们从中学到了什么? ④ 出现非预期结果的原因何在?

3. 实验后

（1）清点、清洗并擦干手术器材,整理仪器,使仪器面板各旋钮处于正确的位置,如有短少或损坏现象,应立即向老师报告。

（2）填写使用实验仪器的登记本(卡)。

（3）整理、分析实验结果,认真书写实验报告,按时上交任课教师批阅。

（4）值日生将实验室整理干净,检查水、电、门、窗是否关闭。

第二节　机能学实验结果的处理

一、实验结果的观察、记录和分析

实验过程中应用科学方法将所观察到的结果变为可测量的指标,以便研究其变化的规律。为此,对实验中所得到的结果需要进行整理和分析,步骤如下:

1. 数量的分析

凡属测量性质的结果(如高低、长短、快慢、多少等),均应以正确的单位和数值定量。

2. 性质的分析

确定实验结果的本质是什么。

3. 时间的分析

如果实验结果是一个变化过程,应当考虑它的起源、发展、衰落、延续、恢复、周期和频率等时间上的变化,即测定时程的变化。

4. 部位的分析

分析实验结果是在什么部位观察到的,它的空间范围、形态大小和分布情况如何。

上述对实验结果的分析只是一般的原则,由于每一项实验都有不同的侧重,因此要根据不同情况具体分析。

一般凡是有曲线记录的实验,应在曲线上标注记号(如时间、刺激或给药等)。

有些实验结果,为了便于比较、分析,可用表格或图形表示。做表格前应考虑周全,制出完善的表格。

从实验中得到的结果数据,一般称为原始资料。原始资料可分为以下两大类:

(1)计量资料。以数值的大小来表示事物的程度。

(2)计数资料。清点数目所得到的记录。

在实验中取得的原始资料必要时需要通过统计学处理。

二、实验报告的撰写

机能学实验课程要求实验结果以科学研究论文的形式表达出来,因此,获得实验结果之后书写实验报告是培养学生独立学习和思考的能力、分析和解决问题的能力以及综合运用知识的能力必要环节。书写实验报告要注意书写格式和要求。

(一)实验报告的书写格式

实验报告的书写格式如下:

机能学实验报告

姓名_____ 学号_____ 班组_____ 实验室号_____ 日期_____

实验题目

实验目的

实验对象

实验材料和方法

实验结果

分析和讨论

结论

（二）实验报告的书写要求

1. 实验材料和方法

包括实验动物（或标本），实验用的主要器材、仪器、药品，实验步骤、记录方法和观察指标等。实验主要方法或步骤的书写可做扼要描述，避免繁琐地罗列实验过程。

2. 实验结果

实验结果的书写为实验中最重要的部分，应将实验过程中所观察或记录的现象做真实、正确、详细的记录。为客观反映实验结果，可以把由记录系统描绘的曲线、统计的数据直接贴在实验报告上，或自己绘制简图，并附以图注、标号及必要的文字说明。如果观察项目较多，亦可分步骤书写实验结果。实验结果的一般表达方式有三种：

（1）叙述法。用文字将观察到的、与实验目的有关的现象客观地加以描述。描述时需要有时间概念和顺序。

（2）表格法。一般用"三线表"表示，能较为清楚地反映观察内容，有利于相互对比。

（3）简图法。将实验中记录的曲线图取不同的时相点剪贴或自己绘制简图，并附以图注、标号及必要的文字说明。

优秀的实验报告与论文常三者并用，从而得到最佳效果。

3. 分析和讨论

是根据已知的理论知识对结果进行解释和分析，或对规律性的结果总结上升为理论。分析和讨论是实验报告的核心部分，可以帮助学生提高独立思考和分析归纳问题的能力。分析和讨论时，应根据客观的结果提出有创造性的见解和认识，切忌盲目抄书，更不应抄袭别人的劳动成果。此外，对参考文献应注明出处。

4. 结论

是从实验结果和分析讨论中归纳出的一般性的概括性判断，也就是实验所验证的基本概念、原则或理论的简明总结。下结论时，应当用最精辟的语言进行高度概括，力求简明扼要，一目了然。结论中不要罗列具体结果，也不要将未有充分证据的理论分析写入结论。

必须注意的是，学生应根据实验记录和数据，按时完成实验报告。实验报告是科研性文件，书写要求字迹工整，简练通顺，用医学专业术语描述，层次清晰，逻辑推理严谨求实。实验结果必须真实，实验讨论和实验结论必须由个人独立完成，严禁任何抄袭行为。

第三节　实验室安全

实验室是进行实验教学、开展科学研究、培养创新性人才的重要基地。在实验室进行实验时要经常接触动物、药品、试剂、易燃易爆及有毒物质,工作中稍有疏忽大意,就有可能发生人员受伤和仪器设备损坏等事故。因此,实验室安全防护工作是非常重要的,实验室管理者、教师和学生应该高度重视,做到安全第一,预防为主。

关于实验室安全问题,国家颁布了许多法规、条例,各学校也建立了许多详细的管理制度。在教学过程中,除严格遵守国家、学校有关实验室安全法规、条例、制度外,机能学实验的教学还应注意以下几点:

(1)进入实验室前穿好实验服,必须熟悉实验室及周围环境。如水阀、电闸、安全门的位置,灭火器及室外水源的位置。实验进行时,不得随便离开岗位,要密切注意实验的进展情况。离开实验室时,应检查水阀、电闸等,关闭门、窗、水、电。

(2)使用合格安全的实验动物。机能学实验教学过程中涉及多种动物,如大鼠、小鼠、家兔、蟾蜍等。要认识到动物是许多疾病传播的媒介(如流行性出血热),所以,实验动物必须经过检疫,并有相关政府职能部门颁发的许可证书。

(3)建立并严格执行实验动物领用与收回制度,防止流入社会,引发安全问题。回收的动物数量不相符时要及时追踪去向,特别是注射过剧毒药品或试剂的动物或动物尸体一定要追究到底。

(4)使用过的动物尸体或废弃的实验动物必须做无害化处理,如集中焚烧处理或掩埋,以防止对环境的污染。

(5)严格执行剧毒药品领用制度,建立详细的实名领取和使用登记的监管制度。注射剧毒药品试剂的注射器、针头和装剧毒药品试剂的器皿必须按有关规定进行无害化处理。

(6)规范实验操作,防止可能发生的安全问题。如必须学习掌握正确的捉拿、固定动物的方法,规范配制、使用剧毒药品试剂等。

(7)易燃、易爆、剧毒化学试剂和高压气瓶要严格按有关规定领用、存放和保管。做实验时应打开门窗和(或)换气设备,保持室内空气流通;加热易挥发的有害液体,使用易产生严重异味或做易污染环境的实验时应在通风橱内进行。

(8)使用电器设备(如烤箱、恒温水浴、离心机、电炉等)时,严防触电;不要在通电时用湿手或湿物接触电器或电插销。实验完毕,应将电器的电源切断。

(9)实验用试剂不得入口,严禁在实验室内吸烟或吃东西。实验结束后要仔细洗手。

（10）建立机能学实验室突发事件应急处理预案。如被动物抓伤、咬伤的应急处理办法，毒腺分泌物射入眼内的应急处理程序，强酸或强碱液体溅到皮肤上的处理方式等。遇到突发事件，先应急处理减轻损害，同时向实验室教师求助。

（11）建立实验室安全教育制度。学生初次进入实验室时，教师必须对学生进行实验和实验室安全教育，提高学生的安全意识，减少可能发生的实验室安全问题。

（张根葆）

第二章 实验动物

第一节 实验动物的基本知识

一、实验动物的作用与意义

实验用动物(experimental animal)泛指用于科学实验的各种动物,不仅包含实验动物(laboratory animal),而且还包括野生动物、经济动物(家畜、家禽)及观赏动物。既往实验教学主要使用的是实验动物。

实验动物是指经人工饲育,对其携带的微生物实行控制,遗传背景明确或来源清楚,用于科学研究、教学、生产、检定及其他科学实验的动物。实验动物具有生物学特性明确、表型均一、对刺激敏感性和反应性一致等特点,这些自身特点有利于仅用于少量动物就能获得精确、可靠的动物实验结果,并具有良好的可重复性,因而广泛用于生物学、医学、药学科研与教学。

实验动物对生物学、医学和药学科研与教学方面研究的作用,有学者归纳为三个方面:① 实验动物是现代科学研究的重要组成部分。② 实验动物是生命科学研究的基础和必备条件。③ 实验动物是衡量一个国家或一个科研单位科研水平高低的重要标志。

实验动物能复制多种疾病的模型。由于人类各种疾病的发生、发展十分复杂,要揭示疾病发生、发展的规律,不可能完全在人身上进行,以人为实验对象在道义上和方法学上受到种种限制。对于人类的疾病,均可利用现代医学实验技术在实验动物身上准确地复制和模拟出相应的人类疾病的动物模型。用实验动物模拟人类疾病过程,观察药物及其他各种因素对生物体机能、形态及遗传学的影响,既方便、有效、可比性高,又易于管理和操作。利用实验动物进行各类医学实验研究,对提高人类健康状态和生存质量有着积极的作用。据统计,在生物医学领域,60%的研究课题需要借助于实验动物。因此,实验动物在医学基础研究、药物研究和疾病发生与防治等研究领域,均具有十分重要的意义。

机能学实验多以实验动物为对象,通过观察实验动物的基本生理生化反应及病理生理反应,分析干扰因素的影响及药物作用与效应,学习和验证其基本规律。合理而正确地选择和使用实验动物,是顺利完成实验并获得真实可靠实验结果的保证。

二、常用实验动物的种类和选择

目前,用于机能学实验的动物主要包括:青蛙、蟾蜍、小白鼠、大白鼠、豚鼠、家兔、猫、狗等。

实验动物的选择应针对实验目的和动物的生物学特性:

(1) 尽量选用与人类各方面机能相似的实验动物。

(2) 选用标准化实验动物,即遗传背景明确、饲养环境与动物体内微生物得以控制、符合一定标准的实验动物。

(3) 选择解剖生理特点符合实验目的和要求的实验动物。

(4) 根据不同实验研究的特殊需要,选用不同种系、反应敏感的实验动物。

(5) 符合精简节约、易得的原则。

常用实验用动物的特点分述如下:

1. 青蛙、蟾蜍

青蛙(*Rana nigromaculata*,frog)和蟾蜍(*Bufo bufo*,toad)属两栖纲无尾目动物。其心脏在离体的情况下能有节律地跳动,因此常用于药物对心脏影响的实验;其坐骨神经腓肠标本可用来观察药物对周围神经、横纹肌或神经肌肉接头的作用;蛙舌及肠系膜是观察炎症反应和微循环变化的良好标本。

2. 小白鼠

小白鼠(*Mus musculus*,mouse)属哺乳纲啮齿目鼠科类动物。具有繁殖周期短、温顺易得、体型小、易于饲养等特点。主要适用于动物需要量大的实验,如药物的筛选、半数致死量的测定和安全性实验、药物的效价比较及抗癌药的研究等,也适用于避孕药实验。

3. 大白鼠

大白鼠(*Rattus norvegicus*,rat)属哺乳纲啮齿目鼠科类动物。具有抗病能力强、繁殖快、喜啃咬、性情凶猛、心血管反应敏感等特点。常用于药物的抗炎作用、药物对心血管功能影响的实验及胆管和中枢神经系统实验,还可用于观察药物的亚急性和慢性毒性。常用品种有 Sprague-Dawley 大白鼠、Wistar 大白鼠等。

4. 豚鼠

豚鼠(*Cavia porcellus*,guinea pig)属哺乳纲啮齿目豚鼠科动物,又名荷兰猪。具有习性温顺,喜群居,嗅觉、听觉发达等特点。因豚鼠对组胺敏感,并易于致敏,常被用于抗过敏药实验,如平喘药和抗组胺药实验;也常用于离体心脏、子宫及肠管的实验;又因其对结核菌敏感,常用于抗结核药的实验治疗研究。

5. 家兔

家兔(*Oryctolagus cuniculus*,rabbit)属哺乳纲啮齿目兔科草食类单胃动物。具有性情温顺、胆小等特点。家兔易得且易驯服,便于静脉注射和灌胃,在机能学实验中应用广泛,常用于直接记录血压、呼吸,观察药物对心血管功能的影响。也可用于中枢兴奋药、利尿药的实验,药物对离体肠道平滑肌、子宫平滑肌影响的实验及药物中毒和解毒,药物刺激性实验以及避孕实验等。由于家兔体温变化较灵敏,也常用于体温实验和热原检测。常用品种有新西兰家兔、日本大耳白兔等。

6. 猫

猫(cat)属哺乳纲食肉目猫科动物。猫的血压比较稳定,故监测血压反应要比家兔好,常用于心血管药和镇咳药的实验。

7. 狗

狗(dog)属哺乳纲食肉目犬科动物。具有喜近人以及嗅觉、视觉、听觉极佳的特点。其消化系统、循环系统、神经系统均发达,且与人类极为相似。狗是记录血压和呼吸最常用的大动物,如用于降压药、升压药和抗休克药的实验。狗还可以通过训练使其顺从,适用于慢性实验,如用手术做成胃瘘、肠瘘,以观察药物对胃肠蠕动和分泌的影响。慢性毒性实验也常采用狗。常用品种有杂种狗、比格狗等。

同一类实验可选不同的动物。如离体肠管和子宫实验可选用家兔、豚鼠、小白鼠和大白鼠;离体血管实验常可选用蛙的下肢血管和家兔耳血管,也可选用大白鼠后肢血管及家兔主动脉条;离体心脏实验可选用蛙、豚鼠和家兔;在体心脏实验可选用蛙、家兔、豚鼠、猫和狗等。

三、实验动物的品系

动物的品系主要是指动物遗传背景的特征。许多实验对动物的品系有较高的要求,希望实验结果不受遗传差异的影响。实验动物品系的分类命名有以下几种方法:

(一)按遗传学特征分类

1. 近交系

一般是指采用 20 代以上全同胞"兄弟姊妹"或"亲子"("子女"与年轻的"父母")进行交配,而培养出来的遗传基因纯化的品系。全同胞"兄弟姊妹"交配因较为方便而多被采用。品系内个体间差异很小,一般用近交系数(F)代表纯化程度。全同胞"兄弟姊妹"近交一代可使异质基因(杂合度)减少 19%,即可使纯化程度增加 19%。全同胞"兄妹"或

"亲子"交配前20代纯合度的理论 F 值可达98.6%。然而纯与不纯还要用许多检测遗传学纯度的方法加以鉴定。人们常用"纯种"称呼近交系。

目前,近交系小白鼠已有几百个品系。小白鼠、大白鼠等实验动物近交系的育成大大促进了医学实验研究的发展。

2. 突变品系

在育种过程中,通过单个基因的突变,或将某个基因导入,或通过多次回交"留种",建立一个同类突变品系,此类个体中有同样遗传缺陷或病态表现,如侏儒、无毛、肥胖症、肌萎缩、白内障和视网膜退化等。现已培育成的具有某些疾病的突变品系有:贫血鼠、肿瘤鼠、白血病鼠、糖尿病鼠、高血压鼠和裸鼠(无胸腺、无毛)等。这些动物的大量应用对于相应疾病的防治研究具有重要的价值。

3. 杂交一代

由两个近交系杂交产生的子一代称为杂交一代。它既有近交系动物的特点,又获得了杂交优势。杂交一代具有生命力旺盛、繁殖率高、生长快、体质壮以及抗病力强等优点。它与近交系动物有同样的实验效果。杂交一代又称为系统杂交性动物。

4. 封闭群

在同一血缘品系中,不以近交方式而进行随机交配繁衍,经5年以上育成的相对维持同一血缘关系的种群。我国已大量繁殖封闭群新西兰白兔和封闭群青紫蓝兔,可用于教学及科研实验。

5. 非纯系

一般指任意交配繁殖的杂种动物。杂种动物具有生命力旺盛、适应性强、繁殖率高、生长快以及易于饲养管理等特点。但由于个体差异大,反应性及实验结果的重复性差,多用于筛选性实验。由于杂种动物比较经济,故在教学实验中最常用。

(二) 按微生物学特征分类

1. 无菌动物

是指在体表、体内包括皮肤、皮毛和消化系统、呼吸系统、泌尿系统、生殖系统、血液系统以及脑内循环系统等,任何部位上都检测不出微生物及寄生虫的实验动物。这种动物系在无菌条件下剖腹取出,饲养在无菌、恒温、恒湿的条件下,而且食品饮料等全部无菌。

2. 指定菌动物

是人工将一种或几种已知菌给予无菌动物,使之带有已知的某种细菌。

3. 无特殊病原体(SPF)动物

此类动物不是绝对无菌,实际上就是无传染病的健康实验动物。

以上三种动物因其繁殖饲养条件复杂、价格昂贵,故不适用于教学,但对某些生物医学研究具有重要意义。

4. 清洁普通动物

也称清洁动物或最低限度疾病动物。来自封闭系统的 SPF 动物,饲养在有两条走廊、温湿度恒定的普通设施中,动物垫料、饲料和用具等应经过高压消毒。

5. 普通动物

也称常规动物或无疾病动物。即在一般自然环境中饲养的普通动物,其体表、体内带有多种微生物,甚至带有病原微生物。因其价格低,故常用在教学性实验和一般性实验中。

(三) 按我国实际情况分类

1. 一级动物

即普通(CV)动物。用于教学实验,要求不能带可传染给人的病原体及体外寄生虫,如结核、假结核、痢疾、伤寒、沙门氏菌、出血性黄疸、螺旋体病、淋巴细胞脉络膜脑膜炎病病毒感染、皮肤霉菌病及体外寄生虫病等。

2. 二级动物

即清洁(CL)动物。用于一般动物实验。除一级标准外,还需不带有动物传染病病原体,如脱脚病(鼠痘)、流行性腹病、致死性肠道病毒、Pillifomis 菌、出血性败血性巴斯德菌、支气管败血性传代菌感染、丝虫病、球虫病及蠕虫(除蛔虫外)病等。动物在一般实验室内繁殖饲养,种系清楚,不杂乱。

3. 三级动物

即无特殊病原体(SPF)动物。要求在 CL 基础上还不能带有干扰实验的微生物。动物剖宫产或子宫切除产,均按纯系要求繁殖,在隔离器内或层流室内饲养,只有一些不致病的细菌丛,没有各种致病的病原体。

4. 四级动物

即无菌动物和指定菌动物。无菌动物要求在全封闭无菌条件下饲养纯系动物,动物体内外不带有任何微生物和寄生虫(包括绝大部分病毒);指定菌动物要求在无菌动物体中植入一种或数种已知的微生物。

三级和四级动物要求较高也较贵,只适用于特殊目的和要求的实验。

四、实验动物的选择原则和健康状态判断

(一) 实验动物的选择原则

在基础医学研究工作中,选择合适的动物是一门学问,也是一个关键的问题。一般

情况下,当确立实验目标和方案后,一项重要的工作就是如何选择动物、选择哪一类动物。除了要熟悉上述内容外,还要掌握以下原则:

1. 与人类疾病的相关性

不同动物对同一疾病的刺激是有不同的反应程度的,比如在进行过敏反应或变态反应实验时,应首选豚鼠,再依次是家兔、狗、小鼠、猫和青蛙。又如,确定进行致热原物质的实验研究时,应首选家兔,而不应考虑其他动物。另外,大鼠、狗和家兔常用于高血压的研究,小鼠则宜用于进行各类肿瘤的实验研究。这是鉴于不同种类动物的生理特性与人类的某些生理特性较为相似或基本一致,因此对人类疾病的表达形式也有一定的相关性。

2. 对人类疾病表达的稳定性

实验动物对人类疾病的表达,除了动物自身的生理特性外,还有一个重要的因素就是动物实验前体内条件的变化,如动物是否处在饥饿、睡眠不足、发情、怀孕、患有疾病等状态,是否有性别差别和年龄差别。另外,实验室工作环境中光线、温度、湿度等诸多因素的变化也会对其产生影响。因此,应做到以下两点:

(1) 饲养管理人员应严格控制饲养条件,不合格动物严禁外售使用。

(2) 实验的组织者也必须对一些情况做出判断,要从实验条件、方法、试剂等诸多因素中,分析因果关系,确定方法是否得当和关键技术运用是否精确。当排除实验条件不准确、不标准、不统一、不一致等诸多因素后,如果同一类别、同一类型的动物不能稳定地表达出某一种疾病的特征,或出现时有时无的表达,就应该立即终止实验,重新选择合适的实验动物。

(二) 实验动物的健康状态判断

实验动物处于健康状态,是实验得以成功的基本保障之一。初学者应掌握如下原则:

1. 一般情况

动物发育良好,眼睛有神,反应灵活,运动自如,食欲良好,眼球结膜无充血,瞳孔等圆而清晰,鼻黏膜处无分泌物,无鼻翼扇动、打喷嚏、抓耳挠腮等情况。

2. 皮毛颜色

动物的皮毛清洁、柔软、有光泽,无脱毛、蓬乱和真菌感染的现象。

3. 腹部呼吸

动物腹部呼吸均匀,腹部无膨大隆起的现象。

4. 外生殖器

动物外生殖器无损伤、无脓痂、无异味黏性分泌物。

5. 爪趾特征

动物无咬伤、无溃疡、无结痂等现象。

五、实验动物伦理和保护

（一）实验动物伦理和福利

实验动物在整个生物医学发展历程中具有举足轻重的作用。实验动物模型广泛用于研究各种疾病的起因和治疗,很多商品及药品都利用动物做安全实验;实验动物也是包括心理学研究在内的各类科学研究的实验研究对象。机能学实验大部分内容的实验对象是实验动物,实验过程中必然会给动物带来巨大的痛苦,甚至剥夺其生命,因而引发了许多争论。回顾历史,早在18世纪就开始了实验动物的激烈争论。鉴于不同国家、民族的文化背景和宗教信仰差异,人们对待动物的态度也迥然不同。但主流观点认为:动物是有感觉的生灵,在自然界应当有合法的地位;人类理应善待动物,尊重动物的生存权。因而形成了两种主要的动物伦理学倾向,即激进的"动物保护主义"和理智的"3R"原则。

（1）激进的"动物保护主义"认为,无论实验本身对人类或动物有多大益处,人类都无权使用动物进行实验。20世纪70年代,某些国家激进的"动物保护主义"组织打着人道主义的旗帜,频繁冲击医学研究机构和高校实验室,导致许多有益于人类和动物的研究工作不能顺利进行。因此,激进的"动物保护主义"不利于人类社会的进步和发展。另外,比较理性的"动物保护主义"者从人类和动物的最高利益出发,认真思考动物保护问题,主张进行有益的动物实验的同时,又要合理保护动物,使动物避免不必要的痛苦、不安和死亡。1959年Russell和Burch提出的"3R"原则符合这种理性思考。

（2）"3R"是指replacement（替代）、reduction（减少）和refinement（优化）。

替代是指以高质量的实验动物替代低质量的实验动物,以小实验动物替代大实验动物,以单细胞动物、细胞、微生物和组织来替代器官和整体动物,以另一品种来替代难以获得或受法律保护的品种,以电子模拟、虚拟仿真实验来替代动物实验的实际进行。

减少是指减少实验动物的使用次数和数量,减少死亡率和伤害性的操作,这就要求提高动物的利用率和实验的成功率。例如:使用遗传质量高度均一的"近交系"动物;在条件允许的情况下,不同的研究课题合用同一批动物;改进实验设计与统计方法,合理减少实验样本数等。

优化是指通过改进实验操作技术,减少对动物机体的损伤。运用麻醉手段或其他手段来减少动物的精神压力与身体痛苦。

据统计,每年我国用于科研的实验动物约有2000万只,全球约有10亿只,其中大部分用于医学研究,实验动物为人类健康做出了巨大的牺牲。因此在进行动物实验时应该特别注意,对所用动物必须了解其整体情况,保证动物应享有的福利权,在使用动物进行医学或行为学的研究、检验和教学时,要有道德上的职责。要照顾动物,尽量避免给动物带来不必要的痛苦或伤害。使用动物进行一些传染性疾病的研究时,必须保护好实验者和周围的环境,防止感染和污染。所以实验人员必须了解动物实验的原则和要求。

(二) 实验动物保护和使用的一般原则

实验动物的保护及使用一般应遵循以下原则:

(1) 实验动物的使用应遵守国家和实验地区的法律和规定。

(2) 实验动物应有良好的生活条件,包括饲养环境、符合要求的饲料及细心的饲养,并保持其生活习性,确保其健康和舒适。

(3) 关爱实验动物,不得虐待实验动物。抓取方法得当、态度温和、动作轻柔。不得以恶作剧的形式戏弄或虐待动物,如拔除须毛、提拉耳朵、倒提尾巴或后肢、以锐器伤害动物身体和皮毛等。

(4) 使用实验动物应目的明确,理由充分。不要盲目使用,以免造成不必要的伤害和浪费。使用动物的数量满足统计学的要求即可。

(5) 完善操作规程,避免或减轻因实验中对动物造成的不适和痛苦,禁止不必要的重复操作,使用适当的镇静、镇痛或麻醉方法。在未达到应有麻醉状态前,不能进行手术。实验过程中,如出现麻醉失效,应及时补充麻醉剂。禁止在非麻醉状态下进行手术。

(6) 手术操作要准确,避免粗鲁的动作或随意牵扯、翻转动物内脏器官。

(7) 严格按程序实施实验后动物的处理,包括麻醉、实验后的护理。需处死的动物,应施行安乐死(通常以过量麻醉剂处死)。确认动物死亡后,方可妥善处置尸体。

(马善峰)

第二节　实验动物的基本操作技术

一、实验动物的捉拿、固定和编号方法

(一) 实验动物的捉拿、固定

1. 小鼠

用右手提起小鼠尾部,放在实验台上,当其向前爬行时,左手抓住其两耳及头颈部皮

肤,再置小鼠于左手心,拉直四肢并用手指夹住肢体固定,右手可行注射或其他操作(图 2-1)。

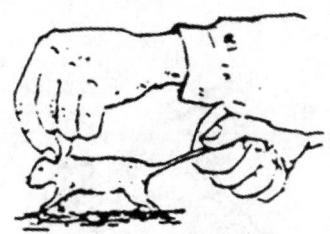

图 2-1　小鼠抓取方法

2. 大鼠

右手轻轻抓住大鼠尾部向后轻拉,左手抓紧鼠两耳及头颈部皮肤,并将其固定在左手中,右手可行注射或其他操作(图 2-2)。

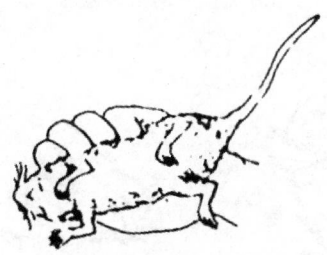

图 2-2　大鼠抓取方法

3. 蟾蜍

一般左手抓蟾蜍。将蟾蜍后肢拉直,前肢置于腹部并握于掌内,食指压在头前部(图 2-3)。

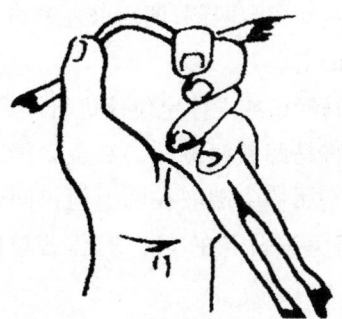

图 2-3　蟾蜍的捉拿方法

4. 兔

正确的抓取兔的方法见图2-4。固定兔的方法依实验需要而定,分为兔台固定、马蹄铁固定和立体定位仪固定等。

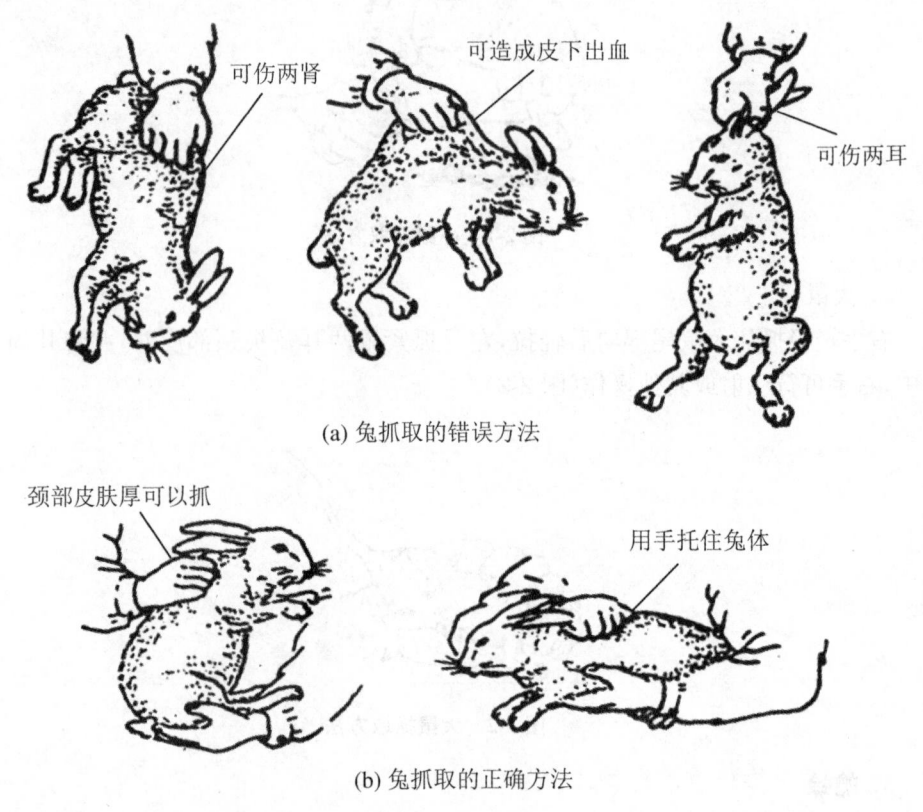

图 2-4　兔抓取方法

兔台固定法:将兔仰卧,四肢用粗线绳一端缚扎于前后肢的踝关节以上部位,两前肢线绳在背后交叉穿过,分别固定在兔台两侧;两后肢左右分开,固定在兔台尾端。兔头可用特制的兔头夹固定[图 2-5(a)]。

进行头颅部实验时,常用马蹄铁或立体定位仪进行固定[图 2-5(b)]。操作时先剪去两侧眼眶下部的一小块皮毛,将马蹄铁两侧的尖头金属棒嵌在小孔中,左右对称旋紧固定金属棒的螺丝;前端中间的金属棒尖端嵌在两上门齿间的缝隙范围,旋紧固定金属棒的螺丝。此时用三点固定法将兔头固定在马蹄铁上,若想使其头部上仰或下俯,可上下调节前端中间的金属棒。

(二) 实验动物的编号方法

较大动物如兔、猫、狗等,可用号码牌挂在动物颈部,或将特制的铝质标牌固定在耳

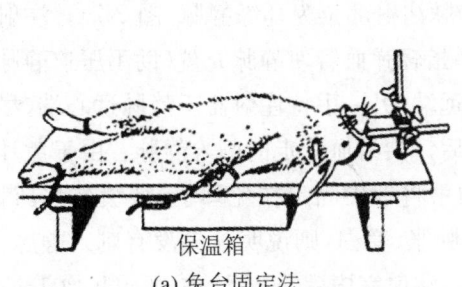
保温箱
(a) 兔台固定法

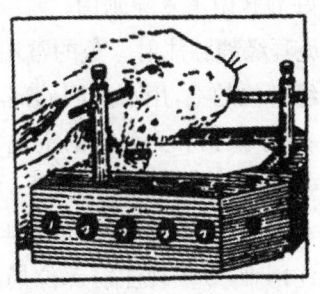
(b) 马蹄铁固定法

图 2-5　兔台固定法和马蹄铁固定法

壳上。小鼠、大白鼠及豚鼠一般用3%～5%苦味酸溶液涂于体表不同部位的毛上。原则是：先左后右，从上到下，从前到后。例如：1号—左前肢，2号—左腹部，3号—左后肢，4号—头部，5号—背部，6号—尾部，7号—右前肢，8号—右腹部，9号—右后肢，10号—空白等(图2-6)。

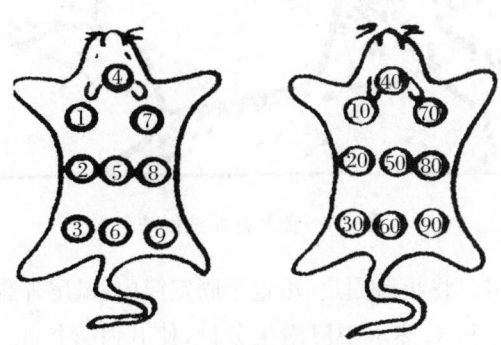

图 2-6　小白鼠的编号

二、实验动物的给药方法

（一）注射法

1. 静脉注射

静脉注射时，首先应将注射静脉部位的毛去除，手指轻弹血管及压迫静脉近心端，阻断血流使静脉充盈，然后以正确注射的方法进行静脉穿刺。此外，还应注意以下事项：① 不要注入空气，在注射前须将注射器内的空气排出，以免将空气注入静脉内形成气栓。② 注射器的刻度面应朝上，以便读数。针尖的斜面应朝上，便于刺入。③ 注射速度应尽量慢而均匀，否则易导致动物死亡。④ 应先选用静脉远端注射，逐次移向近端，以尽量多地保留完好静脉做重复穿刺用。

（1）兔耳缘静脉注射。兔的常用静脉注射部位为耳缘静脉（图 2-7）。注射前先拔掉耳背面外缘部位的毛，用水湿润局部，手指轻弹血管使静脉充盈（助手压迫静脉近心端充盈更佳）。一手拇指和无名指固定兔耳远端，另一手持注射器于静脉远心端（尽量在静脉末端进针，以备重复穿刺）刺入皮下，而后针尖沿血管走向刺入静脉。由于兔耳缘静脉比较细，不一定有回血。然后固定兔耳的手将针尖固定在兔耳上，缓缓推注药物入静脉。如手感推注困难，或发现注射部位局部肿胀、变白，则说明针尖没有刺入静脉，药液注射在皮下，此时应将针尖拔出并重新注射。注射完毕后，拔出针头，压迫止血 1～2 min。

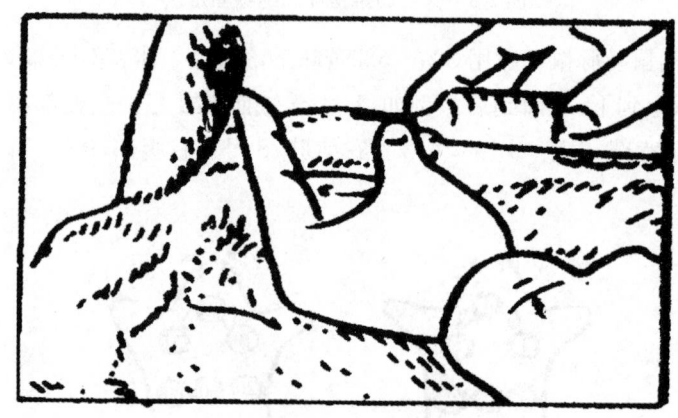

图 2-7　兔耳静脉注射法

（2）小鼠尾静脉注射。将小鼠固定（可置于固定筒内，鼠尾外露），用酒精或二甲苯棉球涂擦尾部，或将鼠尾在 50 ℃热水中浸泡半分钟，使其血管扩张。用一手拉住尾尖，选择一条扩张最明显的静脉，一手持注射器，将针头刺入血管，推入药液。如推注时手感有阻力，且局部变白表明针头没有刺入血管，应拔针后重新穿刺。

2. 腹腔注射

进行大动物如兔、猫、狗腹腔注射时，可使动物仰卧，在腹部后 1/3 处略靠外侧，针头垂直刺入腹腔，回抽注射器无回血、无尿液、无消化道内容物时，即可将药物推入腹腔。进行大鼠、小鼠等小动物腹腔注射时，可用手抓取并固定动物后，注射器从腹部向头方向刺入腹腔，回抽注射器无回血、无尿液、无消化道内容物时，再将药物推入腹腔（图 2-8）。

3. 皮下注射

皮下注射的常选部位为背部皮下。小鼠皮下注射可由两人合作，一人左手抓住小鼠头部皮肤，右手拉住鼠尾；另一人左手捏起背部皮肤，右手持注射器，将针头刺入背部皮下。如果一人操作，可将小鼠置于铁丝网上，左手抓小鼠，以拇指和食指捏起背部皮肤，右手持注射器刺入背部皮下。大动物皮下注射时需固定。为避免药液外溢，进针和退针时要快。

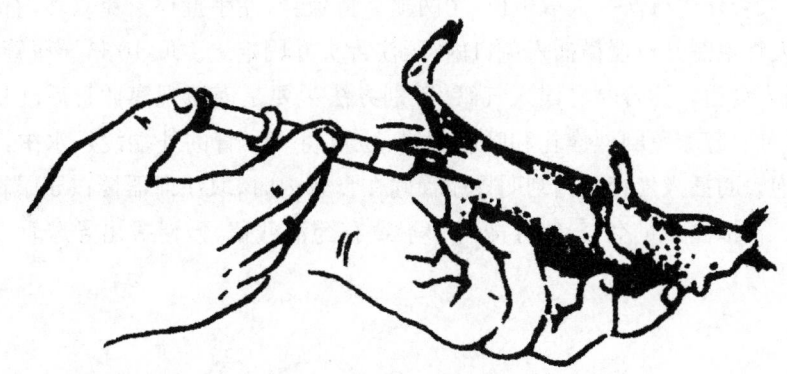

图 2-8　小鼠腹腔注射法

4. 蟾蜍淋巴囊注射

蟾蜍的淋巴囊有数个(图 2-9),注入药物易吸收。一般注射部位为胸、腹或股淋巴囊。由于其皮肤很薄,缺乏弹性,注射后药物易从针孔溢出,所以胸部淋巴囊注射时应将针头插入口腔,由口腔底部穿过下颌肌层进入淋巴囊,将药物注入。

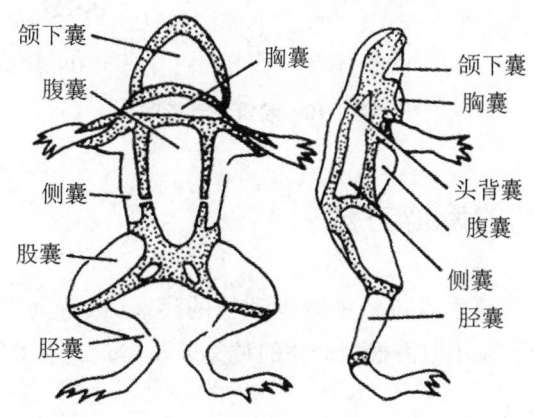

图 2-9　蟾蜍淋巴囊分布

(二) 灌胃法

1. 小鼠灌胃法

以左手捉拿小鼠,使腹部朝上,颈部拉直。右手持配有灌胃针头的注射器,自口角处插入口腔,再从舌面紧沿上腭进入食管。如手法正确,不难成功;若遇阻力,应退出后再插。不能用强力猛插,以免刺破食管或灌入气管,造成动物死亡[图 2-10(a)]。

2. 家兔灌胃法

需两个人合作进行。一人取坐位,用两腿夹持兔身,左手握住家兔双耳,右手抓住两前肢;另一人将木制开口器横插入兔口内,压住舌头并固定之。取10号导尿管从开口器中部小孔插入食道。插管时易误入气管,区别方法主要是谨慎观察插管后动物的反应,插入气管时可引起家兔剧烈挣扎和呼吸困难;也可将导尿管的外端浸入水中,观察有无气泡,有气泡表明插入气管。当判明导尿管确在食管内时,取注射器接在导尿管上,将药物缓慢推入,再推注少量空气,使导尿管中不致有药液残留,慢慢拔出导尿管,取出开口器[图2-10(b)]。

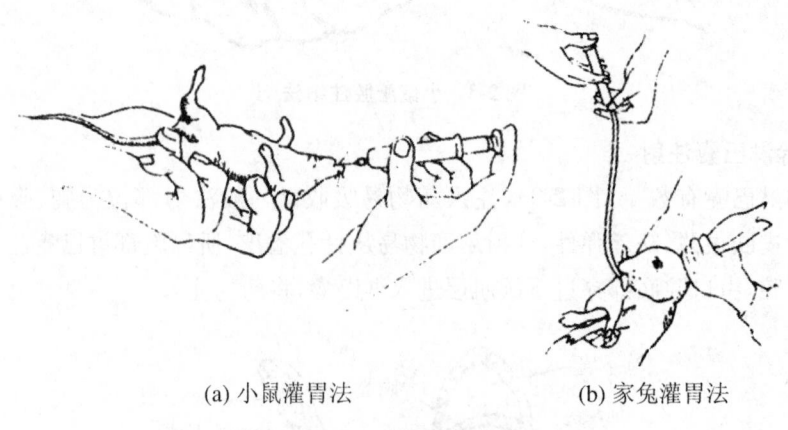

(a) 小鼠灌胃法　　　　　　　　(b) 家兔灌胃法

图 2-10　灌胃法示意图

三、实验动物的麻醉方法

麻醉是为了在实验或手术过程中减少动物的疼痛,保持其安静。麻醉药的种类繁多,作用原理不尽相同,应用时需根据动物的种类以及实验或手术的性质慎重选择。

(一) 麻醉方式

1. 注射麻醉

(1) 静脉注射。是全身麻醉的一种常用方法,也是常用的给药方法。安装注射器时,针头缺口与注射器刻度在同一个方向上,这样当针头刺入静脉血管时,其缺口与注射器刻度都朝上,以利于注射药液顺利进入血管,也便于观察注射剂量与速度。静脉注射没有明显的兴奋期,几乎立即生效,操作者容易控制麻醉深度,掌握用药剂量。但也要注意:抽取药液后应排净注射器内的空气,以免将空气注入血管而引起栓塞;注入药物的速度一般要慢;为避免发生麻醉意外(呼吸暂停,心脏停搏甚至死亡),可先缓慢注入药物总剂量的4/5,剩下的1/5根据麻醉深度决定是否应该继续注入。注射部位因动物种类而异：

① 大白鼠和小白鼠。可取尾静脉注射。鼠尾背腹侧及两侧共有四根血管,腹侧为动脉,其余为静脉。注射时,宜先用鼠固定器固定鼠体,让鼠尾露出。宜选用4~5号针头,选择最粗的一根刺入血管。

② 家兔。常取耳缘静脉为注射部位。耳缘静脉沿耳背内侧行走。首先剪毛,使血管显现,然后用左手中指和食指夹住兔耳根部,拇指和无名指捏住耳尖,右手持注射器,针头与血管成20°夹角,从耳尖部进针。兔耳皮肤薄,耳缘静脉表浅,因此进针不能太深,以免刺破血管。若见到有血液反流入注射器内,表示穿刺成功。此时用左手拇指按压住针头,固定之,右手将药液缓慢推入。

③ 狗。通常注射部位有两个:一是后肢外侧的小隐静脉,该静脉在胫腓骨远端自前向后行走;一是前肢内侧的头静脉,其口径比小隐静脉粗,都位于皮下。注射时,先用狗头夹固定头部以防咬人。然后剪毛,用胶皮带捆绑近心端,使静脉充盈,将注射针头刺入血管,回抽有血时,松带,即可注入麻醉药。

(2) 腹腔注射。与静脉注射相比,腹腔注射操作简便易行。狗、兔等较大动物腹腔内注射时可由助手固定动物,使其腹部朝上,然后在后腹部外侧约1/3处进针,回抽,判断针头确在腹腔内,即可注入药物。大、小白鼠腹腔内注射麻醉药一人操作即可。操作者事先用注射器抽取麻醉药,左手拇指与食指捏住鼠耳及头部皮肤,无名指与小指夹住鼠尾,腹部朝上固定于手掌间,右手持注射器从后腹部朝头的方向刺入,回抽,判断针头确在腹腔内,即可注射药液。

腹腔注射麻醉药物由肠系膜吸收入血,经门静脉入肝再进入心脏,然后才能到达中枢神经系统。因此麻醉作用发生慢,有一定程度的兴奋期,麻醉深度不宜控制,只有静脉注射麻醉失败后才进行。注射时应注意:进针角度因动物大小而有不同,较大动物针头可与腹壁垂直;鼠类宜使针头与腹壁成30°夹角,一定要回抽,若回抽到血液、粪便、尿液表示针头已刺入脏器,必须拔出重刺;不要将全身麻醉药注入皮下;所用针头不宜太大,以免注射后药液自针孔流出。

(3) 皮下注射。是常用的局部麻醉方法。这种方法是在手术前,用2 mL注射器套上6号针头将局部麻醉药(普鲁卡因)注入手术部位的皮下,并轻轻加压,使药液扩散,即可手术。

(4) 肌肉注射。常用于鸟类。取胸肌注射药液。

(5) 淋巴囊注射。两栖动物全身有数个淋巴囊,注射麻醉药液易吸收,发生麻醉作用较快。在所有淋巴囊中,以腹部和头部最常用。

2. 吸入麻醉

小白鼠、大白鼠和家兔常用乙醚吸入麻醉。把5~10 mL乙醚浸过的脱脂棉或纱布铺于麻醉用的容器内,最好为透明容器,以利于观察。将实验动物置于容器内,容器加盖。一般 20～30 s 动物进入麻醉状态,然后可将一大小合适的烧杯内放入适量的乙醚棉球后,套于实验动物的头部,再进行实验操作,可延长麻醉时间。

(二)麻醉效果的观察

动物的麻醉效果直接影响实验的进行和实验结果。如果麻醉过浅,动物则会因疼痛而挣扎,甚至出现兴奋状态、呼吸心跳不规则,影响观察;如果麻醉过深,则会使机体的反应性降低,甚至消失,更为严重的是抑制延髓的心血管活动中枢和呼吸中枢,使呼吸、心跳停止,导致动物死亡。因此,在麻醉过程中必须善于判断麻醉程度,观察麻醉效果。判断麻醉程度的指标有:

1. 呼吸

动物呼吸加快或不规则,说明麻醉过浅,可再追加一些麻醉药;若呼吸由不规则转变为规则且平稳,说明已达到麻醉深度;若动物呼吸变慢,且以腹式呼吸为主,说明麻醉过深,动物有生命危险。

2. 反射活动

主要观察角膜反射或睫毛反射,若动物的角膜反射灵敏,说明麻醉过浅;若角膜反射迟钝,说明麻醉程度适宜;若角膜反射消失,伴瞳孔散大,则麻醉过深。

3. 肌张力

动物肌张力亢进,一般说明麻醉过浅;全身肌肉松弛,说明麻醉合适。

4. 皮肤夹捏反应

麻醉过程中可随时用止血钳或有齿镊夹捏动物皮肤,若反应灵敏,则麻醉过浅;若反应消失,则麻醉程度合适。

总之,观察麻醉效果要仔细,上述四项指标要综合考虑。在静脉注射麻醉时还要边注入药物边观察。只有这样,才能获得理想的麻醉效果。

(三)几种常用的麻醉药及其用法

1. 氨基甲酸乙酯(乌拉坦)

常用于兔、狗、猫、蛙类等动物。本药易溶于水,常配成 20% 或 25% 的注射液。注射时可先快后慢,一次给药可维持 4～5 h,麻醉过程较平稳,动物无明显挣扎现象。但动物苏醒慢,麻醉深度和使用剂量较难掌握。

2. 巴比妥类

用于动物实验的主要有三种:戊巴比妥钠、苯巴比妥钠和硫喷妥钠。其中最常用的是戊巴比妥钠,常配成 3%～5% 的注射液。此药产生作用快,持续时间 3～5 h。配制方法:3～5 g 戊巴比妥钠加入 10 mL 95% 乙醇溶液中,加温助溶(不可煮沸)后,再加入 0.9% 氯化钠溶液至 100 mL。静脉注射时,前 1/3 剂量可推注,后 2/3 剂量则应缓慢注射,并密切观察动物的肌紧张状态、呼吸变化及角膜反射。动物麻醉后,常因麻醉药的作用以及肌肉松弛和皮肤血管扩张而致使体温缓慢下降,所以应设法保温,不使肛温降至37 ℃以下。几种常用的麻醉药剂量和给药途径见表 2-1。

表 2-1　常用麻醉药剂量和给药途径

药物名称	给药途径	剂量(mg/kg)				
		狗	猫	兔	大白鼠	小白鼠
戊巴比妥钠	iv	25～35	25～35	25～40	—	40～70
	ip	25～35	25～35	—	40～50	—
	im	30～40				
苯巴比妥钠	iv	80～100	80～100	100～160		
	ip	80～100	80～100	150～200		
硫喷妥钠	iv	20～30	20～30	30～40		
	ip		50～60	60～80		
	im	100	50～70	60～80	50	50
氯醛糖	ip	100	50～70	60～80	50	50
	iv	100	60	80～100	60	60
氨基甲酸乙酯	iv	1000～2000	2000	1000		
	ip	1000～2000	2000	1000	1250	1250
	sc	—	2000	1000～2000	1000～2000	1000～2000
氨基甲酸乙酯＋氯醛糖	iv	—	—	400～500		
	ip	—	—	＋40～50	100＋10	100＋10
水合氯醛	iv	100～150	100～150	50～70		
	ip	—				
	sc 或灌肠	250～300	250～300	1000	400	400

3. 氯醛糖

此药溶解度小,常配成 1% 水溶液,使用前需在 50 ℃水浴锅中加热使其全部溶解。但不宜直接加热,更不能煮沸,以免影响药效。加温后不宜久置,以免产生沉淀而失效。配制时若加入适量硼砂,可提高其溶解度和稳定性。一般取氯醛糖 1 g、硼砂 2 g,加水至 100 mL。

4. 普鲁卡因

为局部注射麻醉药。手术前常用 1% 或 2% 水溶液注入手术部位皮下或肌肉,阻断神经纤维的传导,提高感受器官的感觉阈值,因而实验动物能够耐受手术操作。

5. 乙醚

为吸入性麻醉药,可用于各种动物,尤其是时间短的手术或实验,吸入后 20～30 s 开始发挥作用。其特点是:麻醉深度易掌握、较安全、麻醉后苏醒快,但麻醉时有明显的兴奋现象,且对呼吸道黏膜有较强的刺激分泌作用,使黏液分泌增加,易阻塞呼吸道而发生窒息。乙醚为无色、易挥发、有刺激性气味的液体,易燃烧和爆炸,在光和空气作用下,可生成乙醛或过氧化物而具有较大毒性,因此开瓶后不能久置。

(四)麻醉剂的选择

麻醉的目的是使动物在手术与实验中免除痛苦,保持安静,以使实验顺利进行。麻醉方法可分为局部和全身两种,后者为动物急性实验时采用。理想的麻醉剂应具备以下三个条件:

(1)麻醉完善,使动物完全无痛,麻醉时间能满足实验要求。

(2)对动物的毒性及所观察的指标影响最小。

(3)应用方便。

由于不同种属的动物对不同麻醉剂的敏感性不同,各种麻醉剂对动物生理机能的影响以及麻醉时间也不一样,故选用适当的麻醉剂,对完成实验是很重要的。

(五)使用麻醉剂的注意事项

1. 注意动物个体差异

不同的动物个体对麻醉剂的耐受性不同。在使用麻醉剂时,必须密切注意观察动物的状态,以决定麻醉剂的用量。麻醉的深浅,可根据呼吸的深度和频率、角膜反射的敏感度、四肢和腹壁肌肉的紧张性以及皮肤夹捏反应等指标进行判断。当上述指标明显减弱或消失时,应立即停止给药。

另外,麻醉剂量往往与动物的种类、健康状况有关,如灰兔比大白兔抵抗力要强,妊娠兔对麻醉药的耐受量较小。如按常规剂量麻醉往往会过量,使用时应酌减原剂量。

2. 注意给药速度

在采用静脉注射麻醉药时,注射速度应缓慢;或者将药量的前一半快速注入,使其迅速度过兴奋期,药量的后一半缓慢注入。如果没有把握,最好不要给全量,麻醉稍浅可追加药量,注射过速或用药过量易导致动物死亡。

3. 注意麻醉剂的新鲜度

麻醉剂配制时间过久,发生絮状混浊及冷天有结晶沉淀,均不宜使用。后者经加热,结晶溶解还可使用。

4．注意补加麻醉剂的方法

当麻醉深度不够,动物出现挣扎、呼吸急促等反应时,可临时适当补加麻醉剂。一般每次补加剂量不宜超过注射总量的 1/10～1/5。

5．注意体重与麻醉剂量的关系

麻醉前一定要先称量动物体重,然后严格按照参考剂量给药。

6．注意麻醉过量的处理

当麻醉过量时,动物呼吸慢而不规则,甚至呼吸停止,血压下降,心跳微弱或停止。此时应立即进行抢救,如进行人工呼吸和心脏按摩,必要时用苏醒剂。

四、实验动物的血管、神经分离技术

(一) 颈部血管、神经的分离

机能学实验常进行的是颈部血管和神经的分离,颈部的血管和神经主要有颈外静脉、颈总动脉、迷走神经、交感神经和减压神经,主要分离步骤如下:

(1) 皮肤切开后先分离位于右侧皮下的颈外静脉约 2 cm,穿两条线备用。

(2) 分离皮下组织、肌肉,颈总动脉、迷走神经、交感神经及减压神经位于气管外侧的动脉鞘内,一手拇指和食指捏住切口皮肤,将动脉鞘组织顶起,辨清各组织(兔颈部血管、神经分布见图 2-11)后,一手持玻璃分针沿血管、神经的走向分离动脉鞘膜。

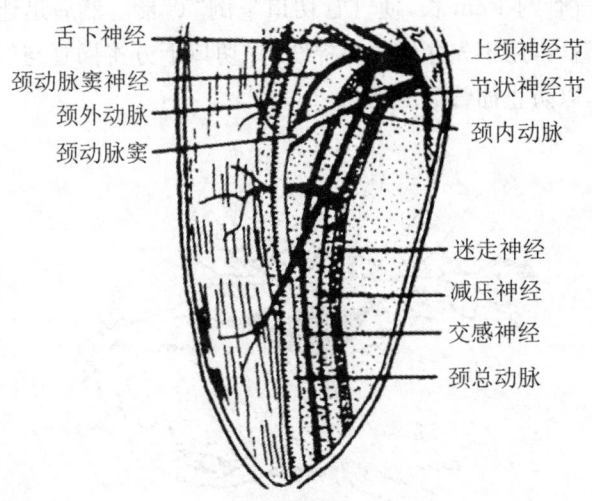

舌下神经　　　　　　上颈神经节
颈动脉窦神经　　　　节状神经节
颈外动脉　　　　　　颈内动脉
颈动脉窦
　　　　　　　　　　迷走神经
　　　　　　　　　　减压神经
　　　　　　　　　　交感神经
　　　　　　　　　　颈总动脉

图 2-11　兔颈部血管、神经分布

(3) 打开动脉鞘后,捏持皮肤的手不放松,保持各组织的自然位置。以先分离细小组织后粗大组织的顺序,依次分离出各组织(其长度约 2 cm)。每分离出一条组织便在其下方穿一根生理盐水湿润的彩色丝线，以便识别和进行实验操作。血管和神经都是比较娇嫩、易受损伤的组织。因此，在分离过程中要耐心、仔细、动作轻柔，切不可用手术刀、剪刀或带齿的镊子进行剥离，也不能用止血钳或镊子夹持，以免损伤其结构和机能。分离时，应沿血管、神经的走向分离；遇到血管分支时，应结扎后剪断，以防出血。

（二）股部血管、神经的分离

股部的血管和神经主要有股动脉、股静脉和股神经，股部手术部位应该在腹股沟处以及用手指摸着股动脉波动最明显的地方切开皮肤，用止血钳钝性分离筋膜、肌肉，就可以看到股动脉、股静脉和股神经在一个鞘膜内，小心地将三者分离开约 2 cm 即可。

五、实验动物插管、离体标本制备技术

（一）实验动物插管技术

1. 气管插管术

在急性实验中为了保持呼吸通畅常需做气管插管术。其方法是在喉部下 1 cm 处，沿颈前部正中线作一适当长度的皮肤切口（兔 4 cm 左右即可，狗可以稍长些）。用止血钳将颈前正中的肌肉分向两侧，暴露出气管；再分离气管周围的结缔组织，使气管游离出来，在气管下方穿一根粗棉线。于甲状软骨下 1～3 cm 处横切气管软骨环，再用剪刀沿正中线向头端剪开气管约 1 cm 长，使气管切口呈倒"T"形。然后迅速、轻巧地将气管插管向肺方向插入气管内，用事先穿好的粗棉线，在切口下方将插管与气管结扎，同时将线固定于插管交叉处，以防止插管滑出（图 2-12）。

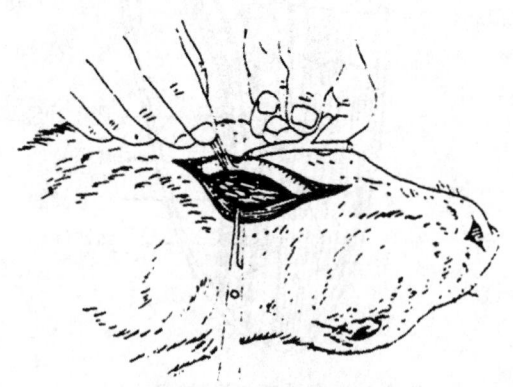

图 2-12　气管插管术

插管后，如动物突然出现呼吸急促，常提示气道内有血液或血块堵塞，应迅速拔出插

管,去除堵塞物后重插。实验中应始终保持气管插管与气管走向平行。

2．动脉插管术

机能学实验常进行的是颈总动脉插管,具体步骤如下:

(1) 按血管和神经分离术的方法游离出颈总动脉。

(2) 血管下放置两根丝线,一根在血管远心端结扎,一根置于动脉夹与结扎点之间备用。

(3) 用动脉夹在血管近心端(结扎点下方2 cm处)夹闭血管。

(4) 用眼科剪在近结扎点稍下方剪一斜形切口,约剪开管径的一半(图2-13)。

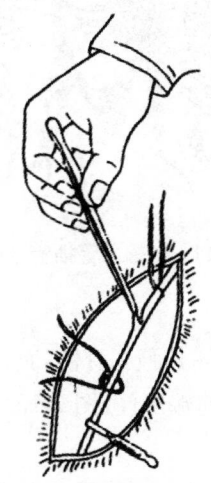

图2-13　动脉插管术

(5) 将充满抗凝剂(肝素生理盐水混合液)的动脉插管(动脉套管或塑料导管)插入动脉,用备用丝线结扎固定。

(6) 检查动脉插管与检压装置(水银检压计或压力换能器)密闭无漏液后,放开动脉夹,血液进入插管,即可进行实验。

3．输尿管插管术

输尿管插管是引流尿液的方法之一,具体步骤如下:

(1) 动物常规麻醉、固定、气管插管。

(2) 下腹部剪毛,耻骨联合上缘正中线切开皮肤4 cm,沿腹白线剪开腹壁,暴露膀胱。

(3) 用手轻轻将膀胱拉出腹腔,反转膀胱,暴露膀胱三角,于膀胱三角辨别输尿管(注意与输精管、输卵管区别,前者直,后者弯曲),用玻璃分针将输尿管周围组织分离干净,分离输尿管约2 cm。

(4) 于输尿管下方穿两根丝线,将近膀胱端的输尿管用一丝线结扎,另一丝线备用。

（5）一手小指挑起输尿管,眼科剪于结扎线处剪切输尿管一斜形切口;将充满生理盐水的细塑料管向肾脏方向插入输尿管内,用备用丝线结扎固定。

（6）调整、固定插管,使其与输尿管保持同一走向,防止插管尖端翘起成夹角,影响尿液的流出(图2-14)。

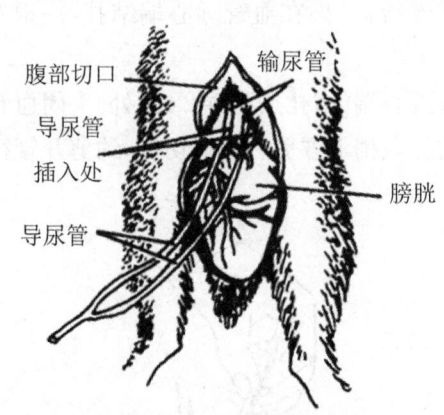

图 2-14　兔输尿管插管术图

4. 破坏蛙类脑与脊髓的方法

用蛙类进行生理实验,应首先破坏其脑和脊髓,具体步骤如下:

（1）左手握住动物,食指将头部前端压住(图2-15)。

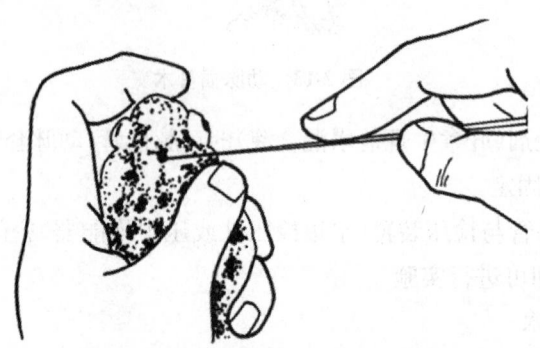

图 2-15　破坏蛙类脑与脊髓的方法

（2）用刺蛙针沿正中缝从前向后滑动至落空感,刺蛙针处见一凹陷,此为枕骨大孔。

（3）然后将刺蛙针垂直刺入枕骨大孔内,针尖斜向前伸入颅腔左右搅动,捣毁脑组织。

（4）再将刺蛙针退回枕骨大孔处(不要退出孔外),针尖转向后方插入脊椎管上下搅动,捣毁脊髓。被捣毁脊髓的蛙会出现双后肢突然僵直,随即松软。

（二）离体标本制备技术

1. 蛙或蟾蜍坐骨神经-腓肠肌标本制备

（1）标本制备

① 破坏脑脊髓。取蟾蜍 1 只，用自来水冲洗干净。左手握住蟾蜍，用食指压住头部前端使头前俯，右手持刺蛙针从枕骨大孔向前刺入颅腔，左右搅动捣毁脑组织，然后将刺蛙针退到枕骨大孔，不拔出而是将其尖转向后插入脊椎管中捣毁脊髓，刺蛙针插入椎管时，蟾蜍后肢立即失去紧张性，多数情况出现尿失禁。若脑脊髓破坏完全，可见蟾蜍四肢松弛，呼吸消失。

② 剪除上肢和内脏。在骶髂关节上 0.5～1.0 cm 处用粗剪刀剪断脊柱。用镊子夹住后端脊柱，以剪刀沿脊柱两侧剪除所有内脏及头胸部，留下后肢、骶骨、后端脊柱及紧贴于脊柱两侧的坐骨神经。

③ 剥皮。左手用镊子或直接用手捏住脊柱断端（注意不要压迫神经），右手捏住断端边缘皮肤，向下剥去全部后肢皮肤，将标本置于盛有任氏液的培养皿中。将手和用过的器械洗净后再进行以下步骤。

④ 分离两腿。用玻璃分针沿脊柱两侧游离出两条坐骨神经，并于近脊柱处各扎一细线，然后在扎线与脊柱之间剪断神经。提着神经上的细线，将两条坐骨神经分别置于两条大腿上，左手持脊柱，将骶骨翘起，将下位脊柱全部剪除。捏着两侧髂骨向反方向分离，使耻骨联合脱白后，沿耻骨联合正中将两下肢剪开，将一条腿浸于任氏液中备用，另一条置于浸有任氏液的玻璃板上。

⑤ 游离坐骨神经和剪断股骨。认清坐骨神经沟和腓肠肌的部位，用剪刀剪断梨状肌及其周围的结缔组织，左手提着神经上的细线，右手持剪刀或玻璃分针沿坐骨神经沟细心剥离，直至将坐骨神经剥离到腘窝。将游离干净的坐骨神经放在下腿上，沿膝关节的周围将大腿的所有肌腱剪断，并用剪刀刮净股骨下段附着的肌肉，在股骨上 1/3 处剪去上段股骨及所附的肌肉，制成坐骨神经下腿标本。

⑥ 游离腓肠肌。在坐骨神经下腿标本的基础上，用剪刀将跟腱的下端剪断，在跟腱与肌肉交界处扎一条细线，左手提线，右手用剪刀游离腓肠肌，直到膝关节。最后用粗剪刀在膝关节下将小腿剪去，留下的即为坐骨神经腓肠肌标本。做好的标本用锌铜叉的两极轻轻接触坐骨神经，如腓肠肌立即收缩，表示标本的兴奋性良好，然后将标本放入任氏液中，待其兴奋性稳定后再进行实验。

（2）注意事项

① 已剥离皮肤的组织避免接触皮肤毒液或其他不洁物。

② 分离神经时，一定要用玻璃分针，不能随便用刀、剪进行操作。

③ 不能过分牵拉神经，以免造成损伤。

④ 标本制备过程中应适当地用任氏液湿润标本。

⑤ 避免用手指或金属器械接触或夹持标本的神经肌肉部分。

2. 离体蛙心标本制备

(1) 标本制备

① 暴露蛙心。取蟾蜍1只,毁坏脑和脊髓,将其仰卧固定在蛙板上。从剑突下将胸部皮肤向上剪开或剪掉,然后剪掉胸骨,打开心包,暴露心脏和动脉干。

② 观察心脏的解剖结构。在腹面可以看到一个心室,其上方有两个心房,心室右上角连着一个动脉干,动脉干根部膨大为动脉圆锥,也称动脉球。动脉向上可分左右两支。用玻璃分针从动脉干背部穿过,将心脏翻向头侧,在心脏背面两心房下面,可以看到颜色较紫红的膨大部分为静脉窦,这是两栖类动物心脏的起搏点,观察静脉窦、心房、心室间收缩的先后关系。

③ 心脏插管。先用丝线分别结扎右主动脉、左右肺动脉、前后腔静脉,也可以在心脏下方绕一丝线,将上述血管一起结扎,但此结扎应特别小心,勿损伤静脉窦,以免引起心脏骤停。结扎时,可用蛙心夹在心舒期夹住心尖,将心脏连线提起,看清楚再结扎。准备插管,在左主动脉下穿一丝线,打一松结,用眼科剪在左主动脉上向心剪斜口(一定要剪破动脉内膜),让心脏里的血尽可能流出(以免插管后血液凝固)。用任氏液将流出的血冲洗干净后,把装有任氏液的蛙心插管插入左主动脉,插至主动脉球后稍退出,再将插管沿主动脉球后壁向心室中央方向插入,经主动脉瓣插入心室腔内。此时可见插管内液面随心搏上下移动。将预先打好的松结扎紧,并将线固定在插管壁上的玻璃小钩上防止滑脱,用滴管吸去插管内的液体,更换新鲜的任氏液,小心提起插管和心脏,在上述血管结扎处的下方剪去血管和所有的牵连组织,将心脏离体。此时,离体蛙心已制备成功,可供实验。

(2) 注意事项

① 制备蛙心标本时,勿伤及静脉窦。

② 每次换液时,蛙心套管内液面应保持同一高度。

③ 随时滴加任氏液于心脏表面使之保持湿润。

3. 离体气管标本制备

(1) 标本制备

① 气管连环标本。豚鼠1只,体重500 g,用木槌击毙,立即从腹面正中切开皮肤和皮下组织,细心分离出气管,自甲状软骨下剪掉整段气管,置于盛有克-亨氏液(Kerbs-Hensleit's solution)的平皿中,剪除气管周围组织。从软骨环之间由前向后和由后向前进行交叉横切,均不完全切断而保留一小段。从上到下横切10~15处。然后两端缝上线,一端固定,另一端拉开,即成气管连环。

② 气管螺旋条标本。将气管由一端向另一端螺旋形剪成条状,每2~3个软骨环剪

一个螺旋。亦可用一根直径为 $2\sim3$ mm 的玻璃棒或竹棒,将气管套在其上,用剪刀剪成螺旋状或用手术刀切成螺旋状。整个螺旋长条可做一个实验标本,也可用半段螺旋条做一标本。

（2）注意事项

分离气管及制作气管螺旋条标本时,动作要敏捷而轻柔,切勿用镊子夹伤气管平滑肌。

4. 离体血管条标本制备

（1）标本制备

① 取家兔 1 只,雌雄均可,体重 $2\sim3$ kg。击头致昏,迅速开胸,取出胸主动脉,置于预先通有 95% O_2 和 5% CO_2 的混合气的克-亨氏液的烧杯中,洗去血凝块。

② 将主动脉移至盛有克-亨氏液的培养皿中,将血管细心套入细玻棒,去除血管周围的结缔组织,然后剪成宽 3 mm、长 3 mm 的螺旋条。将血管螺旋条的两端用线结扎备用。

（2）注意事项

① 取胸主动脉时应迅速;除去血管周围结缔组织时要细心,切勿剪破血管。

② 操作时勿用力牵拉刺激标本,以免损伤标本。

③ 制备螺旋条时,细玻棒插入主动脉内的动作要轻柔,勿损伤血管内皮。

④ 也可用大白鼠的胸主动脉条作为标本。

六、实验动物发生意外的处理

动物实验过程中,可因麻醉药过量、出血过多、分泌物或血块堵塞气管造成窒息以及某种药物原因引起动物血压、呼吸不规则等现象,此时应立即采取急救处理措施。

急救处理措施首先要迅速排查原因,并中断诱因（如止血、停药、排除分泌物等）,然后对症实施急救措施。

（一）呼吸、心跳（血压）的改变

动物实验过程中,需密切观察实验动物的呼吸、心跳及血压的变化。一方面,它们是实验动物反应的数据指标;另一方面,它们是实验动物状态的主要指征。对实验动物呼吸的观察要格外注意,因为动物的死亡首先是呼吸的停止。引起呼吸、心跳改变的常见原因有:

1. 麻醉给药速度过快或过量

实施静脉给药麻醉,可因给药速度过快或过量导致呼吸停止。因此,为防止麻醉剂过量,注射速度一定不要过快,严密观察动物状况,若需追加麻醉剂,一次不宜超过总量的 1/5。

2．气道不畅或堵塞

常见于麻醉后,因为气管分泌物增多或气管切口的出血凝块堵塞气管,动物呼吸不规则、呼吸困难甚至引起窒息。

3．大失血

如因大动脉插管的松脱所造成的大失血。

4．实验药物的作用

如静脉注射乙酰胆碱(Ach)过量或动物对其反应过强,引起心搏减弱减慢,继而出现呼吸、心跳的停止。

实验动物出现呼吸、心跳(血压)改变的急救措施主要有以下几点:

1．中断排除诱因

根据排查的诱因,迅速中断排除诱因。如应用棉签清除干净气管、气管插管内的分泌物及血凝块。必要时拔出气管插管冲洗后再行气管插管术。

2．根据下列不同情况采取相应的急救措施

(1) 呼吸极慢、不规则,但心跳正常时。给予人工呼吸-压胸法,适当给予苏醒剂。

(2) 呼吸停止仍有心跳时。① 实施人工呼吸,必要时可使用人工呼吸机或吸氧(吸入气中 O_2 占 95%,CO_2 占 5%)。② 注射 50% 葡萄糖液 5～10 mL。③给肾上腺素及苏醒剂。

(3) 呼吸、心跳均停止时。用 1∶10000 肾上腺素溶液心内注射,其余同(2)。

(二) 大失血

大失血的诱发原因多因动脉插管结扎不牢、动物挣扎,导致大动脉插管的松脱,引起大失血,或在进行动脉插管术时,因未放置动脉夹或动脉夹夹闭不全而剪切动脉,引起大失血。

实验动物出现大失血的急救措施主要有以下几点:

1．立即止血

当发现大失血时,应迅速手指压迫或捏住出血处(尽量不要用止血钳,以防损伤动脉和神经),然后仔细检查分离出血点,于近心端放置动脉夹,再行动脉插管术。

2．补充血容量

若失血太多,可适当加快输液(生理盐水)速度,增加血容量。

3．注射强心剂

必要时静脉注射 1∶10000 肾上腺素 0.5 mL。

七、实验动物常用取血与处死方法

(一) 实验动物的取血

1. 大小鼠

(1) 尾尖部取血法。剪断尾巴进行取血。注意:剪下来一点就可以,小鼠1~2 mm,大鼠3~5 mm,流出血液收集即可。过程中可以捋尾巴。血液可以用于涂片,试纸检测血糖等。

(2) 眶后静脉丛取血法。刺破眼眶静脉丛进行采血。一只手固定老鼠,食指、拇指轻轻按压其颈部两侧,导致眼眶后静脉充血,用针或毛细玻管以45°角从内眼角刺入,并向下旋转;血液将流出。此法可短时间内重复采血,小鼠一次0.2~0.3 mL,大鼠0.5~1 mL。

此外还有眼球摘除取血法、心脏取血法和断头取血法。

2. 家兔

(1) 耳缘静脉取血法。选好耳缘静脉,拔去被毛,用二甲苯或酒精涂擦局部,小血管夹夹紧耳根部,使血管充血扩张。术者持粗针头从耳尖部血管,逆回流方向刺入静脉内取血,或用刀片切开静脉,血液自动流出,取血后棉球压迫止血,取血量为2~3 mL。压住侧支静脉,血液更容易流出;取血前耳缘部涂擦液状石蜡,可防止血液凝固。

(2) 耳中央动脉取血法。将家兔固定于箱内,用手揉擦耳部,使中央动脉扩张。左手固定兔耳,右手持注射器,中央动脉末端进针,与动脉平行,向心方向刺入动脉。一次取血量15 mL。取血后用棉球压迫止血。注意兔耳中央动脉易发生痉挛性收缩。抽血前要充分使血管扩张,在痉挛前尽快抽血,抽血时间不宜过长。中央动脉末端抽血比较容易,耳根部组织较厚,抽血难以成功。

(3) 后肢胫部皮下静脉取血法。将家兔固定于兔台上,剪去胫部被毛,股部扎止血带,胫外侧皮下静脉充盈。左手固定静脉,右手持注射器,针头与静脉走向平行,刺入血管后回抽针栓即有血液进入注射器。

(4) 心脏取血法。将家兔固定于兔台上,或由助手在座位将家兔以站立位固定,剪去胸部被毛,常规消毒。术者在胸骨左侧3~4肋间摸到心尖搏动,在心搏最明显处作穿刺点;右手持注射器,将针头插入肋间隙,在左手触摸到心跳的配合下,垂直刺入心脏,当持针手感到心脏搏动时,再稍刺入即到达心腔。每次抽血量为20~25 mL。针头宜直入直出,不可在胸腔内左右探索。拔针后用棉球压迫止血。

家兔颈动静脉和股动静脉取血法与大鼠相同,均需做相应的血管分离手术。

3. 豚鼠

（1）心脏取血法。豚鼠心脏取血法与家兔基本相同。取血量可根据需要，采集部分血 5～7 mL，采集全部血 15～20 mL。

（2）背中足静脉取血法。助手固定动物，将后肢膝关节拉直。术者可从动物脚背面找到背中足静脉，常规消毒后，左手拉住豚鼠趾端，右手持注射器穿刺，抽血后立即用纱布或棉球压迫止血。反复取血可两后肢交替使用。

4. 狗

（1）心脏取血法。狗心脏取血方法与家兔相同。可抽取较多的血液。

（2）小隐静脉和头静脉取血法。小隐静脉从后肢外踝后方走向外上侧，头静脉位于前肢脚爪上方背侧正前位。剪去局部背毛。助手握紧腿，使皮下静脉充盈。术者按常规穿刺即可抽出血液。

（3）颈静脉取血法。狗以侧卧位固定于狗台上，剪去颈部背毛，常规消毒。助手拉直颈部，头尽量后仰。术者左手拇指压住颈静脉入胸腔处，使颈静脉怒张。右手持注射器，针头与血管平行，从远心端刺入血管。颈静脉在皮下易滑动，穿刺时要拉紧皮肤，固定好血管。取血后用棉球压迫止血。

（4）股动脉取血法。麻醉狗或清醒狗背位固定于狗台上。助手将后肢向外拉直，暴露腹股沟，剪去背毛，常规消毒。术者左手食指与中指触摸动脉搏动部位，并固定好血管；右手持注射器，针头与皮肤成 45°角，由动脉搏动最明显处直接刺入血管，抽取所需血液量。取血后需用较长时间压迫止血。

（二）实验动物的处死方法

急性动物实验结束后，常需将动物处死。此外，因采用脏器、组织等特殊需要也常需处死动物。实验动物的处死方法因动物种类不同而异。

1. 大白鼠和小白鼠的处死方法

（1）颈椎脱臼法。右手抓住鼠尾，左手拇指与食指抓住颈后部，并用力下按鼠头，同时后拉鼠尾，将颈椎拉断脱臼，鼠立即死亡［图 2-16(a)］。

（2）断头法。在鼠颈部用粗剪刀将鼠头剪掉［图 2-16(b)］，鼠因断头和大出血而死，也可用特别的断头刀行断头术。

（3）打击法。右手抓住鼠尾并提起，用力摔击鼠头（也可用小木槌用力打击鼠头），使鼠死亡。

2. 狗、兔、豚鼠的处死方法

（1）空气栓塞法。用注射器向动物静脉注入一定量空气，使之发生空气栓塞而致死。一般注入空气的量：兔为 20～40 mL；狗为 80～120 mL。

（2）急性放血法。自动脉（颈总动脉或股动脉）快速放血，使动物迅速死亡。

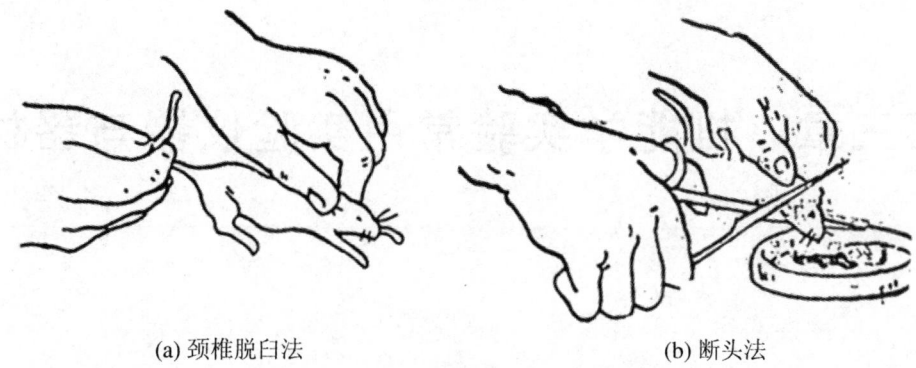

(a) 颈椎脱臼法　　　　　　　　　　　　　(b) 断头法

图 2-16　小白鼠颈椎脱臼法与断头法

（3）破坏延脑法。实验中如已暴露延脑，在处死动物时，可用器具破坏延脑而使动物死亡。

（4）开放气胸法。将动物开胸，造成开放性气胸，导致肺萎陷而使动物窒息死亡。

（5）化学药物致死法。常向静脉内快速注入过量 KCl，使动物心脏骤停致死。

（6）过量麻醉致死法。静脉内注入过量麻醉药，使动物死亡。

（张翠　张根葆）

第三章　机能学实验常用实验仪器与器材

第一节　常用实验仪器

一、生物信号采集与处理系统

生物信号可反映生物体的生命活动状态，因此，生物信号的采集与处理是生物科学研究的重要手段之一。生物信号的表现形式具有多样性，如：既有物理的声、光、电、力等的变化，又有化学的浓度、气体分压、pH 等的变化，其特点是信号微弱、非线性、高内阻、干扰因素多等等。在机能学实验中，经常需要采集、记录、分析的生物信号有四种类型：第一种类型是反映电活动变化的生物电信号，如神经肌肉的电活动变化，细胞内外的电活动变化，脑电、心电的变化等，这些生物电信号需要通过相应的电极，引导、采集、输入记录仪器系统，进行放大后才能显示、记录。第二种类型是反映压力变化的信号，如血压的变化、心脏收缩和舒张的压力变化、胆囊收缩的压力变化等，这些压力变化信号首先需要通过一个压力信号转换装置（压力换能器），将压力信号转换为电信号，输入记录系统，从而进行放大、显示、记录。第三种类型是反映张力变化的信号，如离体肠管收缩、舒张的张力变化，心室肌或者心房肌收缩、舒张的张力变化，腓肠肌收缩的张力变化等，这些张力变化信号需要先通过一个张力信号转换装置（张力换能器），将张力信号转换为电信号，输入记录系统，从而进行放大、显示、记录。第四种类型是反映心输出量变化和血流量变化的信号，需要先将流速、流量的信号转换为电信号，输入到流量计中进行放大、计算，最后显示、记录出来。

一个完整的生物信号采集与处理系统一般包括：生物信号的引导、生物信号的放大、生物信号的采集、生物信号的记录与处理四部分，如图 3-1 所示。

本节主要介绍国内应用较为广泛的 BL-420 生物机能学实验系统、RM6240 系列和 MedLab 生理信号采集与处理系统的一般操作。详细操作可在使用过程中，随时打开主界面中菜单条的帮助菜单,其中对各种操作均有详细的描述。

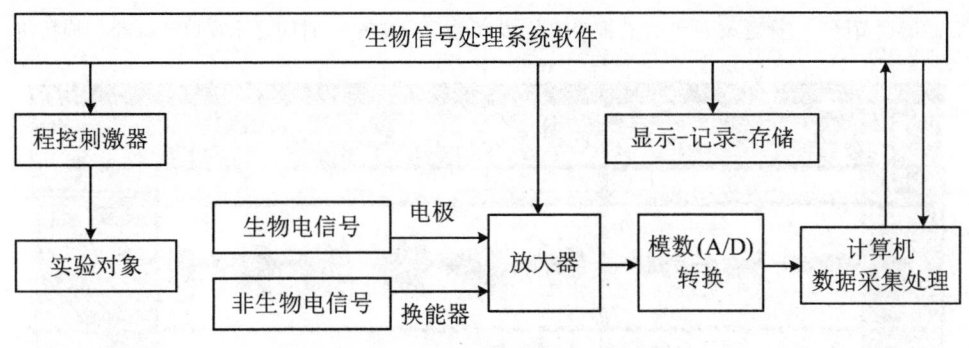

图 3-1　生物信号采集与处理系统

(一) BL-420 生物机能学实验系统

BL-420 生物机能学实验系统为成都泰盟电子有限公司生产的生物信号显示与处理系统,是目前国内应用较为广泛的机能学实验教学和科研仪器设备,具有多路生物信号采集、显示、记录与处理功能。该系统由计算机、BL-420 系统硬件和系统软件三部分组成。具有血压、呼吸、张力、生物电(心电、肌电、脑电等)等多种生物信号的采集、显示、记录、处理等能力。除此之外,该系统还具有电子刺激器的多种功能,是机能学实验教学的主要仪器设备。

1. 系统安装

分为硬件安装与软件安装两部分,系统安装一般是由供应商的工程技术人员或实验室的专业技术人员完成的。

2. 系统操作

打开计算机进入 Windows 操作系统桌面,双击 BL-420 系统快捷启动图标,即进入系统软件主界面。

(1) 系统主界面功能简介。BL-420 生物机能学实验系统主界面如图 3-2 所示。

主界面从上到下依次是:标题条、菜单条、波形显示窗口、数据滚动条及反演滚动条、状态条六个部分;从左到右主要分为标尺调节区、波形显示窗口和分时复用区三个部分。在标尺区的上方是刺激器调节区,下方是 Mark 标记区。分时复用区包括:控制参数调节区、显示参数调节区、通用信息显示区和专用信息显示区,它们分时占用屏幕右边相同的一块显示区,可以通过分时复用区顶端的 4 个切换按钮在这 4 个不同用途的区域进行切换。分时复用区下方是特殊实验标记选择区。各部分功能如下:

标题条。显示软件的名称以及实验标题等信息。

菜单条。显示所有的顶层菜单项。共有 8 个顶层菜单项,可以选择其中的某一菜单项以弹出其子菜单。最底层的菜单项代表一条命令。

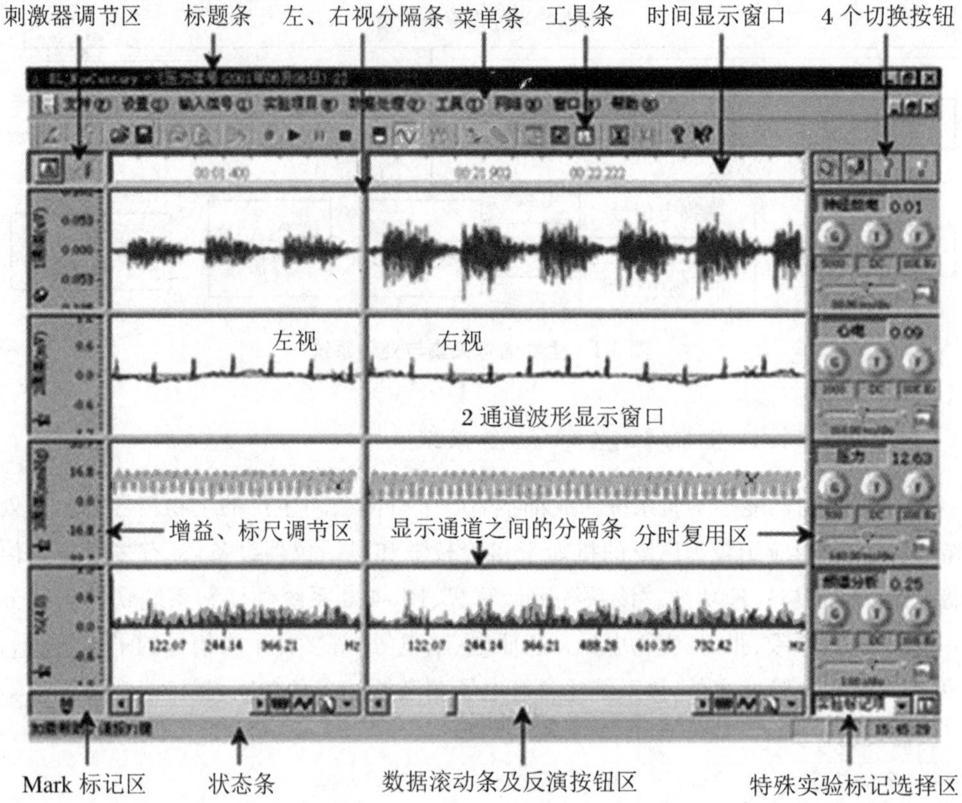

图 3-2　BL-420 系统软件界面

工具条。共有 21 个工具条命令，是一些最常用命令的图形表示集合，它们使常用命令的使用变得方便与直观。

刺激器调节区。包括两个按钮。调节刺激器参数及启动、停止刺激。

左、右视分隔条。用于分隔左、右视，也是调节左、右视大小的调节器。左、右视面积之和相等。

时间显示窗口。显示记录数据的时间（数据记录和反演时）。

切换按钮。用于在 4 个分时复用区中进行切换。

增益、标尺调节区。在实时实验过程中调节硬件增益，在数据反演时调节软件放大倍数，以及选择标尺单位及调节标尺基线位置。

波形显示窗口。显示生物信号的原始波形或数据处理后的波形，每一个显示窗口对应一个实验采样通道。

显示通道之间的分隔条。用于分隔不同的波形显示通道，也是调节波形显示通道高度的调节器。

分时复用区。包含硬件参数调节区、显示参数调节区以及通用信息区和专用信息区4个分时复用区域。这些区域占据屏幕右边相同的区域。

Mark 标记区。用于存放 Mark 标记和选择 Mark 标记。Mark 标记在光标测量时使用。

状态条。显示当前系统命令的执行状态或一些提示信息。

数据滚动条及反演按钮区。用于实时实验和反演时快速数据查找和定位，同时调节4个通道的扫描速度，并在实时实验中显示简单刺激器调节参数。

特殊实验标记选择区。用于编辑特殊实验标记，选择特殊实验标记，然后将选择的特殊实验标记添加到波形曲线旁边。包括特殊标记选择列表和打开特殊标记编辑对话框按钮。

（2）调零、定标。为了消除生物信号放大器正常范围内的直流零点偏移，在实验开始之前需要调零。定标是为了确定引入传感器的非电生物信号和该信号通过传感器后换能得到的电压信号之间的一个比值。通过该比值，我们就能计算传感器引入的非电生物信号的真实大小，故实验前同样需要定标。

调零、定标工作一般由实验室技术人员完成。其详细操作步骤可参见菜单条中的"帮助"菜单。

（3）实验参数设置。开机进入主界面后，根据实验要求，通过以下方式之一，设置实验参数并进行实验。① 点击菜单条中"文件"菜单下的"打开上次实验配置"命令，计算机自动把实验参数设置成与前次实验完全相同的参数。② 点击菜单条中"输入信号"菜单，根据实验要求，选择每一通道的信号类型，系统将根据信号类型自动设定实验参数。③ 点击菜单条中"实验项目"菜单，根据实验要求选择下拉菜单的模块，系统将自动设置该实验所需的各参数，并将自动数据采样，直接进入实验状态。

3. 注意事项

（1）使计算机保持良好的接地。良好的接地是消除电源噪声干扰、获得高质量信号波形的有效方法之一。

（2）由于该系统是实时数据采集与处理系统，因此，在实验过程中，不要使用其他应用软件和上网浏览，以免占用处理器有效时间，使处于数据采集过程的系统出现问题。

（3）在系统进行数据采集和处理时，不要启动其他实时监视程序和屏幕保护程序及高级电源管理程序等。

（4）计算机是数据采集与处理系统中重要的组成部分，因此，未经允许，不得随意改动计算机系统设置。

（5）为防止计算机病毒对计算机的侵害，未经允许严禁自带软盘上机操作，并严禁在开机的状态下插入或拔出计算机各接口连线。

（连立凯）

（二）RM6240 生物信号采集处理系统

RM6240 系列生物信号采集处理系统是成都仪器厂研制的医学实验设备。RM6240 使用 Windows 风格的中文图形界面，操作简便易学。能够实现数据共享，可灵活地将实验数据嵌入到 Word、Excel 等通用软件中。RM6240 系列生物信号采集处理系统软件预设置了一些实验项目的参数。在此基础上，用户可根据需要调整参数。也可自定义实验项目，参数可保存。亦即实验项目可根据用户需要任意扩充，对用户完全开放。同时自动保存最近的实验参数，便于下次调用。

1．软件操作说明

（1）运行软件

打开外置的仪器电源（若仅对以前记录的波形进行分析，不作示波及记录，则可不打开外置仪器），然后开启计算机，用鼠标双击计算机屏幕上的"RM6240 信号采集处理系统 2.x"图标即可进入实验系统。

注意开机顺序：应先开外置仪器，然后再进入"实验系统"，如果未开外置仪器即进入"实验系统"，系统无法进行"示波"或"记录"，此时应退出软件系统，开启外置仪器再进入系统，对有些笔记本电脑，则需重新启动。

（2）软件快速入门

进入 RM6240 信号采集处理系统主界面后，可以通过屏幕右边参数控制区从上至下依次在各通道设置你所需要的通道模式、扫描速度、灵敏度、时间常数和滤波等参数。在屏幕左边参数控制区可进行零点调节、坐标滚动，也可对通道做校验、频率谱、相关图、微分、积分、直方图、数字滤波（用鼠标点开左边参数控制区的选择按钮进行选择）等分析处理。本系统对显示的通道宽度可任意调节，只需在通道的分隔栏位置按住鼠标左键拖动到所需位置即可，示波记录按钮如图 3-3 所示。

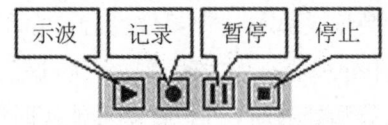

图 3-3　示波记录按钮

使用热键"Alt＋H"可使通道回到等分状态，系统在工作过程中分为三种环境，即示波环境、记录环境和分析环境。通过移动鼠标至功能键所在位置，然后稍作停留即可显示功能键的功能。

（1）示波环境。在示波环境点击"开始示波"键（图标 ▶）系统即开始采集信号，并把采集到的信号波形实时显示出来，点击"停止"键（图标 ■）系统即停止采集信号。在示波环境可以调节各种实验参数如通道模式、扫描速度、灵敏度、时间常数等,也可选择各种实时处理模式如频率谱、相关图、微分、积分、直方图等,选择刺激器、记滴等功能。

(2)记录环境。点击"记录"键(图标 ▣)系统即开始在显示波形的同时将采集到的信号实时存储到硬盘。从示波状态点击"记录"键可直接进入记录状态,一旦在示波状态点击"记录"键,系统将当前屏幕所显示的波形以及此后采集的信号实时记录到硬盘上。在记录状态如点击"暂停"键(图标 Ⅱ)则暂停记录,再次点击"暂停"键,则系统在原记录文件基础上继续记录。在记录状态,通过双击鼠标左键可激活或取消系统具备的计时功能,通过单击鼠标右键还可在所需通道打上中文词条标记。

(3)分析环境。从记录状态停止记录或打开一个已记录存盘的文件,系统即进入分析状态。在分析状态系统可对记录的波形进行各种测量、分析、编辑和打印。

2. 软件使用说明

RM6240 系统软件界面如图 3-4 所示。

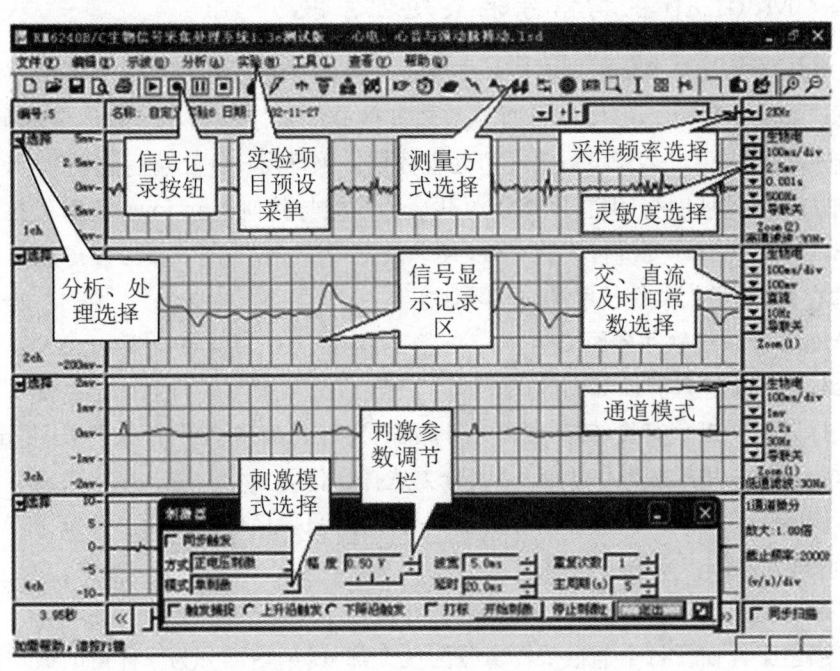

图 3-4　RM6240 系统软件界面

(1)菜单条。显示顶层菜单项。选择其中的一项即可弹出其子菜单(后文将会详细介绍)。

(2)工具条。工具条的位置处于菜单条的下方。工具条提供了仪器基本功能的快捷按钮。菜单条中最常用的指令,都能在工具条中找到对应的图标(只需鼠标直接点击即可)。在操作工具条时,一旦鼠标指向某图标即会弹出其指令名称。在后面的章节中还有介绍。

（3）参数设置区。位于窗口的右侧。有"采样频率"及各通道的"通道模式""灵敏度""时间常数""滤波""扫描速度"等参数，用鼠标选择各功能键可调节各通道的实验参数。本系统每个通道都是多功能放大器，均可作血压放大器和生物电放大器（由通道控制参数区的通道模式决定）。

（4）数据显示区。实验数据以波形的形式显示于该区域内。

（5）标尺及处理区。该区显示各通道的通道号及对应信号量纲的标尺。鼠标点击"处理"按钮，弹出菜单，有对应通道定标、标记显示、分析测量、数据处理等功能选项。

（6）刺激器。程控刺激器为一弹出式浮动窗口，该刺激器可满足各种实验刺激的需要。

（连立凯　李曙）

（三）MedLab 生物信号采集处理系统

MedLab 生物信号采集处理系统是南京美易科技有限公司生产的。应用软件是标准的 Windows 应用程序，图形操作界面与微软其他应用程序风格相一致。全部鼠标点击操作，方便简单，多窗口运行可边采样边处理数据。采样窗口大小可随意调节，X、Y 轴压缩扩展自如。支持所有打印机，网络资源共享。并能与其他 Windows 应用程序资源，如 ACCESS、Excel、Word 等进行无缝对接，共享数据，使数据处理工作方便。长时程记录，边采样边存盘，无最大文件长度和时间限制。

1. MedLab 系统软件界面

MedLab 系统软件界面如图 3-5 所示。

（1）标题栏。提示实验名称、存盘文件路径、文件名及"缩小""扩大""关闭"按钮。

（2）菜单栏。用于按操作功能不同，分类选择操作。

（3）快捷工具栏。提供最常用的快捷工具按钮，只要鼠标箭头指向该按钮，单击鼠标左键，即可进入操作。

（4）标记栏。用于添加、编辑实验标记，并可用于实验数据的定位。

（5）通道采样窗。每个通道采样窗分为三个部分：第一部分为采样窗的最左侧的"通道控制区"，显示通道号，实时控制放大器硬件。第二部分为采样窗中部的"波形显示区"，采样时动态显示信号波形，处理时静态显示波形曲线，并可人为选定一部分波形作进一步分析处理。第三部分为采样窗最右侧的"结果显示控制区"，用来显示 Y 轴刻度、采样通道内容、单位。控制基线调节，Y 轴方向波形压缩、扩展，定标操作等。

（6）X 轴显示控制区。用来动态显示采样时间（X 轴），波形曲线的 X 轴拖动控制，X 轴方向波形压缩、扩展控制。

（7）采样控制区。位于"X轴显示控制区"的右侧，用于开始采样，停止采样及采样存盘控制。

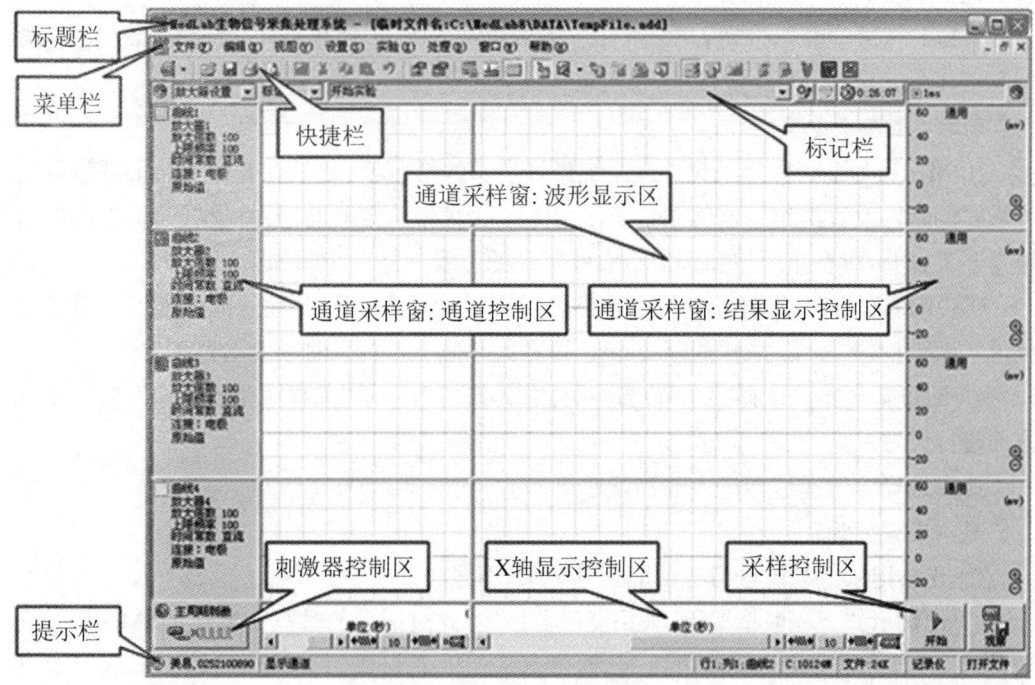

图 3-5 MedLab 系统软件界面

（8）刺激器控制区。位于"X轴显示控制区"的左侧，用于选择刺激器发出刺激的模式，刺激启动开关及刺激参数的实时调整。

（9）提示栏。位于最下部，提示相关的操作信息、时钟显示和当前硬盘的可用空间。

2. MedLab 系统软件的基本操作

（1）实验的一般流程

刺激方式的选择。根据不同实验需要选择合适的刺激方式将简便刺激器参数的操作，有7种刺激方式可供选择（详见刺激器的设置）。

生物信号。生物体信号按信号的性质可大致分为两类：电信号（如心电、脑电、神经干动作电位、神经放电等）和非电信号（如骨骼肌张力、血压、呼吸道压力、心肌收缩力、肠肌张力等）。按信号的快慢可分为快信号（神经干动作电位、心室肌动作电位、神经放电等）和慢信号（血压、呼吸、心电、平滑肌张力等）。

交/直流选择。一般情况下，电信号选择交流输入，非电信号经换能器转换后选择直流输入。

放大器放大倍数。根据信号的强弱选择合适的放大倍数，在不溢出的前提下，放大倍数选大一点为好。

显示模式。连续记录与记忆示波可选。一般情况下,慢信号选择连续记录,快信号选择记忆示波。

采样。按采样开始按钮,开始采样。按采样停止按钮,停止采样。MedLab 将采样数据存于 Temp File. ADD 文件中,每次采样均自动刷新此文件。

(2) 实验参数配置

用 MedLab 生物信号采集处理系统做好实验的第一步,就是在开始实验前要做好信号采样的软件设置工作。这就相当于使用传统仪器开始实验前,要将仪器面板上的所有重要开关打开,所有重要按钮调定至大体正确的位置一样。步骤如下:

① "标准配置"。选择菜单"设置/标准配置",恢复 MedLab 默认的标准四通道记录仪形式,所有参数复位,采样间隔 1 ms。可在此基础上进行各种新实验的配置。

② 配置新实验。选择菜单"设置/采样条件设置",显示"采样条件设置窗",对以下几方面进行设置。

通道选择。选择信号进入的物理通道。

显示模式分为:

① 连续记录。系统进行等间隔连续记录、不停顿。

② 记忆示波。一般情况下,采用刺激器触发,此时记录的数据是断续的,MedLab 只记录、显示当前屏一帧的数据曲线,数据快速从左向右作图,用于记录快信号,因只对某一时间段内采样、记录。

采样间隔。A/D 卡的功能是将连续的模拟实验信号转变为间断的数字信号,采样间隔就是前后采样点的相隔时间。

放大器放大倍数。鼠标点击相应通道"通道控制区"中的"放大",选择合适的放大倍数。

处理名称。在相应通道的"结果显示控制区"中鼠标点击通道处理名称处,在弹出菜单中选择"处理名称",显示"处理名称窗",选择合适的处理名称。

(3) 刺激器的设置

为了方便实验,根据不同的实验要求,可选择不同的刺激模式,刺激模式有单刺激、串刺激、主周期刺激、自动间隔调节、自动幅度调节、自动波宽调节、自动频率调节等。

(马善峰)

二、离体心脏灌流系统

离体心脏灌流系统是在器官水平进行离体心脏灌流实验的装置,排除了整体动物的神经、体液因素的影响,离体心脏灌流实验是将动物心脏快速取出、停跳,迅速连接到特定的灌流装置上,以富氧(充以 $95\%O_2 + 5\%CO_2$)灌流液逆行灌注,在恒温($37\,℃$)、恒压($8.33\,kPa$)条件下,调整冠脉流量为 $6\sim8\,mL/(min\cdot g)$ 心肌。在左心耳剪一小口,用自制的乳胶小球囊放入左心室内,通过 BL-420 生物信号采集处理系统记录心功能指标,记录动脉血压和心电指标,系统自动分析各项实验参数,主要用于病理生理情况下心电、血流动力学指标检测及其相关研究,在生理学、病理生理学以及药理学实验研究中广泛应用。

(一)离体心脏灌流装置结构功能简介

1. 离体心脏灌流装置结构

离体心脏灌流装置结构见图 3-6。

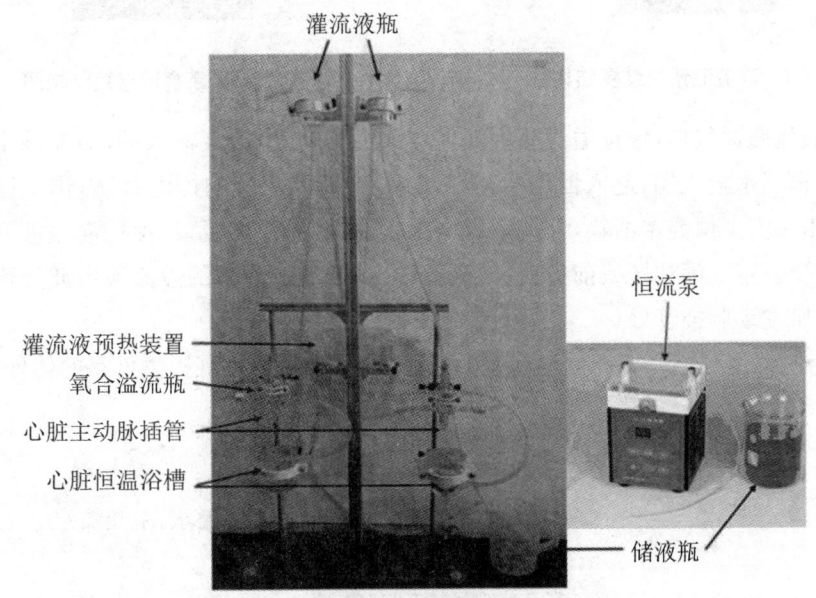

图 3-6 LGF-1B 心脏 Langendorff 灌流装置

2. 系统器件功能

(1)储液瓶。用于存放和收集离体心脏灌流液;其上端有通气口可与氧气瓶相连,用于向储液瓶内液体充氧气。

(2)恒流泵。将灌流液从储液瓶内匀速泵入氧合溢流瓶进行灌注。

(3)灌流液预热装置。对灌流液进行预热,维持灌流液的恒温状态(图 3-7)。

灌流液输入端通过胶管接入储液瓶灌流液输出口;恒温循环水输出端接入恒温水浴的一路回流端,用于恒温循环水回流;恒温循环水输入端接入恒温水浴的一路输出端,用于恒温循环水输入;灌流液经恒温循环水预热后由灌流液输出端输出。

(4) 氧合溢流瓶。用于维持 Langendorff 灌注恒压状态并对灌流液充氧气(图 3-8)。

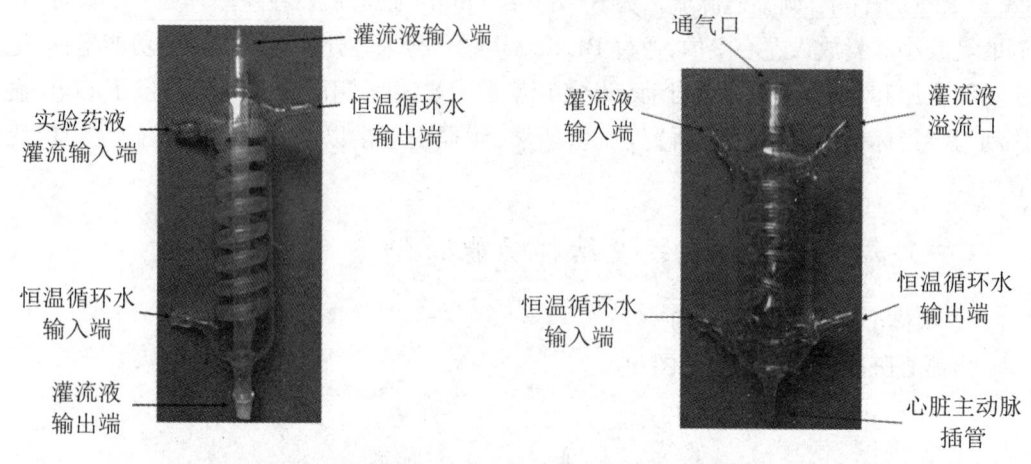

灌流液输入端
恒温循环水输出端
实验药液灌流输入端
恒温循环水输入端
灌流液输出端
通气口
灌流液输入端
灌流液溢流口
恒温循环水输入端
恒温循环水输出端
心脏主动脉插管

图 3-7 灌流液预热装置结构图　　　　**图 3-8 氧合溢流瓶结构图**

氧合溢流瓶通气口,保持溢流瓶内液体与大气相通;溢流液输入端,灌流液由此处进入溢流瓶;恒温水输入端,连入恒温水浴输出端,维持灌流液的恒温状态;恒温循环水由恒温水输出端流至恒温水浴箱,保持系统恒温状态;灌流液溢流口,保持灌流液面处于恒定高度,维持一定的灌注压或前负荷;灌流液输出端,溢流瓶内的灌流液由此处输出流进心脏,即心脏主动脉插管处。

(5) 心脏恒温浴槽。保证恒温稳定的实验环境,为离体心脏提供可靠的体外环境(图3-9)。

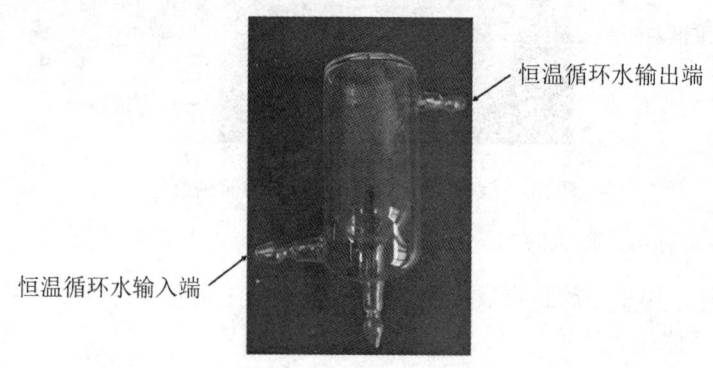

恒温循环水输出端
恒温循环水输入端

图 3-9 心脏恒温浴槽装置

（二）Langendorff 灌流管路连接恒温循环水通路

1. 按串联方式连接恒温循环水通路

将恒温水浴箱的出水口连接至心脏恒温浴槽装置的恒温循环水输入端；心脏恒温浴槽装置的恒温循环水输出端连接至灌流液预热装置恒温循环水输入端；灌流液预热装置恒温循环水输出端连接至氧合溢流瓶的恒温循环水输入端；氧合溢流瓶的恒温循环水输出端连接至恒温水浴箱的回水口，完成恒温循环水连接通路。

2. 连接灌流液循环通路

将储液瓶底部的出水端连接至恒流泵进液端，恒流泵出液端连接氧合溢流瓶灌流液输入端，氧合溢流瓶灌流液输出端连接至储液瓶上端的回液口；自上而下连接灌流液预热装置、氧合溢流瓶、三通开关等至心脏主动脉插管。

3. 连接氧气通路

通过硅胶管连接，分别将储液瓶及氧合溢流瓶的氧气输入端接入氧气瓶（根据实验需要请选择 $95\%O_2 + 5\%CO_2$ 的混合气体），打开氧气瓶的总阀，通过调节氧气瓶流量表的流速，使灌流液充分氧合，实验前预充 10 min 使灌流液处于氧饱和状态，氧合溢流瓶中氧气流速可略小，使灌流液面稳定。

4. 排气及温度调节

打开恒温循环水浴以及灌流液调节阀使装置处于恒温灌流状态，排除灌流液管道内的气泡，并在心脏主动脉插管端测定灌流液排出的温度，根据具体环境温度调节恒温循环水浴设定温度，保证心脏主动脉插管端测定灌流液排出的温度一般在 36.5 ℃ 左右为宜。

5. Langendorff 灌注压

通过调节 Langendorff 支路的氧合溢流瓶高度来调节 Langendorff 灌注压的大小。

（三）清洁与保养

（1）本实验装置为玻璃制品，易碎，务必轻拿轻放。

（2）实验前请调整好底座脚钉，使仪器平稳放置。

（3）因为灌流液中有葡萄糖等成分，容易发霉，实验结束后要及时对仪器进行清洗，用蒸馏水反复清洗，保证灌流系统清洁。

（4）若长时间不使用，要将实验装置放在通风干燥、没有腐蚀性气体的环境中，避免阳光直射。

（王海华）

三、动物呼吸机

　　动物呼吸机是常用的实验设备,广泛应用于基础医学、临床医学和动物医学等学科,主要用于动物实验中的人工呼吸、呼吸管理、动物的急救、呼吸治疗等。下面以 ALC-V 系列动物呼吸机为例介绍动物呼吸机的原理及使用方法(图 3-10)。

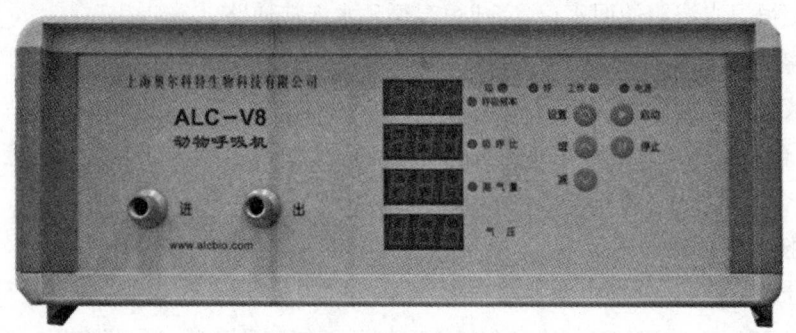

图 3-10　常用小动物呼吸机

1. 工作原理

　　ALC-V 系列动物呼吸机以电机为动力,由驱动电路控制,可以有节律地输出气流,经吸气管进入动物肺内,使肺扩张,以达到气体交换的目的。其不需要高压气源,使用方便,潮气量输入准确,性能稳定。适用于小鼠、大鼠、豚鼠、兔、猫、狗、金地鼠、鸡、鸽、猪等潮气量需求在呼吸机额定输出范围的动物。

2. 使用方法

　　(1) 呼吸机的安置。呼吸机要稍高于动物,以避免呼吸通路中可能有液体时,液体进入呼吸机导致呼吸机故障。

　　(2) 打开电源开关。按呼吸机后面板上的开关,打开呼吸机电源。呼吸机进气口和排气口,通大气即可。

　　(3) 设置呼吸参数。① 首先点击"设置"选择要设置的参数,参数右侧的红色指示灯亮,表示该参数为当前选中的参数。② 然后用"增""减"键调节参数大小。③ 重复①、②步骤,分别设好呼吸频率、呼吸比、潮气量。④按"启动"键,呼吸机开始工作。⑤在呼吸机工作的情况下,可进行改变呼吸参数的操作。同①、②、③步操作,重新设好参数后,按"启动"键,新设置参数即可生效,呼吸机即以新的参数工作。

　　(4) 确定气路连接良好,无漏气。

　　(5) 启动呼吸机,将"Y"形气管插管的两个分支与呼吸机的两根连接管连接。

　　(6) 根据动物呼吸情况,调节呼吸机参数,使动物呼吸状态良好,无缺氧等异常状态。

3．注意事项

（1）经常观察动物情况，根据需要调节呼吸参数。长时间实验时，动物要注意保温、补液。

（2）动物气道内有呼噜声并有呼吸困难时，要及时抽吸动物气道内的分泌物或血液（可用接有细胶管的注射器），保证气道畅通。

（3）大动物（如狗、猪等）长时间使用呼吸机时，呼出气中的水分可能积蓄在呼出气管中，要注意及时排除，以免阻塞管路或流入呼吸机内导致故障。也可在呼出气管路中接一个储液瓶（自备或选配），保持储液瓶位于呼出气路的最低位，使水分积蓄在储液瓶中。储液瓶积满水要即时倒掉。

（4）实验完毕，将呼吸机前面进气和出气的连接管取下，让呼吸机维持工作5～10 min，使可能进入呼吸机内呼出气路中的水分挥发，然后按"停止"键，再关闭开关，拔掉电源。

4．常用实验动物的呼吸参数

动物的呼吸频率、潮气量和吸呼比设置通常根据动物体重计算大概的潮气量，一般为15～20 mL/kg，可根据动物体重计算（表3-1），但实际使用的潮气量应该视动物的情况而定。例如发现动物有缺氧时，应适当增加潮气量和呼吸频率。

表 3-1　常用的实验动物呼吸参数设置

动物	体重（kg）	呼吸频率（r/min）	潮气量（mL）
猕猴	2～4	30～50	20～100
狗	13～15	18～22	150～400
猫	2～3	20～30	20～70
兔	2～3	35～50	20～70
豚鼠	0.27～0.94	70～100	4～25
大鼠	0.10～0.40	70～100	2～25
金地鼠	0.10～0.20	40～100	3～15
小鼠	0.20～0.40	100～130	1～5
鸽	0.5～0.9	25～40	10～25
鸡	0.5～1.5	20～35	10～30

实际使用中，应该经常观察动物的一般情况、呼吸状态、有无缺氧等，必要时做血气分析，观察血氧分压和二氧化碳分压的变化，根据需要调节呼吸参数，尤其是潮气量和呼吸频率，不能简单地以体重来计算潮气量。

吸呼比通常设置为1：1或1：2。

（王立金）

四、分光光度计

分光光度计是在一定波长的光照下，测定物质吸光度的仪器。其基本原理如下：物质在光的照射激发下，产生了对光的吸收效应，物质对光的吸收是具有选择性的。各种不同的物质都具有其各自的吸收光谱，因此当某单色光通过溶液时，其能量就会被吸收而减弱，光能量减弱的程度和物质的浓度有一定的比例关系，即符合朗伯-比尔定律，公式为

$$A = \lg \frac{1}{T} = KCL, \quad T = \frac{I}{I_0}$$

式中，A 为消光值（吸光度），T 为透光率，I_0 为入射光强度，I 为透射光强度，K 为样品的吸收系数，L 为样品在光路中的长度，C 为样品浓度。

当入射光、吸收系数和溶液的光径长度不变时，透射光强度是随溶液浓度的变化而变化的。

目前常用的分光光度计有 722s 型可见分光光度计（图 3-11）和 752N 紫外可见分光光度计（图 3-12）。

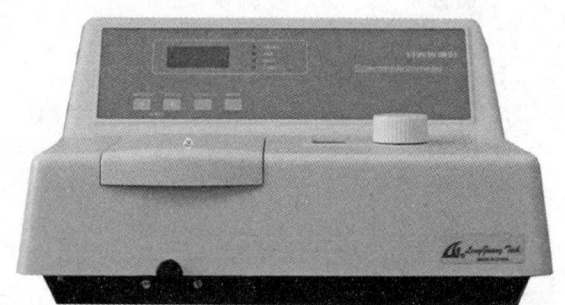

图 3-11　722s 型可见分光光度计

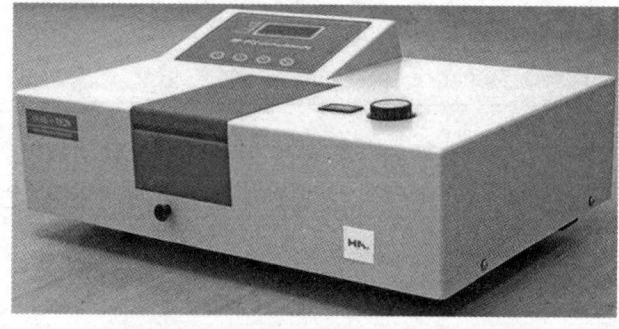

图 3-12　752N 紫外可见分光光度计

（一）722s 型可见分光光度计的基本操作

722s 型可见分光光度计是一种简捷易用的仪器，能在 340～1000 nm 波长范围内执行透过率、吸光度和浓度直读测定，做定性定量分析用，应用范围比 721 型广。基本操作如下：

（1）预热。开机预热 30 min 后才能进行测定工作，如紧急应用时请注意随时调零，调 100% T，以确保读数准确。

（2）调整波长。使用仪器上的波长旋钮调整当前测试波长。

（3）调零、100% T。开机 30 min 后，改变测试波长时或测试一段时间，以及做高精度测试前均需校正基本读数标尺二端（配合调零、100% T 调节，一般在调零前加一次 100% T 调整以使仪器内部自动增益到位）进入正确测试状态。

（4）打开试样盖（关闭光门）或用不透光材料在样品室中遮断光路，然后按"0%"键，即能自动调整零位。

（5）将用作背景的空白样品置入样品室光路中，盖下试样盖（同时打开光门），按下"100% T"键即能自动调整 100% T（有误差时可加按一次）。

（6）使用试样槽架拉杆改变试样槽架位置，靠近测试者为"0"，依次为"1""2""3"。对应拉杆扒向最内为"0"位置，依次向外拉出相应为"1""2""3"位置，当拉杆有到位感时请前后轻轻推动一下以确保定位正确，分别记下吸光度值。

（7）浓度测定。选择开关由"A"旋至"C"，将已标定浓度的样品放入光路，调节浓度旋钮，使数字显示为标定值，将被测样品放入光路，此时显示值即为该待测溶液的浓度值。

（8）关机。测定完毕，切断电源，用蒸馏水冲洗比色杯，并用擦镜纸吸干表面的水。

（二）752N 型紫外可见分光光度计的基本操作

752N 型紫外可见分光光度计在构造原理上与 722s 型可见分光光度计非常相似，只是光源除了卤钨灯外，还有氢弧灯或氘灯。波长范围为 200～1000 nm，其外部结构与 722s 型几乎一样，只是在电源开关上多了一个氢弧灯或氘灯开关。752N 型紫外可见分光光度计能在紫外和可见光谱区域内对样品物质进行定性和定量分析，应用范围比 722s 型更广。基本操作如下：

（1）预热。仪器接通电源，机器进行系统自检，开机预热不少于 30 min。

（2）调整波长。使用仪器上的波长旋钮调整当前测试波长。

（3）放置参比与待测样品。选择测试用的比色皿，把盛放参比和待测的样品放入样品架内，通过拉杆来选择样品的位置。

（4）调 0% T、100% T/0A。为保证仪器进入正确的测试状态，在仪器改变测试波长时或测试一段时间后可通过按"0%"键和"100% T/0A"键对仪器进行调零和调满度、吸光度零。

（5）选择显示方式并测定。本仪器具有四种显示方式，按"T/A/C/F"键进行选择，"T"为透射比，"A"为吸光度，"C"为浓度直读，"F"为浓度因子。

（6）使用试样槽架拉杆改变试样槽架位置，靠近测试者为"0"，依次为"1""2""3"。对应拉杆扒向最内为"0"位置，依次向外拉出相应为"1""2""3"位置，当拉杆有到位感时前后轻轻推动一下以确保定位正确，分别记下吸光度值（A）或透射比值（T）。在测定浓度或浓度因子时，需先按"0%"键和"100% T/0A"键，分别输入标样浓度设定值或标样浓度因子设定值，再对样品进行相应的测试。

（7）关机。测定完毕，切断电源，用蒸馏水冲洗比色杯，并用擦镜纸吸干表面的水。

（邓云）

五、血气分析仪

血气分析仪又名酸碱分析仪，主要用来检测血液、溶液的酸性和碱性生化指标、气体如氧气和二氧化碳等相关指标等等，广泛应用于临床医学检验及基础医学机能学实验教学和科学研究（图 3-13）。

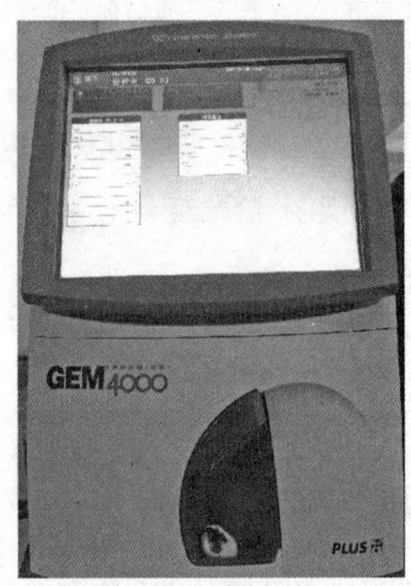

图 3-13　血气分析仪

(一)主要测量指标和工作原理

1.主要测量指标

(1)液体样本直接测定值

可测定全血、血清、血浆及适中性溶液中 pH(或 H^+ 浓度),PaO_2、$PaCO_2$、Hb;全血、血清、血浆及适中性溶液中 K^+、Na^+、Cl^- 的浓度。

(2)气体样本直接测定值

PaO_2、$PaCO_2$、O_2 和 CO_2 的浓度。

(3)分析计算值

① 实际碳酸氢盐(AB)。② 标准碳酸氢盐(SB)。③ 血浆总二氧化碳(TCO_2)。④ 实际碱剩余(ABE)。⑤ 标准碱剩余(SBE)。⑥ 缓冲碱(BB)。⑦ 血氧饱和度(SAT)和血氧含量(O_2CT)。

2.工作原理

血气分析仪的工作原理一般为两大类:光电原理和电化学原理。光电原理:运用红外型激发光。荧光化学物的电分子被激活后,可发射出特定能量带颜色的衍射光带;不同物质或分子对特定光带频率特异性识别和吸收,通过光密度读数分析物质含量;分析对象含量的测定结果是由已知的标定点与检测到分析含量的荧光测定差计算而得出。

(1)PaO_2 测定

根据 Stem-Volmer 方程定量测量,得

$$\frac{I_o}{I} = 1 + KP$$

式中,I_o 为荧光激发静态(临界)发射密度值;K 为常数值;I 为荧光发射密度;P 为分压值。

当 PaO_2 分压值增加时,代表动态变化的荧光发射密度值 I 减少,与常用的电化学转换"Clark"(克拉克)PaO_2 电极不同的是在测定过程中,氧电光变换电极不吸收氧分子。

(2)pH 测定

pH 测定是根据固定在电极中的荧光剂随 pH 不同,发光强度发生改变的特点,通过 Mass-Action 改良的化学公式,测定和计算溶液的 pH 公式为

$$\frac{I_o}{I} = 1 + I_o{}^{PKa-pH}$$

式中,I_o 为荧光激发静态(临界)发射密度值;I 为荧光发射密度;pKa 为荧光剂的特征常数;pH 光电电极不需要参比电极即可测量 pH。

（3）$PaCO_2$ 测定

$PaCO_2$ 光敏电极的结构与 Severinghan CO_2 电极结构相似,利用不透离子的膜将溶液中的离子与 pH 光电极隔开,即可通过 pH 光电极测定液体中的 CO_2 分压。

（4）电解质钠离子（Na^+）、钾离子（K^+）、钙离子（Ca^+）和氯离子（Cl^-）测定电极

采用不同特性的离子载体制成的离子选择电极（ISE's-Ion selective electrodes）,可特异性的结合离子,液体中离子的浓度不同,结合的量也不同,发光强度也随之变化。根据发光强度,即可测定溶液中的离子浓度。

（二）使用方法

（1）检查仪器电源,确定打印机上有打印纸和气瓶安装就位无误,开启电源。

（2）应用荧光测定微处理标定板,插入仪器检测光路窗口刷卡,仪器进行自动条纹码识别并自动记忆条纹码数值。

（3）此时仪器显示屏显示出操作规程对话框。按照顺序输入设定温度、日期和测定指标等。

（4）掀起电极工作室盖板,按指定方向放置标准测试处理板并放下盖板,进行测定前校正所有被测参数。待仪器校正工作完毕取出校正处理板并妥善安置以备后用。

（5）装有 1 mL 被测样本的注射器,拿掉注射器前端的密封头,快速插入样本检测处理板上,按指定位置放置到测定室,盖上电极工作室盖板,仪器自动测定,同时打印出结果。

（三）注意事项

（1）收集样品时注射器针管内不能有气泡;测试工作时测定室盖板一定要盖上;该仪器样本测试板为一次性使用。

（2）注意防尘、防震,保持工作环境条件,如温度和湿度。

（曹冬黎）

六、离心机

离心机是将样品进行分离的仪器,广泛地应用于医学等学科的研究实验中。

常见的台式离心机基本属于低速、高速离心机的范畴,因此具有低速和高速离心机的技术特点,其结构主要由电机驱动系统、制冷系统、机械系统、转头和系统控制等组成。通用台式离心机的发展已经模糊了低速、高速、微量和大容量离心机的界线,众多的转头为科研人员提供相当广泛的应用范围,成为科研实验室的首选机

型（图 3-14）。

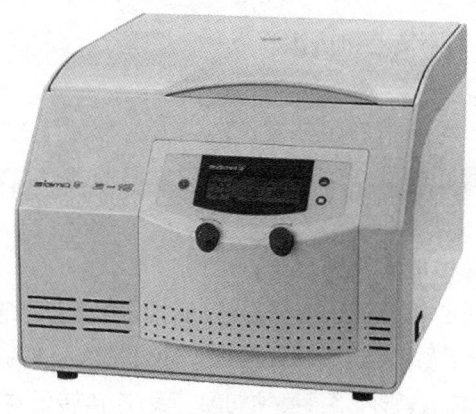

图 3-14　通用台式离心机

（一）工作原理

离心机就是利用不同物质在离心力场中沉淀速度的差异，实现样品的分析分离。离心机的工作原理是离心过滤和离心沉降。离心过滤是使悬浮液在离心力场下产生的离心压力，作用在过滤介质上，使液体通过过滤介质成为滤液，而固体颗粒被截留在过滤介质表面，从而实现液-固分离。离心沉降是利用悬浮液（或乳浊液）密度不同的各组分在离心力场中迅速沉降分层的原理，实现液-固（或液-液）分离。

（二）主要技术参数及性能指标

主要参数包括：最大转速，最大离心力，最大容量，电源功率，温度控制范围，工作电压，调速范围，离心机转头的常用标记及转头参数。离心机转头的常用标记是由三部分组成的，第一部分为英文字母符号；第二部分为数字；第三部分为标识转头，由不同的金属组成。

（三）使用步骤

（1）接好电源，打开电源开关，设定窗口显示的时间和转速。

（2）如需调整仪器的运行参数（运行时间和速度），分别调节时间键与速度键，选择工作需要的时间与转速。

（3）将需要分离的装有样品的离心管放入转子试管孔内，离心管必须成偶数对称放入，管内试液必须均匀一致，以确保仪器平衡运行。

（4）在确保离心机的门盖关闭后，再按工作键。离心机开始工作，液晶屏窗口分别显示剩余时间和实际转速。达到设定时间时，离心机降速到零，在数秒后，电子门锁弹开，用手打开盖门,小心取出离心管,完成整个分离过程。在运行中如有需要可按停止键,中断机器运转。

(5) 关闭电源开关,切断离心机电源。

(四) 注意事项

(1) 为确保安全和离心效果,离心机必须放置在坚固、防震、水平的台面上,并确保均衡受力。

(2) 离心机必须可靠接地。

(3) 使用前应检查离心机转子是否有伤痕、腐蚀,离心管是否有裂纹老化现象,发现疑问应停止使用;实验完毕后,将转头和仪器擦干净,以防试液沾污而产生腐蚀。

(4) 离心管必须对称放置,管内溶液必须均匀一致,连接转子与电机轴的螺钉必须拧紧。

(5) 启动离心机时,应盖上离心机顶盖后,方可缓慢启动。

(6) 运行过程中不得移动离心机,严禁打开门盖;在电机及转子未完全停稳的情况下不得打开门盖。

(7) 电动离心机如有噪音或机身振动时,应立即切断电源,即时排除故障。

(8) 分离结束后,先关闭离心机,在离心机停止转动后,方可打开离心机盖,取出样品,严禁使用外力强制其停止运动。

(王瑜)

七、微循环图像分析系统

BI-2000 微循环图像分析系统是集合了生物显微镜、图像采集和分析、显示和记录为一体的光电仪器,广泛应用于机能学实验教学科研实验(图 3-15)。其主要特点是具有动态微循环观察、医学图像获取和分析、图像测量、实时动态数字录制和播放等功能,并与生理信号采集系统集成,在同步观察微循环图像的同时,监视动物体生理信号的变化。

(一) 软件界面

BI-2000 微循环图像分析系统的软件界面从上到下可分为标题栏、菜单栏、工作区、工具栏和状态栏五部分。如图 3-16 所示。

"标题栏"可提供程序名称和正在处理的图像名称。

"菜单栏"供用户选择系统提供的分类功能选项,可以用鼠标点击选择。

"工作区"是指用户可以直接操作的矩形区域,Windows 把它用窗口形式来管理,用户可以同时打开多个窗口,每个窗口之间可以相互覆盖,选择激活、关闭等功能。当用户

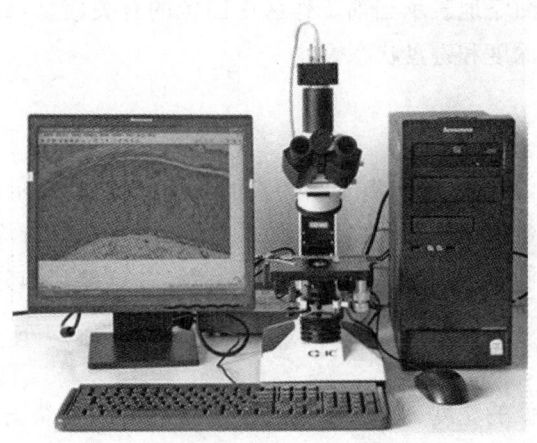

图 3-15　BI-2000 微循环图像分析系统

标题栏　　　菜单栏　　　工作区　　　工具栏

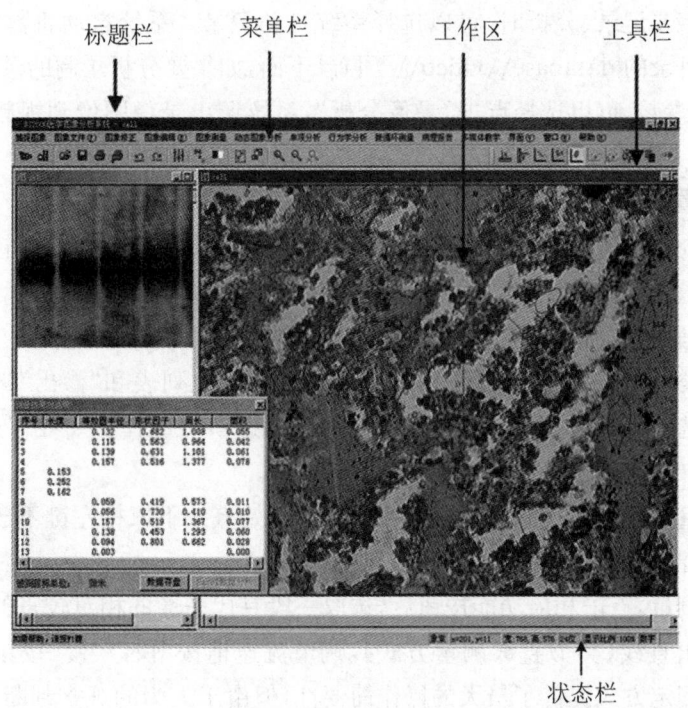

状态栏

图 3-16　BI-2000 图像分析系统软件主界面

打开多个图像文件时，其要操作的工作区即是当前激活的那个窗口，命令也只对它起作用。

"工具栏"是菜单命令的一种按钮表示，采用图形化显示方式，给用户提供直观、快捷的选择服务。

"状态栏"可用来简略地表示当前工作区中图像的有关信息,如命令提示信息、图像大小、放大比例、颜色深度和键盘状态等。

(二)界面操作

选择微循环程序,如果系统没有安装相应的采集设备,会提示信息,选择"确定",系统弹出微循环观察测量窗口界面。微循环图像观察、测量和分析均在单个界面中完成,整个界面分成视频控制、数字录像和分析、数据测量、数据存档和分析、文件保存和打印五大部分。

1.视频控制

可以控制视频图像的亮度、色度、对比度和饱和度参数,捕获图像大小选择等参数设定;同时可以用鼠标点击视频区实现满屏切换,更好地观察目标。

2.数字录像和分析

某段视频需要记录、分析时,可以选择系统自动记录。系统自动将数字录像文件保存到程序运行目录的 database\\video\\子目录下面,如果要分析录制的录像中目标的运动长度、速率等参数,可以选择点击"录像分析",系统调出录像图像到视频区域中,可进行测量分析。

3.数据测量

在测量每个参数前,要读出当前的物镜倍数,选择相应的物镜倍数确定。

计数类测量,如"血管计数""血管交叉数",点击相应功能按钮后,鼠标指针自动限制在视频区域范围内,只需要点击相应的计数位置,系统自动显示计数值。

状态选择类功能有"实验步骤"下拉列表,"流态"下拉列表和"渗出"选项,下拉列表选择时在该类选项上点击鼠标左键,系统自动弹出选项供选择。"渗出"选项为开关选择,打钩表示选中,有渗出。系统自动记录测量数据。

直线类测量,点击相应功能按钮后,在测量的起始点按下鼠标左键不放,拖动到终点放开鼠标左键,测得的长度信息自动记录到相应的栏内。

流速模拟测量,点击相应功能按钮后,选取一段有代表性的相对较直的血管,顺着血液流速方向拉出直线(类似直线测量方式),调节流速请按"快"/"慢"按钮,直到接近为止。这种流速测定方式提供了最大的操作简便性,但由于人为的观察判断导致一定的误差。如果需要精确测定流速,可以采用数字录像分析方法达到准确测量的目的。

4.数据存档和分析

数据处理部分包括所有步骤的测量结果保存为 EXCEL 数据文件,马上调出 EXCEL 程序进行分析,实验结果可以打印成微循环图文报告。

5.文件保存和打印

拍取的图像在界面中显示,系统暂时以 BI-2000X 方式命名,其中 X 是系统序列号,表示第 X 幅图像，需要保存为其他名字，请按以下"保存该图"或"另存该图"操作。

如果想调出以前保存的图像，这些图像可以来自扫描仪、数码相机输入，只要格式是 24 位彩色的 BMP/JPG 等系统支持格式，请按"打开图片"选项打开您想要的图片。

BI-2000 图像分析系统支持的图像格式有 BMP、JPG、GIF、TGA、PCX、TIF 六种图像类型。由于某些图像标准格式较多，综合流行程度和兼容性等方面考虑，推荐使用 BMP 无压缩格式作为图像处理使用，采用 JPG 有损失压缩格式用于图像存档和传输使用用。BI-2000 采用的 JPG 压缩算法可以把 1 M 多字节的 BMP 图像文件压缩到 30 K 左右，并且具有较好的图像还原效果。

（孙瑶）

八、血凝仪

血凝仪是一种检测血液凝固性的仪器。血液凝固是一系列凝血因子连锁性酶反应的结果，利用血凝仪进行血栓与止血的实验室检查，可为出血性和血栓性疾病的诊断、溶栓以及抗凝治疗的监测及疗效观察提供有价值的指标。在血栓/止血检验中，最常用的凝血酶原时间（PT）、活化部分凝血活酶时间（APTT）、纤维蛋白原（FIB）、凝血酶时间（TT）、内源凝血因子、外源凝血因子、高分子量肝素、低分子量肝素、蛋白 C、蛋白 S 等均可用凝固法测量。本书介绍的 MC-4000 四通道血凝仪是基于凝固法对血液凝固过程进行测量的一种半自动血凝仪（图 3-17）。

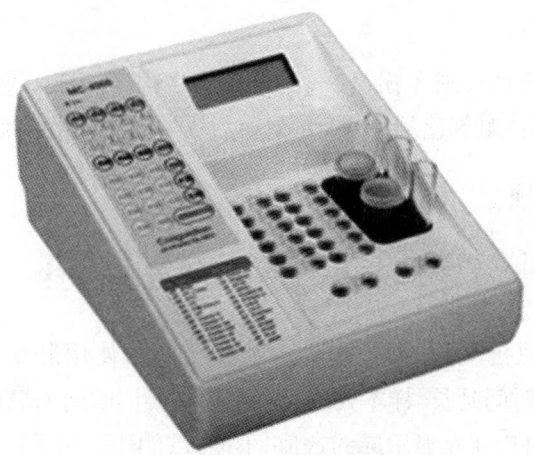

图 3-17　MC-4000 四通道血凝仪

（一）基本操作

（1）打开电源，仪器载装后进入主菜单界面。

（2）预热平衡，该仪器平衡在(37 ± 0.5)℃需 $10 \sim 15$ min。

（3）进入系统设置，选择参数。参数包括语言、格式日期、纤维蛋白原浓度、温度控制、混合器速度、敏感性等。

（4）在"TEMP"温度指示灯亮后，可开始进行实验，按数字键"1"，选 ANALYSIS 进入分析测试程序，并选定要做的项目，如 PT(01)、APTT(02)、TT(03)、FIB(04)等。

（5）用移液器吸入待测血浆相应的量到测试杯中，预温 $1 \sim 3$ min 后，把样品杯移到测试通道，按"OPTIC 1"键，即第一通道（光路）用于测试（或 OPTIC 2 等）。

（6）用加样枪吸入相应的试剂量，往样品杯中垂直加入试剂后，测试开始运行。不同测试项目的实验步骤见表 3-2。

表 3-2　不同测试项目的实验步骤

测试项目	样品量(μL)	预温时间(min)	试剂量(μL)
PT	100	1	200
APTT	100＋100（APTT 试剂）	3	100（$CaCl_2$）
TT	200	1	100
FIB	200(1∶10 IBS)	1	100

（7）运行结束后，显示结果并打印。

（二）样本要求

静脉血液穿刺抽血时要避免淤血、气泡、溶血和组织液污染，可使用 3.8% 枸橼酸钠抗凝剂真空管，血样与抗凝剂比例为 9∶1，取血后立即混匀，2 h 内检测完毕。

（三）注意事项

（1）配制各试剂用的蒸馏水一定要干净，生理盐水不能污染。

（2）枪头应避免交叉污染。

（3）不能使用其他抗凝剂，如使用纤溶药物或超量使用肝素可使凝固时间延长。FDP 增加也可使凝固时间延长，样本处理不当都会使凝固时间缩短或延长。

（4）各参数测量时应注意显示屏的数值，不能接近下限和上限，如果有此现象不能给出结果。

（孙瑶）

第二节　常用实验器材与手术器械

一、换能器

机体内很多生理活动都是以非电量的机械能形式表现的,因此必须将它转换成电量信号,传送至测量装置,经放大后,才能进行显示和记录。能将非电量信号转换成电量信号的装置称为换能器。在机能学实验中一些张力、压力、温度的变化等生物信号通过配以适当的换能器转换成电信号并输入相关仪器(如记录仪、计算机生物信号处理系统等)加以处理、分析,即可测量血压、室内压、腔内压、呼吸、肌肉收缩、体温等多种生理参数。机能学实验中常用的换能器有张力换能器(机械-电换能器)和压力换能器。

1. 张力换能器

张力换能器是利用某些导体或半导体材料在外力作用发生变形时,其电阻会发生改变的"应变效应"原理。将这些材料做成薄的应变片。用这种应变片制成的两组应变元件分贴于悬梁臂的两侧,作为桥式电路的两对电阻,两组应变片中间连一可调电位器。当外力作用于悬梁臂的游离端并使其发生轻度弯曲时,则一组应变片的一片受拉,一片受压,电阻向正向变化;而另一端的变化相反。由于电桥失去平衡,即有微弱的电流输出,经放大后可输入到记录仪。

换能器的灵敏度和量程决定于应变元件的厚度。悬梁臂越薄越灵敏,量程的范围越小。因此,这种换能器的规格应根据所做实验来决定。机能学实验中,测量动物心肌、平滑肌及骨骼肌收缩变化等的换能器量程一般为0~30 g(图3-18)。

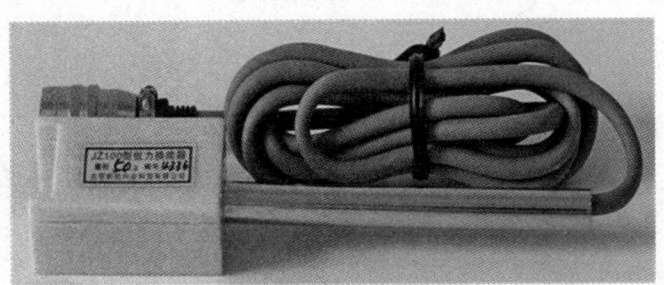

图3-18　张力换能器

2. 压力换能器

通过压电装置,采用平衡电桥原理将压力波的信号转换成电信号。压力换能器的两组应变片贴于一弹性扁管上,组成桥式电路。换能器的头部用透明罩密封,透明罩上有两个管嘴,一个与三通阀相通,另一个做排气用。当压力传至弹性扁管,使应变片变形,继而输出电流改变,经放大器放大,便可在记录仪上记录下来。机能学实验中测量动物心室内压、动脉血压、静脉血压、腔内压等(图 3-19)。压力换能器一般可测量范围在 -10 $\sim +40$ kPa($-75\sim +300$ mmHg)。

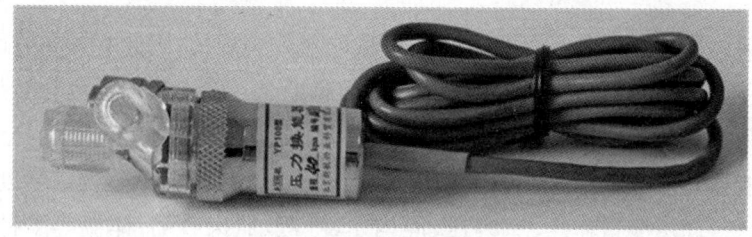

图 3-19　压力换能器

3. 其他类型换能器

如呼吸换能器(图 3-20)、心音换能器(图 3-21)、温度换能器等。

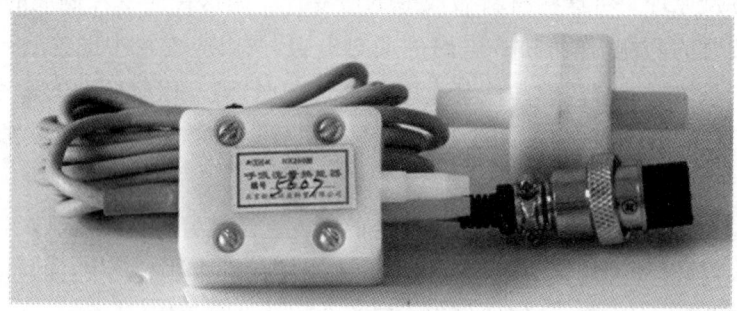

图 3-20　呼吸换能器

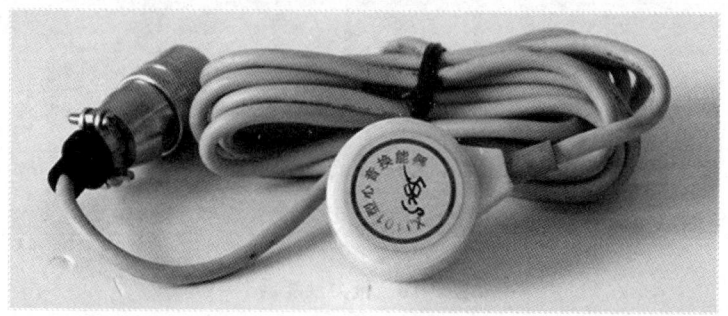

图 3-21　心音换能器

4．换能器注意事项

（1）机械-电换能器的应变元件非常精细，用时要特别小心，以免损坏换能器。正式记录前，换能器应预热 30 min，以确保精度。使用时，张力换能器的悬梁臂系线应与被测组织垂直。压力换能器则应水平安放，与被测动物处于同一水平位置。使用时不能用手牵拉悬梁臂和超量加载，否则将损坏换能器。

（2）压力换能器在使用时应固定在支架上，不得随意改变其位置，使用前预热 30 min。待零位稳定后方可进行测量。压力换能器的测量管道系统内不能留有气泡，以免影响记录的波形。注意将"O"形垫圈垫好，以免漏水。使用时严禁用注射器从侧管向闭合测压管道内推注液体，避免碰撞。

（3）严禁向换能器施加大于极限的张力或压力，防止损坏换能器。

二、电极

检测生物电时需要有合适的引导电极。引导电极的性能优良与否，将直接影响检测结果。引导电极的种类很多。根据安放的位置，可分为体表电极、皮下电极及植入电极等；根据电极的形状，可分为板状电极、针状电极、螺旋电极、环状电极、乏极化电极等；根据电极的粗细，可分为粗电极与微电极等；根据制作材料，可分为金属电极、玻璃电极等。机能学实验中常用的电极有以下几种：

1．普通金属电极

一般用铂（白金）、金、银、合金（镍、铜、锌）、不锈钢等金属制作而成。金属电极的外形可以根据实验要求制成各种形状。ECG、EMG、EEG 及神经干复合电位等的检测一般均用此类电极。

2．乏极化电极

当电极进入生物体组织或与生物的组织表面相接触时，可出现极化电位，这种电位影响生物信号的检测，使波形畸变、失真，也影响刺激的精度等。为了解决这个问题一般用 Ag-AgCl 乏极化电极。这类电极常用作刺激电极，也可用于精确的生物电信号的检测。Ag-AgCl 电极的缺点是 AgCl 对活组织有毒性作用，因而不能直接将它与活组织接触，而应通过琼脂盐桥或脱脂棉线中介，这样既能导电又避免直接与组织接触。

3．微电极

微电极是用于测量细胞生物电活动的微型电极。这种电极的尖端直径仅为 0.5～5 μm。微电极分为两种类型：一类是金属微电极，另一类是充灌了电解质溶液的玻璃微电极。微电极通常有很高的电阻，一般在 5～40 MΩ 范围。由于电学上的差异，玻璃微电极通常用来测量低频生物电信号，而金属微电极一般用来测量高频生物电信号和作为刺激电极。

三、神经标本盒

在进行蟾蜍坐骨神经干动作电位、兴奋不应期以及传导速度测定实验中,为了保证神经干的良好生理状态,需使用神经标本盒。标本盒分为两层,外层用不锈钢做成可防干扰,内层用有机玻璃制成,盒内有两根导轨,导轨上装有5～7根电极的有机玻璃滑块,电极块可在导轨上随意移动,主要调节电极间的距离。每个电极通过导线与标本盒壁上的接线柱相连,一对作刺激电极,其他作引导电极和地电极,地电极处于刺激电极和引导电极之间。有的标本盒上装有小标尺,用以测量电极间的距离。刺激电极接入生物信号处理系统的刺激输出端,引导电极接入处理系统的输入接口,对电信号进行记录、分析和显示(图 3-22)。

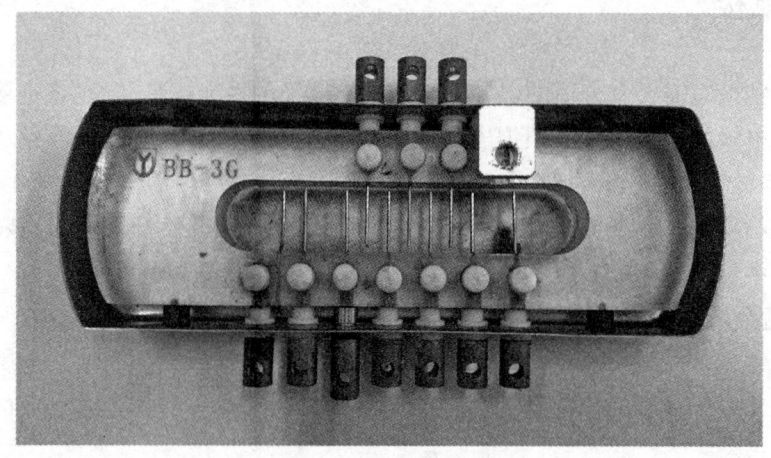

图 3-22　神经标本盒

四、手术器械

机能学实验常对动物进行手术,因此识别和正确使用各种手术器械,既关系到操作能力的培养和实验的成败,也为今后完成动物外科学习打下基础。现将常用的手术器械种类及使用简述如下(图 3-23)。

(一)剪刀

1. 手术剪(组织剪)

有直、弯两型,又分圆头和尖头两种。手术剪用于剪肌膜、浅筋膜、神经和血管等软组织;也可用于剪手术线。正确的执剪姿势如图 3-24 所示。

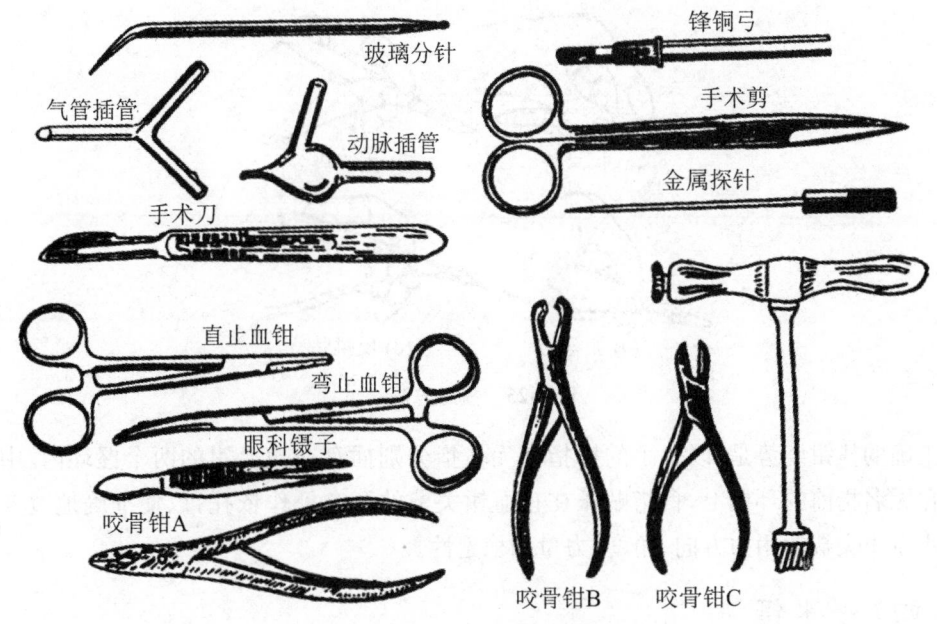

图 3-23　常用的手术器械

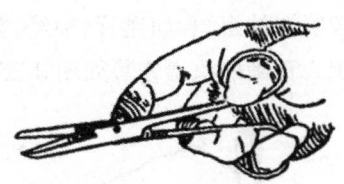

图 3-24　执剪姿势

2. 眼科剪

多用于剪较小范围内的神经和血管等软组织。禁止剪线、毛发及坚韧的结构。

3. 粗剪刀(普通剪刀)

可用于剪皮肤、蛙类骨骼与肢体等较坚韧的结构,或在实验中做杂用。

(二) 手术刀

机能学实验用于切开皮肤、骨膜和器官等。使用时,可根据操作的要求,选用适当的执刀手法(图 3-25)。

(三) 止血钳

止血钳有直钳与弯钳、有齿与无齿、大与小多种规格。有齿钳用于夹持皮肤;无齿钳除用于止血外,也用于分离皮下组织、肌肉和腹膜等。

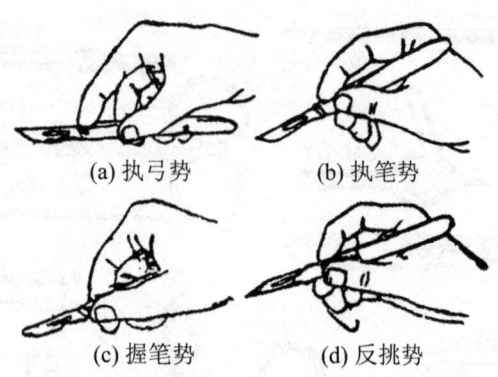

(a) 执弓势　　　　　(b) 执笔势

(c) 握笔势　　　　　(d) 反挑势

图 3-25　执刀方法

正确的执钳姿势是：以一手的拇指和无名指分别插套在止血钳的两个握环内，中指紧靠在无名指前的环柄上，食指贴压在止血钳关节的开合处作依托，以便准确地改变和控制止血钳尖端的用力方向、角度、力量和稳定性。

（四）手术镊

手术镊有圆头与尖头、有齿与无齿、大与小多种规格。有齿镊用于夹持皮肤、韧带等坚韧的组织；无齿镊用于夹持较脆弱的组织，如血管、神经、黏膜等；另有一种较小的眼科镊，用于夹持细微结构的软组织。正确的执镊姿势如图 3-26 所示。

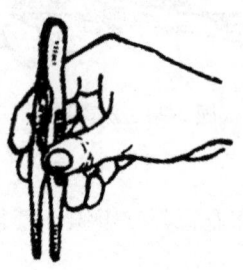

图 3-26　执镊姿势

（五）持针器

持针器用于夹持缝合针的近尾端 1/3 处。

（六）咬骨剪与咬骨钳

咬骨剪与咬骨钳用于打开颅腔、骨髓腔和暴露脊髓时咬剪骨质，以及开胸时修剪肋骨的断端。

（七）颅骨钻

颅骨钻用于开颅时钻孔。

（八）其他

1. 刺蛙针

用于破坏蛙的脑和脊髓。

2. 玻璃分针

用于分离神经、血管和肌肉等。

3. 锌铜弓（叉）

用于对蛙类的神经和肌肉标本施加刺激，以检查其兴奋性。

4. 蛙心夹

使用时，以其尖端在蛙心舒张期夹住心尖处，其尾端环孔借手术线连接于张力换能器或描记杠杆上，用于描记蛙心的舒缩活动。

5. 蛙板

用于固定蛙类，以便解剖操作。中央有 2 cm 孔的小蛙板可用于蛙类的微循环观察。

6. 厚玻璃板

在制作剥去皮肤后的蛙类神经和肌肉标本时使用。

7. 动脉夹

用于血管插管前阻断动（静）脉血流。

8. 气管插管

急性动物实验时插入气管插管，以保证呼吸畅通，一端接气鼓或呼吸换能器，可记录呼吸运动。

9. 血管插管

动脉插管在急性动物实验时插入动脉，另一端接压力换能器以记录血压。静脉插管插入静脉后固定，以便于记录静脉压或在实验过程中随时用注射器通过插管向动物体内注射药物。

10. 三通管

用于改变实验中液体流动方向，以便输液、给药或描记血压。可将三个通道中的任何两个通道口连通，另一个不通；也可使三个通道同时都通或都不通。

（张翠　张根葆）

第三节 机能学虚拟实验系统介绍

机能学虚拟实验系统系采用计算机虚拟仿真与网络技术,运用客户/服务器的构架模式,依托互联网构建教学管理平台,采用 B/S 结构,突破地域空间的限制,能够在手机、平板、PC 端等不同的网络终端访问平台,实现了无处不在的学习和管理。实验无需实验动物,无需实验准备即可帮助学生理解实验的操作步骤及实验效果,可以作为机能学实验教学的一个有益补充。以下以成都泰盟软件有限公司 VBL-100、VMC-100 和 VRS-100 医学机能虚拟实验系统为例分别做介绍。

一、机能虚拟实验系统基本结构原理

系统采用服务器/客户机的结构(图 3-27),服务器上主要用于存放素材和进行数据库管理,服务器作为虚拟实验系统的数据源,起到提供数据和修改数据两方面的作用;而客户机则主要用于对素材的表达,是用户使用该系统进行学习以及直接与这套系统打交道的接口。客户机本身相当于一个浏览器,请求并解释从服务器得到的数据。

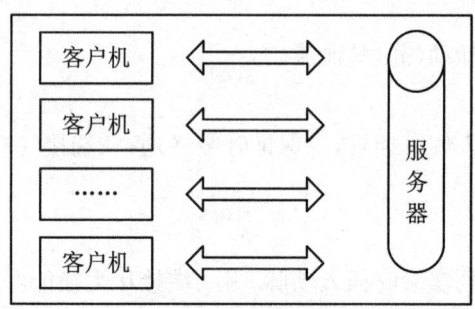

图 3-27 机能虚拟实验系统基本结构原理图

二、VBL-100 医学机能虚拟实验系统的使用

1. 主界面显示

首先点击计算机桌面上的"VBL-100 医学机能虚拟实验室"按钮进入该系统的主界面。

2. 虚拟实验大厅学习界面显示

点击"进入系统"按钮或右下角的"study"按钮后进入虚拟实验大厅学习界面（图3-28），可见动物房、资料室、准备室、考试室和模拟实验室等虚拟房间。点击"exam"进入操作考试界面。

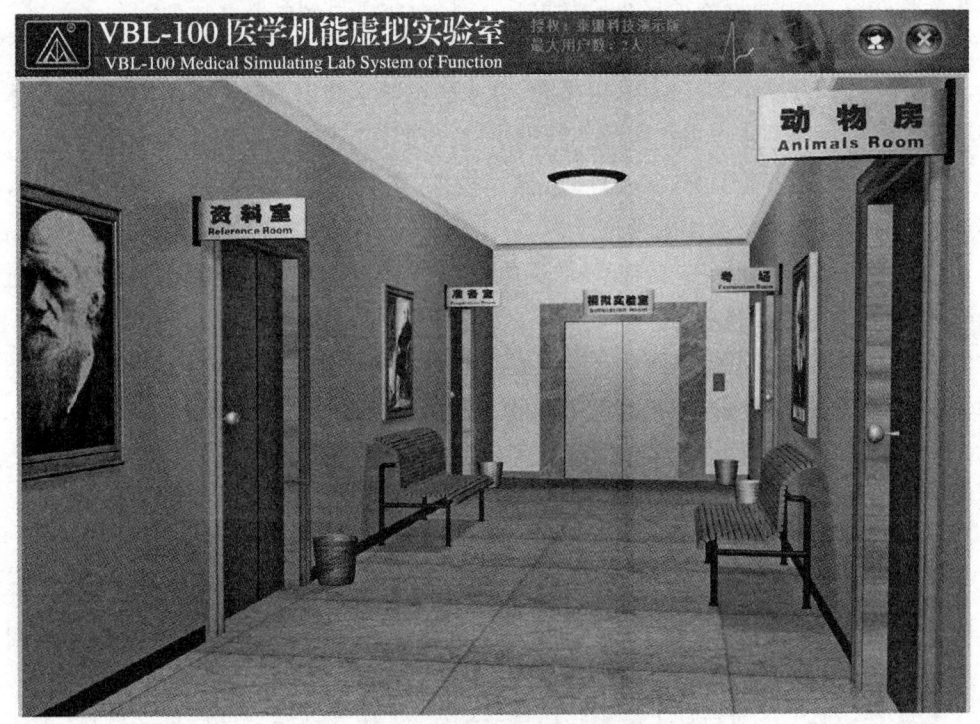

图 3-28 虚拟实验大厅学习界面

3. 操作按钮使用

点击各房间右上角"返回上页"按钮可以返回到上一级菜单，点击"返回首页"按钮可以回到大厅界面，点击"退出系统"按钮可以退出本系统。

4. 系统房间模块

VBL-100 医学机能虚拟实验系统房间主要包括动物房、资料室、准备室、考试室和模拟实验室等虚拟房间。可在实验大厅界面通过点击相应实验室标牌进入该实验室房间。

（1）动物房。该房间通过生动的动物形象及简洁的文字介绍了各种实验动物的生物学特性、一般生理常数以及在生物科学研究中的应用，包括实验动物的编号、选择，实验动物的品系和各种常用实验动物的介绍等内容。可通过点击房间墙上相应的标识，进入该部分内容的菜单界面，点击菜单中任一条目即可查看相应的介绍。

（2）资料室。在资料室内可以阅读书架上的书本，观看实验操作的录像，查看桌上的实验报告。

（3）准备室。实验仪器、实验试剂及手术器械等存放于房间内物品柜中，可以通过点击柜面介绍标识进入观看相应实验器材的文字、图片及三维模型介绍。

（4）考试室。通过大量的机能学试题考查学生课后机能学实验理论知识的掌握能力，学生可以在机房上机进行自测，系统自动生成测试结果及分数；教师还可以添加试题以充实题库内容，并可以灵活设置试卷格式及题型，系统自动生成考卷。

（5）模拟实验室。该部分涵盖了生理学实验、药理学实验、病理生理学实验、综合实验、人体实验等50多个实验模块，以系统、专业的机能学知识为基础，辅以各种多媒体表现手段。学生可以逐步点击相应的实验模块进入相应实验内容界面进行模拟实验操作，每个实验模块包括实验简介、实验原理、操作模拟、实验录像和实验结果演示（波形），操作过程中穿插对药物及操作的考核。

① 生理学实验。主要包括神经-肌肉电生理、心血管系统、呼吸系统、泌尿系统、血液系统、消化道系统等实验项目。

② 药理学实验。主要包括学习记忆类药物、镇静类药物、抗焦虑类药物、抗抑郁类药物、镇痛类药物、抗炎类药物、抗疲劳类药物、心血管类药物、药物的安全性等实验项目。

③ 病理生理学实验。主要包括急性高钾血症、急性左/右心衰竭、急性失血性休克、微循环变化和体液改变在家兔急性失血中的代偿作用、家兔血液酸碱度变化与血气分析、血浆胶渗压降低在水肿发生中的作用等实验项目。

④ 综合实验。包括理化因子及药物对消化道平滑肌的生理特性的影响、神经体液因素和药物对心血管活动的影响、影响尿生成的因素及利尿药的作用、兔呼吸运动的调节与药物对呼吸的影响等实验项目。

⑤ 人体实验。主要包括人体指脉信号的测定、人体全导联心电信号的测量、人体肺功能的测定、人体前臂肌电的测定、人体眼电的测定、人体脑电的测定、人体握力的测定、人体指脉血流速度的测定、人体体温的测定等实验项目。

5. 模拟实验操作指南

（1）进入实验室。在实验大厅将鼠标移动到"模拟实验室"的实验室标牌，鼠标左键点击标牌进入模拟实验室电梯。

（2）选择实验室。在电梯内鼠标左键点击相应实验室按钮即可进入该实验室的菜单，包括生理学实验、药理学实验、病理生理学实验、综合实验、人体实验等。

（3）选择实验项目。点击实验室菜单中的系统菜单，在下拉菜单中选择实验项目，即进入该实验的模拟。每个模拟实验都包括实验简介、实验原理、操作模拟、实验录像和实验波形五部分，通过点击模拟实验页面右下方的按钮进行切换（图3-29）。

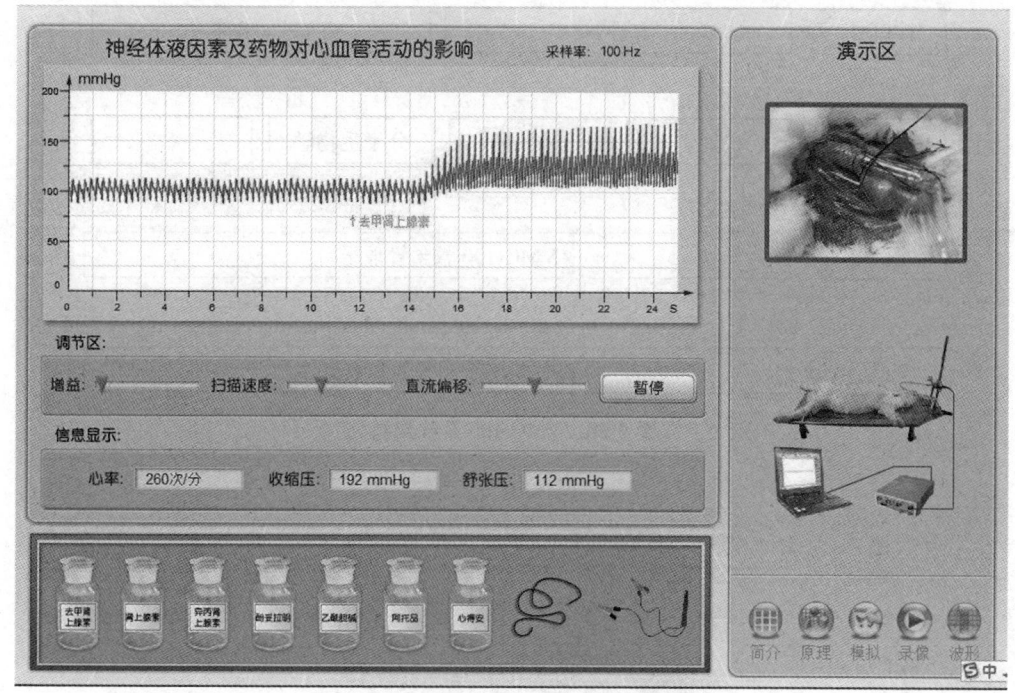

图 3-29　模拟实验的录像波形界面

三、VMC-100 医学虚拟仿真实验教学系统

1．系统的架构

VMC-100 医学虚拟仿真教学系统依托互联网构建教学管理平台，平台采用多级分布式服务器拓扑结构，将学校现有的教学资源，如单机版软件、网络版软件以及第三方教学软件等，全部集成在该平台上统一管理，实现无处不在的学习和管理。该平台具有强大的兼容能力，可将学校现有的教学资源，如单机版软件、网络版软件以及第三方教学软件等，全部集成在该平台上统一管理（图 3-30）。

2．平台角色功能

VMC-100 医学虚拟仿真教学系统拥有门户网站功能，提供管理员、教师、学生三种身份登录。管理员可收集并统计网站和课件访问量，实时监督教师的每个教学环节；教师可跟踪、统计并打印每一个学生的课件学习、考试和作业完成情况，自动生成形成性评价；学生可统计自己对不同仿真实验项目的学习完成情况，查询自己的成绩，并支持手机端登录，集虚拟仿真操作与学习、题库、考试、学习信息统计、学习自测及笔记等功能为一体（图 3-31）。

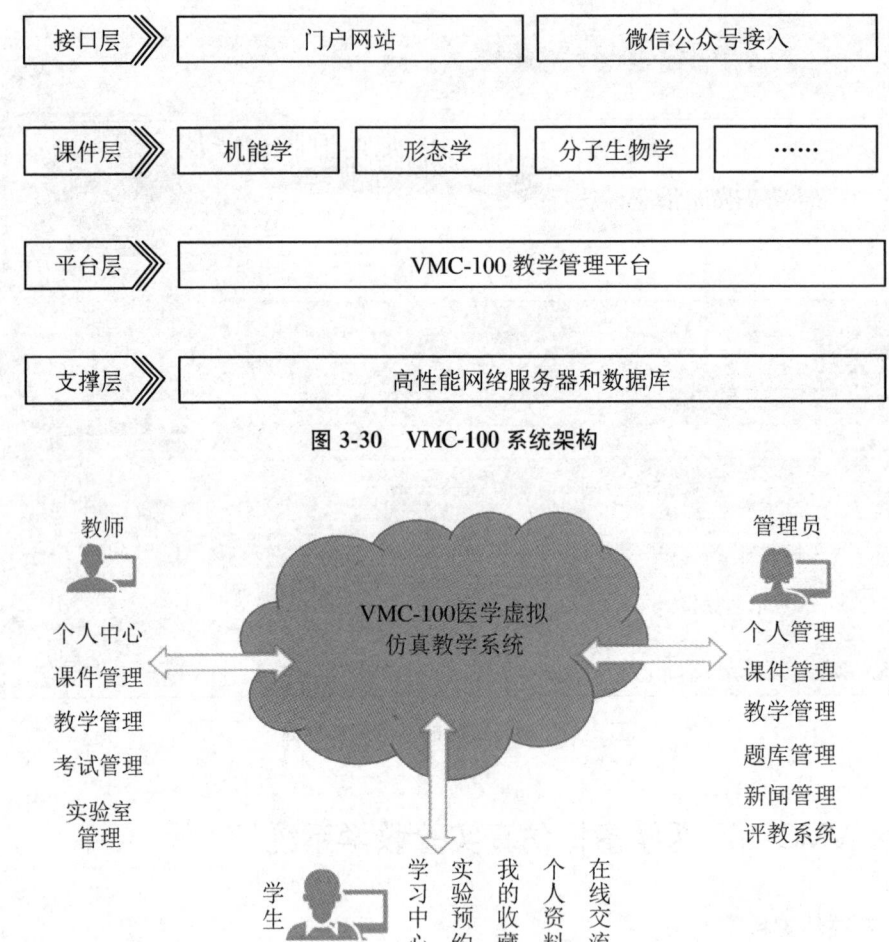

图 3-30　VMC-100 系统架构

图 3-31　VMC 角色结构图

3. 系统的使用

VMC-100 系统访问界面首页是进入虚拟平台的入口,具有独立的 URL 网址,可以通过校园网进入,也可以通过 URL 直接进入。进入首页后,需经过角色身份登录后方可进入,点击相应实验项目名称即可进入虚拟实验学习,每个实验由实验简介、实验操作、实验波形、实验视频和实验报告五大模块构成完整的学习内容。在整个实验过程中点击右上方的中英文切换按钮,即可实现实验的中英文实时切换(图 3-32)。

(1)实验简介。详细介绍了本实验的实验目的、实验对象、实验器械及丰富的实验原理和实验过程的流程图,帮助学生初步了解实验的基本方法和思路。

(2)实验操作。学生可通过鼠标拖动实验工具进行操作,开展针对性的交互使用训练。实验界面左侧为实验步骤目录,可实现快速跳转至对应步骤,也可点击右上方的相关按钮,进行实验音效设置、上下步骤的跳转、中英文的一键切换以及回到实验首页的操作。

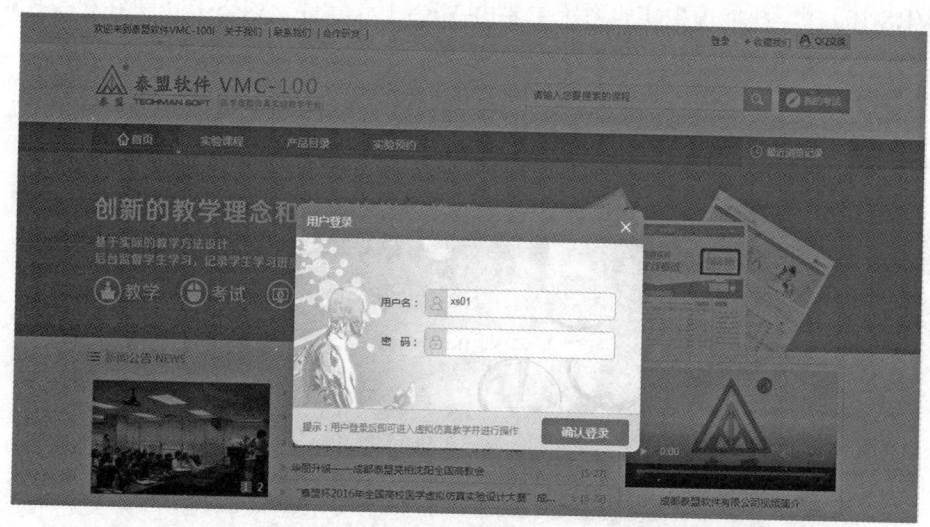

图 3-32 系统角色登录

（3）实验波形。学生可点击对应的试剂或者工具完成实验给药,右侧界面则显示给药的动画过程。可实时调节波形的增益和扫描速度来调节波形的样式,从而方便学生观察和记录波形数据。可点击右上方的按钮切换成英文版本,再点击首页按钮回到实验首页。

（4）实验视频。为高清 1080 P 视频,按照实验步骤进行录制,通过字幕和配音详细介绍实验过程,是对虚拟实验的详细补充。

（5）实验报告。所有实验学习完毕后,系统会根据实验中的交互考核和知识点考核自动生成实验报告,并最终给出实验的总成绩。可点击"下载"按钮,下载实验 PDF 报告,保存或提交于教师存档。

四、VRS-100 医学机能虚拟实验系统

1. 系统简介

VRS-100 医学机能虚拟实验系统是可以定制的带人工智能（AI）服务的虚拟现实（virtual reality,VR）计算机仿真系统,它利用大数据、3D 建模、人工智能（AI）、虚拟现实（VR）、增强现实（AR）和云计算等多重技术手段,以 VR 为创新特色,融合 3D 建模、视频、HTML5、UNITY3D 等技术方法将实验内容、对象和过程生成一种三维模拟环境,使实验模拟操作者在操作过程中沉浸到实验环境中,可以随意操作并且得到最真实的环境

反馈,实现实验的人机交互,在虚拟现实世界体验到身临其境的实验感受。

2．系统组成

VRS-100 医学机能虚拟实验系统主要由 VRS-100 软件、VRS-100 硬件和 VRS-100 环境三大块组成(图 3-33)。

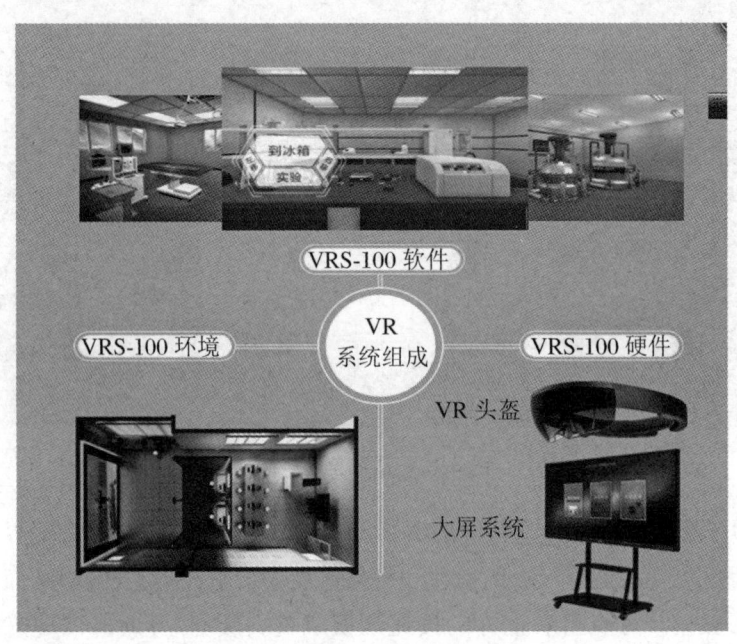

图 3-33　VRS-100 系统组成

3．系统特色

(1)真实感。利用 VR 技术给操作者提供身临其境的实验体验,具有真实、沉浸感强的特点。

(2)AI 支撑。利用 AI 技术跟踪不同使用者的学习,做到因材施教。

(3)科学性与趣味性结合。实验内容富有科学性、权威性和趣味性。实验安全、低成本的实现具有危险性和高成本的实验。

4．系统使用

操作者通过 HTC VIVE 等虚拟现实设备进行虚拟课程的学习,该虚拟设备可以将使用者投射到虚拟实验室,老师可以在显示屏上实时观察学生的操作过程,发现学生实验操作中存在的问题并及时调整教学方式,提升教学质量;操作者也可佩戴 3D 眼镜在3D 电视上进行全体学习,老师可通过 LEAP MOTION 手势或鼠标键盘等控制课件。

(陶明飞)

第二篇　机能学实验

第四章 机能学基础实验

实验一 刺激强度和频率与骨骼肌收缩的关系

【目的和原理】

蛙类的一些基本生命活动和生理功能与恒温动物相似,若将蛙的神经-肌肉标本放在任氏液中,其兴奋性在几个小时内可保持不变。若给神经或肌肉一次适宜刺激,可在神经和肌肉上产生一个动作电位,肉眼可看到肌肉收缩和舒张一次,表明神经和肌肉产生了一次兴奋。因此在实验中常用蟾蜍或蛙坐骨神经-腓肠肌标本,通过刺激来观察组织的兴奋性、阈值等生命活动的基本规律以及骨骼肌的收缩及其特点等。本实验的目的是掌握坐骨神经腓肠肌标本的制备方法。了解刺激强度和频率改变对骨骼肌收缩的影响。

【实验对象】

蟾蜍或蛙。

【器材和药品】

生物信号采集处理系统、张力换能器、蛙类手术器械(蛙板、玻璃板、大剪刀、小剪刀、有齿镊、小弯镊、探针、玻璃分针、图钉)、铁支架、双凹夹、培养皿、滴管等。

任氏液。

【方法和步骤】

一、制备坐骨神经-腓肠肌标本

1. 破坏脑脊髓

将蟾蜍洗净、擦干,左手食指压其头部前端使其尽量前俯,中指与食指夹住其前肢,拇指抵住其骶部,使蟾蜍的整个躯干做最大屈曲且后肢悬空。右手持探针由枕骨大孔处垂直刺入,随即向前方刺入颅腔,左右搅动捣毁脑组织(图 4-1)。然后将探针退出至枕骨大孔处,转向后方刺入椎管,捣毁脊髓。脑脊髓完全破坏的标志是反射消失,四肢松软。

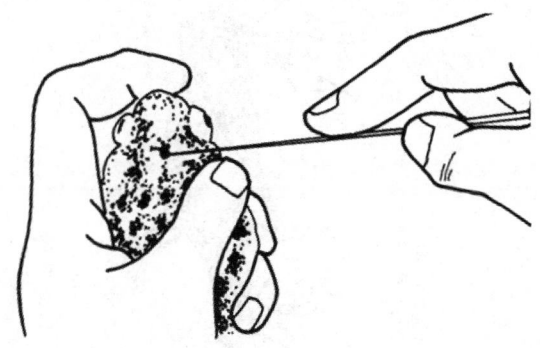

图 4-1　破坏脑脊髓

2．剪除躯干和内脏

左手握住蟾蜍脊柱和躯干后部,此时躯干上部及内脏全部下垂。在骶髂关节水平以上约 1 cm 处用粗剪刀剪断脊柱,用镊子夹住下端脊柱,以粗剪刀沿脊柱两侧向下剪除皮肤、肌肉、全部躯干及内脏组织,并将其弃入废物缸中(图 4-2)。

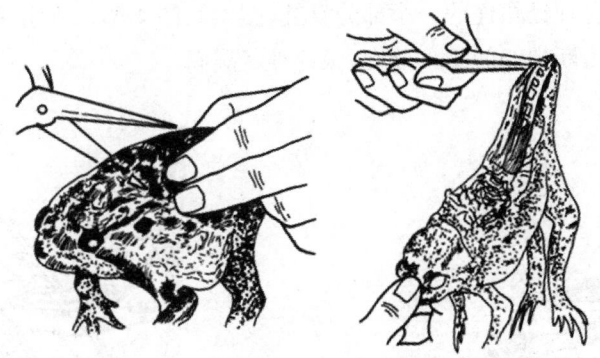

图 4-2　剪除躯干和内脏

3．剥皮

左手持有齿镊夹持脊柱断端(不要碰夹神经),右手捏住断端皮肤边缘,向下扯掉后肢皮肤(图 4-3)。将剥除皮肤后的标本置于盛有任氏液的培养皿中。

4．清洗器械

洗净双手和用过的全部手术器械,进行下步操作。

5．分离后肢

避开坐骨神经,用粗剪刀从正中剪开脊柱,再从耻骨联合中央剪开,使标本分成两半,然后将已分离的标本浸入盛有任氏液的培养皿中保存。

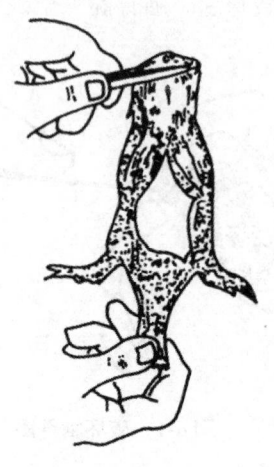

图 4-3   剥皮

6. 游离坐骨神经

将蟾蜍的一侧下肢固定于蛙板上,用玻璃分针沿脊柱侧游离坐骨神经腹腔部,然后顺股二头肌和半膜肌之间的坐骨神经沟纵向分离坐骨神经的大腿部直至腘窝,剪去多余的脊柱,保留与坐骨神经相连的一小部分脊柱(图 4-4、图 4-5)。在分离过程中,去除神经周围的结缔组织,剪断神经的细小分支,保持神经湿润。

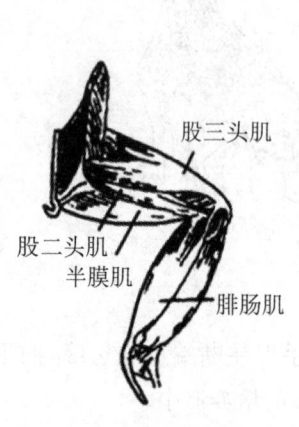

图 4-4   蟾蜍后肢结构

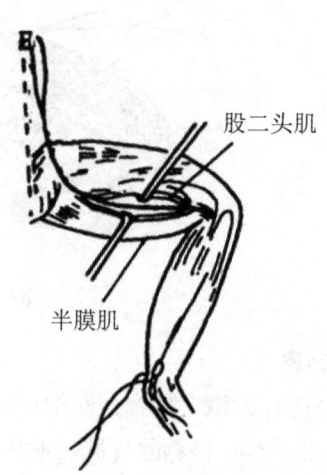

图 4-5   游离坐骨神经

7. 处理股骨肌群

提起蟾蜍的脊柱,把游离的坐骨神经搭在腓肠肌上,从膝关节周围剪掉大腿所有的肌肉,用粗剪刀将股骨刮干净。剪去上段股骨,保留下段股骨 1 cm。

8. 游离腓肠肌

将腓肠肌跟腱穿线结扎,并从结扎线下端剪断,提起结扎线,将腓肠肌游离至膝关节,继而剪去小腿腓骨,即成坐骨神经-腓肠肌标本(图 4-6),将其置于盛有任氏液的培养皿中待用。

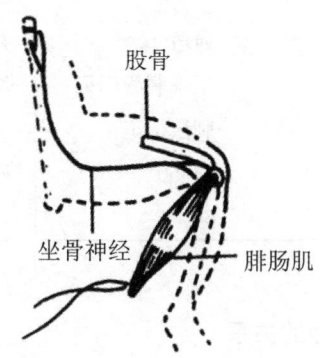

股骨

坐骨神经

腓肠肌

图 4-6　坐骨神经-腓肠肌标本

9. 兴奋性检查

用任氏液湿润的铜锌弓接触坐骨神经,观察标本的兴奋性。如腓肠肌发生明显而快速地收缩,则表示标本的兴奋性良好。待标本在任氏液中浸泡 5～10 min,即兴奋性稳定后再用于实验。

二、调节实验装置

1. 肌动器

将肌动器(肌槽)固定于铁支架上,把标本中预留的股骨固定在肌动器上。坐骨神经放置于肌动器的刺激电极,保持神经与刺激电极接触良好,并通过刺激输出线使刺激电极与生物信息采集处理系统的输出端口相连接。

2. 张力换能器

将张力换能器固定于铁支架上,换能器与桌面平行。腓肠肌的跟腱结扎线固定在张力换能器带有小孔的簧片上,结扎线与桌面垂直。调节线的松紧度,使连线不宜过紧或过松,保持有一定的前负荷(整步操作应极为柔和),张力换能器的另一端与生物信息采集处理系统的输入端口相连接。

3. 计算机

打开计算机,进入生物信息采集处理系统的主页界面,单击菜单栏"实验项目",并在子菜单"肌肉、神经实验"中选择"刺激强度对骨骼肌收缩的影响",出现对话框后填入合适数据,即设置放大器、采样和刺激器参数(表 4-1),进行实验记录。

表 4-1　采样和刺激器参数

采样参数			刺激器参数	
显示方式	记录仪		刺激模式	自动幅度刺激
采样间隔	1 ms		时程	2 s
X 轴显示压缩比	50：1		波宽	2 ms
通道	通道1	通道4	初幅度	0.1 V
DC/AC	DC	记录刺激标记	增量	0.05 V
处理名称	张力	刺激标记	末幅度	2 V
放大倍数	50～100	5～50	脉冲数	1
Y 轴压缩比	4：1	64：1	延时	1 ms

【观察项目】

1. 刺激强度与骨骼肌收缩的关系

刺激开始时肌肉无收缩反应,随着刺激强度的加大(从 0.1 V 开始,以相同幅值递增),最早记录到收缩反应时的强度为阈强度,之后收缩幅度逐渐升高,直到其收缩幅度不再随刺激强度的增加而增加,这种使单收缩幅度达到最大时的最小刺激强度称为最适刺激强度,该刺激就是最适刺激。可根据结果适当调节对话框的数据(主要是起始刺激强度、刺激强度增量的设置)。

2. 刺激频率与骨骼肌收缩的关系

单击菜单栏"实验项目",并在子菜单"肌肉、神经实验"中选择"刺激频率对骨骼肌收缩的影响",出现对话框后设置参数(表 4-2)。选用最适刺激强度刺激,使刺激频率按 1 Hz、4 Hz、7 Hz、10 Hz、13 Hz、17 Hz、20 Hz 逐渐增加,观察不同频率刺激时的肌肉收缩变化,从而引导出单收缩、不完全强直收缩和完全强直收缩曲线。根据结果适当调整对话框的数据(主要是刺激频率、刺激频率增量的设置)。

表 4-2　采样和刺激器参数

采样参数			刺激器参数	
显示方式	记录仪		刺激模式	自动频率刺激
采样间隔	1 ms		串长	2 s
X 轴显示压缩比	20：1		波宽	2 ms
通道	通道1	通道4	幅度	最大刺激强度
DC/AC	DC	记录刺激标记	首频率	1 Hz
处理名称	张力	刺激标记	增量	3 Hz
放大倍数	50～100	5～50	末频率	30 Hz
Y 轴压缩比	4：1	64：1	串间隔	5 s

3. 打印实验结果

实验结束后,打印实验结果。

【注意事项】

(1) 操作过程中,勿污染、损伤、过度牵拉肌肉和神经。

(2) 经常给肌肉滴加任氏液,防止表面干燥,以保持其正常兴奋性。

(3) 每两次刺激之间要让标本休息 0.5～1 min,并用任氏液湿润标本。

【复习思考题】

一、单选题

1. 衡量组织兴奋性大小的指标是( )。

　　A. 静息电位　　　　B. 动作电位　　　　C. 阈电位　　　　D. 阈值

　　E. 阈刺激

2. 骨骼肌能否发生强直收缩,主要决定于( )。

　　A. 刺激强度　　　　B. 刺激频率　　　　C. 刺激时间

　　D. 刺激强度随时间的变化率　　　　E. 阈刺激

3. 生理情况下,机体内骨骼肌的收缩形式主要是( )。

　　A. 单收缩　　　　B. 强直收缩　　　　C. 等张收缩　　　　D. 等长收缩

　　E. 多收缩

二、思考题

1. 阈值、阈刺激、阈电位之间有何相互关系?

2. 神经-肌接头处兴奋传递的过程。

3. 刺激强度和频率对骨骼肌收缩有什么样的影响? 为什么?

(梅仁彪)

实验二　神经干动作电位、传导速度及不应期的测定

【目的和原理】

动作电位是神经细胞兴奋的客观标志,当神经纤维或神经干受到有效刺激时,必然会产生可传导的动作电位,也称为神经冲动。由于神经干动作电位是许多单根神经纤维

动作电位的复合,且本实验采用细胞外记录法,记录的是神经干兴奋时两个记录电极之间的电位变化,所以它的特征不同于细胞外记录法记录到的单根神经纤维的动作电位。

动作电位可沿神经纤维进行双向传导,其传导速度取决于神经纤维的直径、内阻、有无髓鞘等因素。通过测定动作电位传导的距离和时间,可计算出动作电位在神经纤维上的传导速度。

可兴奋细胞受到刺激而兴奋时,其兴奋性会产生周期性变化,即绝对不应期→相对不应期→超常期→低常期。在神经产生兴奋后,按不同时间间隔给予第二个刺激,观察第二个刺激是否引起动作电位以及产生动作电位的幅度,以此测出神经干的不应期。本实验的目的是掌握离体坐骨神经干动作电位细胞外的记录方法,并观察其波形,了解其产生的基本原理,加深对可兴奋组织在兴奋过程中兴奋性变化的理解;掌握神经兴奋传导速度和不应期的测定方法。

【实验对象】

蟾蜍或蛙。

【器材和药品】

生物信号采集处理系统、蛙类手术器械、神经屏蔽盒、滴管等。

任氏液、5%普鲁卡因。

【方法和步骤】

1. 实验装置连接

按图 4-7 所示连接实验仪器,将刺激输出连线上的一对刺激电极分别与神经屏蔽盒 S_1、S_2 连接;将系统的通道 1 和通道 2 两个通道连线分别与神经屏蔽盒 R_1R_1'、R_2R_2' 连接,将地线接地。注意避免连接错误或接触不良。

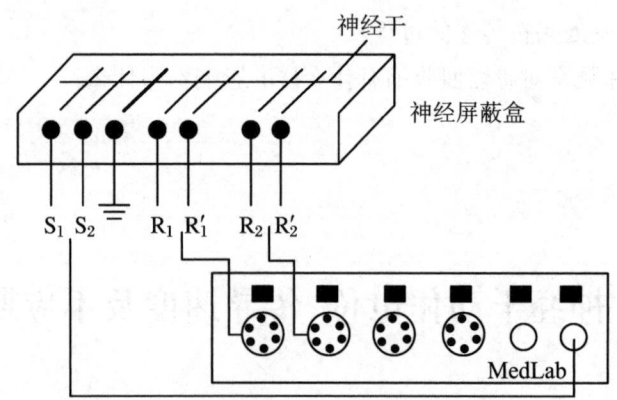

图 4-7　神经干动作电位装置连接示意图

注:S_1、S_2 为刺激电极;R_1R_1'、R_2R_2' 为引导电极。

2．参数设置

（1）神经干动作电位和传导速度的参数设置。打开计算机，启动生物信号采集处理系统。点击菜单"实验/常用生理实验"，选择"不同刺激强度对神经干动作电位的影响"。放大器、采样等参数设置见表4-3。

表4-3 采样及刺激器参数表

采样参数			刺激器参数	
显示方式	记忆示波		刺激模式	自动间隔调节
采样间隔	25 μs		主周期	1 s
X轴显示压缩比	2∶1		波宽	0.1 ms
通道	通道1	通道2	初幅度	0.2 V
DC/AC	AC	AC	增量	0.02 V
处理名称	AP	刺激标记	末幅度	1 V
放大倍数	200～1000	200～1000	脉冲数	1
Y轴压缩比	4∶1	4∶1	延时	5 ms

（2）神经干动作电位不应期的参数设置。点击菜单"实验/常用生理实验"，选择"神经干动作电位不应期的测定"。放大器、采样等参数设置见表4-4。

表4-4 采样及刺激器参数表

采样参数			刺激器参数	
显示方式	记忆示波		刺激模式	自动间隔调节
采样间隔	25 μs		主周期	1 s
X轴显示压缩比	2∶1		波宽	0.1 ms
通道	通道1	通道2	首间隔	10 ms
DC/AC	AC	记录刺激标记	增量	−0.2 ms
处理名称	AP	刺激标记	末间隔	1 ms
放大倍数	200～1000	5～50	脉冲数	2
Y轴压缩比	8∶1	16∶1	延时	5 ms

3．标本制备

（1）破坏脑和脊髓。取蟾蜍1只，用自来水冲洗干净。左手握住蟾蜍，用食指压住头部前端使其头前俯，右手持刺蛙针由蟾蜍枕骨大孔凹陷处垂直刺入，向前进入颅腔，上下、左右搅动，以彻底捣毁脑组织；然后将刺蛙针退至枕骨大孔皮下，将针尖转向后插入椎管中捣毁脊髓。

（2）去除躯干上部及内脏。用粗剪刀在前肢下方、骶髂关节水平以上约1 cm处剪断脊柱及剪除两侧胸腹部,提起腰骶部脊柱,使蟾蜍头及内脏自然下垂,剪除内脏及头胸部,仅保留腰骶部脊柱和后肢。

(3)剥皮。左手持有齿镊夹持脊柱断端(不要碰夹神经),右手捏住断端皮肤边缘,向下剥去后肢皮肤,然后将标本浸入盛有任氏液的培养皿中。将手和用过的器械洗净后再进行以下步骤。

(4)分离神经。用蛙钉将标本固定于蛙板上,腹面向上。用玻璃分针沿脊柱旁游离出一侧坐骨神经,并于近脊柱处穿线结扎,然后在扎线与脊柱之间剪断神经。翻转标本背面向上,固定。用玻璃分针反复穿通梨状孔,将中枢端的坐骨神经轻轻勾出。再沿坐骨神经沟纵向游离神经至腘窝,继续向下分别分离胫神经和腓神经直至踝关节处,离断。轻轻提拉结扎线,即把坐骨神经干标本提起,浸入盛有任氏液的培养皿中备用。

(5)标本放置。将神经干标本置入屏蔽盒的电极上。神经的粗端(中枢端)放在刺激电极侧,细端(外周端)放在记录电极侧。注意神经干两端的结扎线应在屏蔽盒内悬空。

【观察项目】

1.神经干动作电位及传导速度

(1)双相动作电位。选用神经干动作电位和传导速度的参数设置给予单刺激强度1 V;观察动作电位第一相和第二相的方向、波形和振幅。

(2)测定阈值和最大刺激强度。逐渐增大刺激强度,找出刚能引起微小的神经干动作电位的刺激强度(阈强度)。继续增大刺激强度,观察神经干动作电位是否也相应增大。继续增大刺激强度,直至神经干动作电位不能继续升高为止。观察刺激强度与动作电位幅度变化之间的关系。

(3)神经干动作电位的传导速度测定。给予神经干最大强度的刺激,在通道1、2的采样窗中,可观察到先后形成的两个双相动作电位波形。分别测量从刺激伪迹到两个动作电位起始点的时间,设通道1为t_1,通道2为t_2(或可直接测量两个动作电位起点的时间间隔),求出$t_2 - t_1$的时间差值;测量标本屏蔽盒中R_1、R_2的间距为S。计算神经冲动的传导速度,公式为

$$v = \frac{S}{t_2 - t_1}(\text{m/s})$$

2.动作电位不应期的测定

选用神经干动作电位不应期的参数设置。给予神经干最大刺激强度的双脉冲刺激,可观察到两个动作电位。逐渐减少刺激间隔,可观察到第二个动作电位向第一个动作电位逐渐靠近,第二个动作电位幅值也开始减小、消失。刚开始消失时,两次刺激的时间间隔即为该神经干动作电位的不应期。

3.局麻药的作用

选用神经干动作电位和传导速度的参数设置。将蘸有5%普鲁卡因的小滤纸放置于

刺激电极与引导电极之间的神经干表面,观察动作电位的变化。

【注意事项】

(1) 制备神经干标本时,神经周围的结缔组织和分支需用剪刀剪断,不可撕拉,避免用手或金属器械接触神经,以免损伤神经。屏蔽盒内放置一块湿纱布,可避免神经标本干燥而致兴奋性下降。

(2) 刺激强度应由弱至强逐渐增加,以免过强刺激损伤标本。

(3) 神经干表面过多液体须用滤纸吸去,以减小刺激伪迹和防止电极间因积液而发生短路。

(4) 标本在屏蔽盒内必须与各个电极接触良好,不能折叠,不能接触盒壁。

【复习思考题】

一、单选题

1. 制备脊蛙前应先( )。

    A. 破坏中枢神经系统   B. 用生理盐水清洗

    C. 用清水冲洗   D. 以上都不对

2. 分离坐骨神经干时最主要的手术器械是( )。

    A. 解剖刀   B. 玻璃分针   C. 敷料镊   D. 毁髓针

3. 实验中记录神经干动作电位的方式是( )。

    A. 细胞外记录   B. 细胞内记录

4. 要观察到复合动作电位分离的现象,需要( )。

    A. 地线和记录电极尽量接近   B. 记录电极正负之间尽量远离

    C. 刺激电极和记录电极之间尽量远离   D. 刺激电极正负电极之间尽量远离

5. 连接地线的主要作用是( )。

    A. 减小刺激伪迹   B. 记录数据   C. 消除噪声   D. 输出刺激

二、思考题

1. 简述细胞外记录法记录神经干动作电位的原理。

2. 简述刺激强度与神经干动作电位幅度变化之间的关系及产生的原因。

3. 把神经干标本放置方向倒换后,双相动作电位波形有无变化?

(王蕾)

实验三　减压神经放电麻醉药对其放电的影响

【目的和原理】

减压神经为主动脉弓血管壁上压力感受器的传入纤维。多数哺乳动物的减压神经在颈部混入迷走神经,其传入中枢的冲动引起压力感受性反射。在家兔颈总动脉鞘内的减压神经自成一束,可将其分离在实验中检测其功能。当动脉血压快速升高或降低时,压力感受性反射活动相应地增强或减弱,使血压降低或升高,对家兔动脉血压的快速变化起缓冲作用,从而保持其动脉血压的相对稳定。本实验目的是用电生理的方法观察家兔减压神经传入冲动与血压搏动升降之间的关系,以加深对压力感受性反射机制的理解;同时观察静脉麻醉药硫喷妥钠对家兔在体减压神经放电的影响。

【实验对象】

家兔。

【器材和药品】

生物信号采集处理系统、监听器、哺乳动物手术器械、双极引导电极、铁支架、动脉夹、针形电极、广口保温瓶、大试管、滴管、注射器、玻璃分针、动脉插管。

1%戊巴比妥钠,去甲肾上腺素(1∶10000)、乙酰胆碱(1∶10000)、0.2%硫喷妥钠、液状石蜡。

【方法和步骤】

1. 麻醉和固定

自家兔耳缘静脉注射1%戊巴比妥钠(30~35 mg/kg体重),动物麻醉后仰卧固定于手术台上。

2. 手术

剪去家兔颈部毛发,从家兔颈部正中切开皮肤8~10 cm,分离皮下组织及肌肉,暴露气管,在气管两侧颈总动脉鞘中小心分辨颈总动脉和神经,用玻璃分针分离减压神经(详见图2-11),穿线备用。

3. 实验仪器的连接

(1) 参数设置。采样周期为2~5 ms,高频滤波使用10 kHz,时间常数为0.01 s,增益×5000,扫描速度为50~100 ms/cm,压缩比为1∶(2~4)。

(2) 安放引导电极。小心地将减压神经搭在引导电极上(不宜拉得太紧),不要触及周围组织。将颈部皮肤缝在皮兜架上。向内滴入38~40 ℃的液状石蜡,浸泡神经以保持温度恒定和防止干燥,减少50 Hz干扰。

(3) 用针形电极安置在右前肢、左下肢两处,引导心电图。

【观察项目】

(1) 正常时减压神经放电情况,观察减压神经放电频率和幅度。

(2) 静脉注射 1∶10000 去甲肾上腺素 0.2~0.3 mL,使动脉血压升高,观察减压神经放电频率和幅度的变化。

(3) 静脉注射 1∶10000 乙酰胆碱 0.2~0.3 mL,使动脉血压下降,观察减压神经放电的变化。

(4) 静脉注射 0.2% 硫喷妥钠(4 mg/kg 体重),观察减压神经放电的变化。

【注意事项】

(1) 麻醉不宜过浅,以免动物躁动,产生肌电干扰。

(2) 保持良好接地。仪器保持一点接地,动物颈部皮肤也要接地。

(3) 分离神经要轻柔,分离时切勿牵拉,分离后及时滴加温热液状石蜡,保护神经,维持神经的正常兴奋性。

(4) 保持神经与引导电极接触良好。

【复习思考题】

一、单选题

1. 动脉血压升高时通过降压反射能引起(　　　)。

   A. 心抑制中枢兴奋　　　　　　　　　B. 控制心交感神经的延髓中枢兴奋

   C. 控制缩血管神经的延髓中枢兴奋　　D. 主动脉神经传入冲动减少

   E. 窦神经传入冲动减少

2. 下列关于压力感受性反射的叙述,哪一项是错误的?(　　　)

   A. 感受器的适宜刺激是动脉壁机械牵张

   B. 传入神经是窦神经和主动脉神经

   C. 动脉血压升高时可通过反射使血压下降

   D. 对正常血压的维持具有重要的意义

   E. 切断传入神经后动脉血压平均值明显升高

二、思考题

1. 颈动脉窦、主动脉弓压力感受性反射是如何调节动脉血压的?

2. 颈动脉窦、主动脉弓压力感受性反射有何特点? 有何生理意义?

(王海华)

实验四　膈神经放电

【目的和原理】

呼吸中枢的节律性兴奋,通过支配呼吸肌的膈神经和肋间神经引起膈肌和肋间肌的节律性收缩与舒张,从而产生节律性呼吸运动。本实验的目的:① 用电生理的方法观察和记录家兔在体膈神经放电。② 观察静脉麻醉药硫喷妥钠和中枢镇痛药吗啡对家兔在体膈神经放电的影响。

【实验对象】

家兔。

【器材和药品】

生物信号采集处理系统、监听器、哺乳动物手术器械、铁支架、兔台、气管插管、监听器、引导电极、固定支架、注射器(30 mL、20 mL、1 mL)、玻璃分针。

25%氨基甲酸乙酯、生理盐水、液状石蜡、CO_2 气体、尼可刹米注射液、0.2%硫喷妥钠、吗啡针剂(10 mg/mL)。

【方法和步骤】

1. 参数设置

采样周期为 2~5 ms,高频滤波使用 10 kHz,时间常数为 0.01 s,增益×5000,扫描速度为 50~100 ms/cm,压缩比为 1:(2~4)。

2. 手术

(1) 麻醉和固定:用 25%的氨基甲酸乙酯(4 mL/kg)自家兔耳缘静脉注射麻醉后,取仰卧位固定在兔台上。

(2) 剪去颈部兔毛,自胸骨上端向头部作一正中切口,约 10 cm。分离皮下组织、肌肉及气管,进行气管插管。分离颈部两侧的迷走神经,穿线备用。

(3) 在一侧颈外动脉和胸锁乳突肌之间用止血钳向深处分离,可见到较粗的臂丛神经向外方行走。在臂丛的内侧有一条较细的膈神经横过臂丛神经并和它交叉,向后内侧行走,从斜方肌的腹缘进入胸腔。用玻璃分针将膈神经分离 1~2 cm,在神经的外周端穿线备用(图 4-8)。做好皮兜,注入 38 ℃ 的液状石蜡,起保温、绝缘及防止神经干燥的作用。将膈神经钩在悬空的引导电极上,避免触及周围组织,颈部皮肤接地,以减少干扰。

【观察项目】

(1) 观察膈神经放电与呼吸运动的关系,注意膈神经的放电形式及其通过监听器所发出的声音与呼吸相的关系。

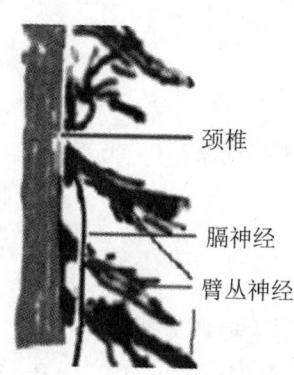

颈椎

膈神经

臂丛神经

图 4-8 兔颈部膈神经解剖示意图

（2）吸入气中 CO_2 浓度增加对膈神经放电的影响。将 CO_2 球胆的充气孔与气管插管的一侧管相连，打开充气孔上的皮管夹，使 CO_2 充入气管内，观察膈神经放电和呼吸运动的变化。

（3）于兔耳缘静脉注入稀释的尼可刹米 1 mL（内含 50 mg 药品），观察膈神经放电和呼吸运动的变化。

（4）肺牵张反射时观察膈神经放电：在气管插管的一个侧管上，经橡皮管连接 30 mL 注射器（预先抽取 20 mL 空气），观察一段呼吸运动。看准在吸气相之末堵塞另一侧管，立即向肺内迅速注入 20 mL 空气，使肺维持在扩张状态，观察呼吸运动和膈神经放电有何变化。当呼吸运动恢复后，放开堵塞口。待呼吸运动平稳后，于呼气之末，再堵塞另一侧管，然后立即用注射器抽出肺内气体 20 mL，使肺维持在萎缩状态，观察呼吸运动和膈神经放电情况。当呼吸运动恢复后，放开堵塞口，继续观察一段膈神经放电情况。以上观察可反复进行几次后确定实验结果。

（5）耳缘静脉注射 0.2% 硫喷妥钠（4 mg/kg 体重）或吗啡（5 mg/kg 体重），观察膈神经放电的变化。

（6）切断一侧迷走神经干后，观察呼吸及膈神经放电有何变化。再切断另一侧迷走神经，观察膈神经放电的变化。同时重复上述向肺内注气或从肺内抽气实验的步骤。

【注意事项】

（1）分离膈神经时动作要轻柔。神经分离要干净，不能有血和组织粘在神经上。

（2）如天气暖和，可不做皮兜。可用温液状石蜡棉条覆盖在神经上。

（3）每项实验做完后待神经放电和呼吸运动恢复正常后，再进行下一项实验。

（4）膈神经放电是指观察其群集性放电的频率、振幅和持续时间。呼吸运动的观察是指它的频率和深度。

（5）用注射器向肺内注入或抽出气体时，切勿过量，以免引起动物肺组织受损或死亡。

【复习思考题】

一、单选题

1. 膈肌收缩时可出现下列哪些现象?(　　)
   A. 肺内压升高
   B. 胸廓隆起
   C. 腹部下凹
   D. 胸腔容积增大
   E. 产生吸气动作

2. 呼吸肌本体感受性反射的生理意义是(　　)。
   A. 参与维持一定的呼吸深度
   B. 参与正常呼吸节律的维持
   C. 调节呼吸的强度,克服呼吸阻力
   D. 兴奋吸气切断机制
   E. 兴奋呼吸调整中枢

二、思考题

人体在运动状态下,肌肉运动使呼吸增强的机理有哪些?

(王海华)

实验五　血液凝固及其影响因素分析

【目的和原理】

血液由液体状态变成不流动的凝胶状态的过程称为血液凝固。血液凝固可分为内源性凝血途径和外源性凝血途径。参与内源性凝血的凝血因子全部存在于血浆中,而外源性凝血是指在组织因子参与下的血凝过程。

本实验采用家兔颈动脉取血,试管内凝血过程主要是内源性凝血系统的作用。血液凝固过程受机械、温度、化学和生物诸多因素的影响。脑或肺组织浸润液中含有丰富的组织因子,加入试管可模拟和观察外源性凝血过程。本实验的目的是通过观察某些条件下的血液凝固时间,加深理解血液凝固的基本原理。

【实验动物】

家兔。

【器材和药品】

哺乳动物手术器械一套、兔手术台、动脉夹、塑料动脉插管、小试管、50 mL 小烧杯 2 个、带橡皮刷的玻棒或竹签(或小号试管刷)、10 mL 和 1 mL 注射器、试管架、秒表、恒温水浴槽、棉花。

生理盐水、液状石蜡、冰块、肝素、草酸钾、氨基甲酸乙酯、兔脑悬液（或肺组织研磨浸液）。

【方法和步骤】

1. 药物麻醉

用 20% 氨基甲酸乙酯药物麻醉动物。按 5 mL/kg 体重剂量，通过家兔耳缘静脉注射麻醉，将已麻醉家兔仰卧固定于手术台上。

2. 手术

切开颈部皮肤后，分离一侧颈总动脉，头端用线结扎，向心端夹上动脉夹并放一结扎线备用。用眼科剪在结扎线与动脉夹之间的血管壁剪一"V"形小口，向心方向插入塑料动脉插管，用线固定。以备取血之用。

【观察项目】

1. 比较去纤维蛋白血的凝血的作用

取动脉血 10 mL，分别放入两个小烧杯内，一杯静置，另一杯用竹签不断搅动 5 min，观察两杯血液凝固的情况。取出竹签，用水洗净，观察缠绕在竹签上的纤维蛋白。

2. 比较内源性凝血和外源性凝血的过程

取 3 支干净的小试管，编号后按表 4-5 分别加入各种制品。然后每隔 15 s 将试管倾斜一次，当液面不随试管倾斜时，说明试管内血液凝固，记录其时间。

表 4-5　比较内源性凝血和外源性凝血的过程

试管编号	富血小板血浆	少血小板血浆	0.9% NaCl	3% $CaCl_2$ 溶液	兔脑悬液	血液凝固时间
1	0.2 mL		0.2 mL	0.2 mL		
2		0.2 mL	0.2 mL	0.2 mL		
3		0.2 mL		0.2 mL	0.2 mL	

3. 观察影响血液凝固的因素

取 7 支干净的小试管，按表 4-6 准备各种不同的实验条件。通过颈动脉导管取血，每支试管 1 mL 血，每 15 s 倾斜试管一次，观察血液是否凝固，并记录血凝时间。

表 4-6　影响血液凝固的因素

试管编号	实验条件	实验结果（凝血时间 s）
1	对照管（不加任何物质）	
2	放棉花少许，制作粗糙面	
3	用液状石蜡润滑试管内表面	
4	保温于 37 ℃ 水浴槽中	
5	置于冰水中	
6	加肝素 8 U（加血后摇匀）	
7	加草酸钾 2 mg（加血后摇匀）	

【注意事项】

(1) 每实验组合理分工,记录凝血时间的标准须一致、准确。

(2) 试管、注射器及小烧杯必须清洁、干燥。

【复习思考题】

一、单选题

1. 内源性凝血过程一般开始于(   )。

    A. 组织细胞释放因子Ⅲ   B. 血小板释放 PF3

    C. 血小板聚集   D. Ca^{2+} 的参与

    E. 表面接触激活因子Ⅻ

2. 启动内源性凝血与外源性凝血过程的关键区别在于(   )。

    A. 前者发生在体内,后者发生在体外

    B. 前者发生在血管内,后者发生在血管外

    C. 前者的凝血因子在体内,后者需加入体外因子

    D. 前者需血浆因子,后者需组织因子

    E. 前者需激活因子Ⅸ,后者不需要

3. 下列凝血因子中,不属蛋白质的是(   )。

    A. 因子Ⅰ和因子Ⅱ   B. 因子Ⅴ和因子Ⅶ

    C. 因子Ⅳ   D. 因子Ⅸ

    E. 因子Ⅹ

二、思考题

1. 为什么正常人血管中的血液不发生凝固,而将血液抽出放入玻璃管中会出现凝固?

2. 如何证明纤维蛋白原在凝血中的作用?

3. 加速和延缓血液凝固的方法有哪些?

(王海华)

实验六　出血时间和凝血时间的测定

【目的和原理】

出血时间(bleeding time)是指从小血管破损后血液流出至小血管封闭自行停止出血所需的时间,实际是测量微小血管口封闭所需时间,因此出血时间又可称为止血时间。止血的发生主要与小血管生理性收缩封住出血口、血小板黏附、聚集、收缩及释放血小板活性物质等一系列生理反应过程有关。正常人出血时间一般为 1～4 min。出血时间测定,是一种检测毛细血管功能和血小板数量及功能状态是否正常的简便而有效的方法。出血时间延长常见于血小板数量减少或小血管功能缺损情况。凝血时间(clotting time)是指血液流出血管到出现纤维蛋白细丝所需的时间,正常人一般为 2～8 min。血液流出血管后,通过内外源凝血途径激活一系列凝血因子,最终使血中的纤维蛋白原转化成网状的纤维蛋白,血液即发生凝固。凝血时间主要反映有无凝血因子缺乏或减少。本实验目的是学习出血时间、凝血时间的测定方法。

【实验对象】

小白鼠。

【实验器材】

小烧杯、乙醚棉球、75%酒精棉球、干棉球、弯组织剪、采血针、滤纸条、玻片、秒表。

【方法和步骤】

1. 出血时间的测定

用手将小鼠固定,将小鼠头部伸入盛有乙醚棉球的小烧杯 1～3 min,使小鼠麻醉;用弯组织剪剪去小鼠腿部被毛,并以 75%酒精棉球消毒;用采血针刺入皮下 2～3 mm,让血自动流出;立即记下时间,每隔 30 s,用滤纸条轻触血液,吸去流出的血液,使滤纸上的血滴依次排列,直到无血流出为止,记下开始出血至停止出血的时间,或以滤纸条上血点数除以 2 即为出血时间,并与人的出血时间加以比较。

2. 凝血时间的测定

操作同上,刺破小鼠皮肤后,用玻片接下自然流出的第一滴血,立即记下时间,然后每隔 30 s 用针尖挑血一次,直至挑起细纤维血丝为止。从开始流血到挑起细纤维血丝的时间即为凝血时间。

【注意事项】

(1) 小鼠乙醚麻醉时间不要过长,以免造成小鼠死亡。

(2) 采血针应锐利,让血液自然流出,不可挤压。刺入深度要适宜,如果过深,组织受损过重,反而会使凝血时间缩短。

（3）针尖挑血,应朝向一个方向横穿直挑,勿多方向挑动和挑动次数过多,以免破坏纤维蛋白网状结构,造成不凝血的假象。

【复习思考题】

一、单选题

1. 血友病 A 是缺乏哪个凝血因子引起的?（　　　）
   A. 因子 V　　　　　　　B. 因子 Ⅶ　　　　　　C. 因子 Ⅷ　　　　　　D. 因子 Ⅸ
   E. 因子 Ⅺ

2. 肝硬化病人容易发生凝血障碍,主要是由于（　　　）。
   A. 血小板减少　　　　　　　　　　　　B. 某些凝血因子合成减少
   C. 维生素 K 减少　　　　　　　　　　　D. 抗凝血酶 Ⅲ 减少
   E. 血中抗凝物质增加

3. 血小板减少性紫癜是由于血小板（　　　）。
   A. 不易黏附于血管内膜
   B. 使血块回缩出现障碍
   C. 释放血管活性物质不足
   D. 不能修复和保持血管内皮细胞的完整性
   E. 不能吸附凝血因子

二、思考题

1. 出血时间长短与何种因素有关?
2. 出血时间长的患者凝血时间是否一定延长?

（王瑜）

实验七　红细胞渗透脆性实验

【目的和原理】

红细胞对低渗溶液具有一定的抵抗力,此种特征称为红细胞的渗透脆性。在生理状态下,红细胞内的渗透压与血浆渗透压是相等的,红细胞维持双凹圆碟形。0.9% NaCl 溶液的渗透压与血浆渗透压相近,浓度低于 0.9% NaCl 溶液称为低渗溶液。正常红细胞放置于不同浓度的 NaCl 溶液中时,可见到在等渗溶液中红细胞的形态与大小不变;在渗透压递减的一系列溶液中,红细胞逐渐膨大以至破裂溶解。对低渗盐溶液抵抗力最小的红细胞,最早出现溶血,被认为其具有最大渗透脆性。反之,渗透脆性最小的红细胞,对低渗盐溶液有最大抵抗力,最后出现溶血。红细胞的最小和最大渗透抵抗力分别用开始出现溶血与刚达到完全溶血时其所处的 NaCl 溶液的浓度来表示。在临床工作中,测定红细胞渗透脆性实验有助于一些疾病的临床诊断。本实验目的是学习测定红细胞渗透脆性的实验操作方法;理解细胞外液晶体渗透压对维持细胞正常形态与功能的重要意义。

【实验对象】

家兔。

【器材和药品】

兔抗凝血液、光学显微镜、载玻片、盖玻片、试管架、10 mL 小试管、2 mL 吸管、滴管。1% NaCl 溶液、蒸馏水。

【方法和步骤】

将 10 支小试管按 1～10 顺序编号,并排列在试管架上,按照表 4-7 所示,制备各种低渗盐溶液,并分别混匀各管中的低渗盐溶液。

表 4-7　红细胞渗透脆性实验溶液配制

试管号	1	2	3	4	5	6	7	8	9	10
1%NaCl 溶液(mL)	1.80	1.30	1.20	1.10	1.00	0.90	0.80	0.70	0.60	0.50
蒸馏水(mL)	0.20	0.70	0.80	0.90	1.00	1.10	1.20	1.30	1.40	1.50
NaCl 溶液浓度(%)	0.90	0.65	0.60	0.55	0.50	0.45	0.40	0.35	0.30	0.25

1. 取样

用滴管吸取兔抗凝血,向配制好低渗盐溶液的 10 支试管中各加 1 滴。然后,拿起试管,用拇指封住管口,轻轻、缓慢地颠倒 1～2 次,混匀,在室温下放置 40～60 min 后观察。

2. 分析

根据各管中液体颜色和混浊度不同,所得结果分为三种:无溶血、不完全(部分)溶血和完全溶血。

(1) 试管内液体下层呈混浊红色,上层为清淡无色或极淡黄色,表示无溶血。

(2) 试管内液体下层呈混浊红色,上层呈透明红色,表示不完全(部分)溶血。

(3) 试管内液体不分层,完全变成透明红色,管底有红细胞膜沉积,表示完全溶血。

3. 记录

记录红细胞渗透脆性范围,在 10 支试管中寻找代表最大脆性和最小脆性的试管。

4. 观察

取第 3 管、第 6 管的红细胞悬液各 1 滴,分别放在两张载玻片上,盖上盖玻片,在显微镜下观察红细胞的形态,比较两者的区别。

【注意事项】

(1) 吸管不能混用。

(2) 吸取溶液时必须仔细观察吸管的刻度,做到准确无误。

(3) 试管中加入兔血后混匀时,不可用力、快速振荡,以免人为造成红细胞破裂溶血。

(4) 观察实验结果时勿将试管从试管架上拿出,应水平端起试管架进行观察。

(5) 抗凝剂应用肝素,因其他抗凝剂可改变溶液的晶体渗透压。

【复习思考题】

一、单选题

1. 当红细胞渗透脆性增大时,(　　　)。

    A. 对高渗盐溶液抵抗力增大　　　　　　B. 对高渗盐溶液抵抗力减小

    C. 对低渗盐溶液抵抗力减小　　　　　　D. 对低渗盐溶液抵抗力增大

    E. 对等张性溶液抵抗力减小

2. 下列物质中哪一种是形成血浆晶体渗透压的主要成分?(　　　)。

    A. NaCl　　　　　　B. KCl　　　　　　C. 白蛋白　　　　　　D. 球蛋白

    E. 纤维蛋白

3. 正常人的血浆渗透压约为 313 mOsm/L,静脉注入 0.9% NaCl 溶液,血浆渗透压(　　　)。

    A. 不变　　　　　　B. 升高　　　　　　C. 下降　　　　　　D. 红细胞皱缩

    E. 红细胞肿胀

二、思考题

1. 为什么同一家兔的不同红细胞的渗透脆性不一样?

2. 输液时为何要采用等渗溶液?

(王瑜)

实验八　ABO 血型鉴定及交叉配血

【目的和原理】

    ABO 血型是以红细胞膜表面 A、B 凝集原的有无及种类来分型,在 ABO 血型系统中还包括血浆或血清中的凝集素。当 A 凝集原与抗 A 凝集素相遇或 B 凝集原与抗 B 凝集素相遇时,将发生特异性红细胞凝集反应。因此,可用已知标准血清中的凝集素(A 型标准血清含抗 B 凝集素,B 型标准血清含抗 A 凝集素)去测定受检者红细胞膜上未知的凝集原,根据是否发生红细胞凝集反应来确定血型。

交叉配血是将供血者的红细胞与血清分别同受血者的血清与红细胞混合,观察有无凝集现象。输血时,一般主要考虑供血者的红细胞不要被受血者的血清所凝集(交叉配血实验的主侧);其次才考虑受血者的红细胞不被供血者的血清所凝集(交叉配血的次侧)。只有主侧和次侧均无凝集,称为配血相合,能够进行输血;如果主侧凝集,称为配血不合,绝对不能输血;如果主侧不凝集,而次侧凝集,只有在紧急情况下才考虑输血,且输血时要特别谨慎,宜少量、缓慢,且要密切观察有无输血反应。本实验目的是观察红细胞凝集现象;学习 ABO 血型鉴定的原理、方法以及交叉配血实验方法。

【实验对象】

正常人。

【器材和药品】

显微镜、采血针、消毒注射器、双凹玻片、小试管、竹签、棉球、记号笔。

标准 A 型血清、标准 B 型血清、生理盐水、75%酒精、碘酒。

【方法和步骤】

1. ABO 血型鉴定

(1) 取干净双凹玻片一块,用记号笔在两端分别标明 A、B 字样。

(2) 在 A 端、B 端分别滴入 A 型和 B 型标准血清各一滴。

(3) 消毒耳垂或指端后,用消毒采血针刺破皮肤,分别用竹签刮取少量血,使其分别与 A 型和 B 型标准血清充分混匀,放置 1～2 min 后能用肉眼观察有无凝集现象。如果肉眼不易分辨的可延长放置时间并用显微镜观察。

(4) 根据有无凝集现象判定血型(图 4-9)。

2. 交叉配血

(1) 用碘酒、75%酒精棉球消毒皮肤后,用消毒干燥注射器抽取受血者及供血者静脉血各 2 mL,各用一滴加入装有生理盐水约 1 mL 的小试管中,制备 2%红细胞悬液备用,分别标明供血者与受血者。余下血分别注入干净小试管,也标明供血者与受血者,待其凝固后析出血清备用。

(2) 在两凹玻片左侧标上"主"(即主侧);右侧标上"次"(即次侧)。主侧滴入供血者红细胞悬液一滴和受血者血清一滴;次侧滴入受血者红细胞悬液一滴和供血者血清一滴。分别用竹签混匀。

(3) 15～30 min 后,观察结果。如两侧均无凝集现象,可多量输血;如主侧凝集,则不能输血;如主侧无凝集而次侧有凝集,只在紧急情况下考虑少量输血。

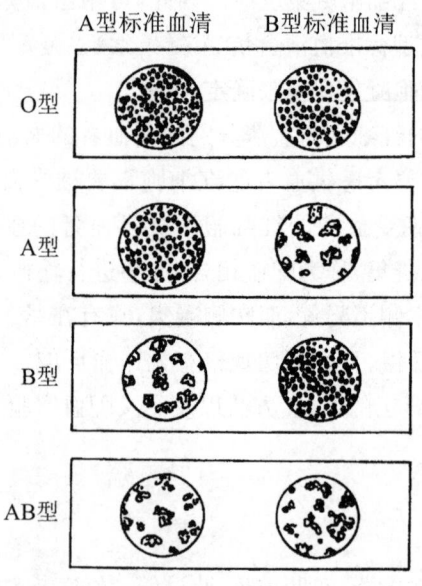

图 4-9　血型的判定

【注意事项】

（1）采血针和采血过程必须严格消毒，以防感染。

（2）滴标准血清的滴管和混匀用的竹签各 2 只（根）必须专用，两种标准血清绝对不能混淆。

（3）采血后要迅速与标准血清混匀，以防血液凝固。

（4）注意区别凝集现象与红细胞叠连现象。发生红细胞凝集时，肉眼观察呈朱红色颗粒，且液体变得清亮。未发生红细胞凝集时，肉眼观察呈云雾状且液体略显混浊。

【复习思考题】

一、单选题

1. 通常所说的血型是指（　　）。

    A. 红细胞上受体的类型　　　　　　　　B. 红细胞表面特异凝集素的类型

    C. 红细胞表面特异凝集原的类型　　　　D. 血浆中特异凝集素的类型

    E. 血浆中特异凝集原的类型

2. 父母一方的血型为 A 型，另一方为 B 型，其子女可能的血型为（　　）。

    A. 只有 AB 型　　　　　　　　　　　　B. 只有 A 型或 B 型

    C. 只可能是 A 型、B 型、AB 型　　　　D. A 型、B 型、AB 型、O 型都有可能

    E. 只可能是 AB 型或 O 型

3. 下列关于输血的叙述，哪一项是错误的？（　　）

A. 再次输入同一相同血型个体的血流不需要进行交叉配血

B. 必要时 O 型血可以输给其他血型人的血

C. 必要时 AB 型的人可以接受其他血型人的血

D. Rh 阴性的人不可以接受 Rh 阳性的血液

E. Rh 阳性的人可以接受 Rh 阴性的血液

二、思考题

1. 已知甲某的血型为 A 型,在无标准血清的情况下,能否测出乙某的血型?

2. 临床上输血前为何要进行交叉配血实验?

(邓云)

实验九　期前收缩和代偿间歇

【目的和原理】

心肌每兴奋一次,其兴奋性就发生一次周期性的变化。心肌兴奋性的特点在于其有效不应期特别长,约相当于整个收缩期和舒张早期。因此,在心脏的收缩期和舒张早期内,任何刺激均不能引起心肌兴奋而收缩,但在舒张早期之后,一次较强的阈上刺激就可以在正常节律性兴奋到达以前,产生一次提前出现的兴奋和收缩,称为期前收缩。同理,期前收缩也有不应期。因此,如果下一次正常的窦性节律性兴奋到达时正好落在期前收缩的有效不应期内,便不能引起心肌兴奋和收缩。这样,在期前收缩之后就会出现一个较长的舒张期,这就是代偿间歇。本实验主要观察蛙心期前收缩与代偿间歇的产生,帮助学生理解心肌的不应期。

【实验对象】

蟾蜍。

【器材和药品】

生物信号采集处理系统、蛙类解剖手术器材(蛙钉、蛙板、铁支架、张力换能器、培养皿、滴管、蛙心夹、微调固定器、刺激电极)。

任氏液。

【方法和步骤】

1. 手术

(1) 取蟾蜍 1 只,破坏脑和脊髓,将其仰卧位固定于蛙板上。

（2）用粗剪刀在胸骨下 0.5 cm 处剪开皮肤作一"V"形切口至两侧锁骨，再用镊子提起剑突以剪开两侧肌肉至锁骨，剪断锁骨，暴露胸腔可见心脏包于心包中，用眼科镊提起心包以眼科剪打开，使心脏暴露。

（3）用蛙心夹夹住心尖，并将蛙心夹的线头连至张力换能器的应变梁上，此线应有一定的紧张度。将刺激电极固定于万能支台，使其两极与心室接触。

2．连接装置

（1）张力换能器连接生物信号采集处理系统第一通道（亦可选择其他通道）。刺激电极与生物信号采集处理系统的刺激输出相连。

（2）打开计算机，启动生物信号采集处理系统。点击软件菜单"实验/常用生理学实验"，选择"期前收缩与代偿间歇"。参数设置见表4-8。

表 4-8　放大器、采样和刺激器参数

采样参数			刺激器参数	
显示方式		记录仪	刺激模式	单刺激
采样间隔		2 ms	延时	1 ms
X 轴显示压缩比例		20∶1	波宽	1～5 ms
通道	通道 1	通道 4	幅度	3～5 V
DC/AC	DC	记录刺激标记		
处理名称	张力	刺激标记		
放大倍数	50～100	5～50		
Y 轴压缩比	4∶1	64∶1		

【观察项目】

（1）描记正常蛙心的搏动曲线，观察曲线的收缩相和舒张相。

（2）用适宜的中等强度的单个阈上刺激分别在心室收缩期和舒张早期刺激心室，观察能否引起期前收缩。

（3）用同等强度的刺激在心室舒张早期之后刺激心室，观察有无期前收缩的出现。

（4）刺激如能引起期前收缩，观察其后是否出现代偿间歇（图 4-10）。

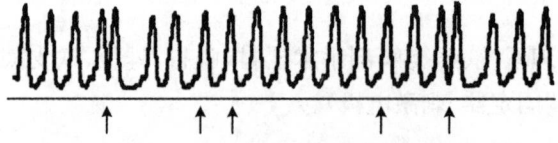

图 4-10　期前收缩和代偿间歇

注：图中箭头表示给予刺激。

【注意事项】

（1）破坏蟾蜍的脑和脊髓要完全。

（2）蛙心夹与张力换能器间的连线应有一定的紧张度。

（3）每刺激一次，须等心室恢复正常跳动后再给下一次刺激。

（4）注意滴加任氏液，以保持蛙心适宜的环境。

【复习思考题】

一、填空题

1. 期前收缩是指＿＿＿＿＿＿＿＿＿＿＿＿＿＿＿＿＿＿＿＿＿＿＿＿。

2. 代偿间歇是指＿＿＿＿＿＿＿＿＿＿＿＿＿＿＿＿＿＿＿＿＿＿＿＿。

3. 期前收缩产生的原因是＿＿＿＿＿＿＿＿＿＿＿＿＿＿＿＿＿＿＿＿＿。

二、思考题

1. 在心脏的收缩期和舒张早期分别给予心室一个中等强度的阈上刺激，能否引起期前收缩？为什么？

2. 在期前收缩之后，为什么会出现代偿间歇？在什么情况下期前收缩之后可以不出现代偿间歇？

（邓云）

实验十　大脑皮层运动机能定位及去大脑僵直

【目的和原理】

　　大脑皮层运动区是躯体运动的高级中枢，皮层运动区对肌肉运动的支配呈有序的排列状态，刺激其不同区域，能引起身体特定部位的肌肉收缩。正常情况下，中枢神经系统对伸肌的易化作用和抑制作用保持平衡，使骨骼肌具有适当的紧张度，维持机体的正常姿势。中枢神经系统必须保持其完整性才能协调其对伸肌的易化作用和抑制作用。如果在动物中脑的上、下丘之间切断脑干，由于在中脑水平切断后中断了大脑皮层、纹状体等部位与脑干网状结构之间的功能联系，造成抑制区和易化区之间的活动失衡，使抑制区活动减弱，而易化区的活动相对加强，动物表现为四肢伸直，头尾昂起，脊柱挺硬，呈角弓反张状态，这一现象称为去大脑僵直。

　　通过电刺激家兔大脑皮层的不同区域，观察相关肌肉收缩的活动，了解皮层运动区与肌肉运动的定位关系及其特点。观察去大脑僵直现象,证明中枢神经系统有关部位对肌紧张有调控作用。

【实验对象】

家兔。

【器材和药品】

电子刺激器、刺激电极、哺乳类动物手术器械、颅骨钻、咬骨钳、骨蜡(或明胶海绵)、纱布、棉球。

20%氨基甲酸乙酯、生理盐水、液状石蜡。

【方法和步骤】

(1) 家兔称重,耳缘静脉注射 20%氨基甲酸乙酯(0.5~1 g/kg 体重),麻醉不宜过深。待动物达到浅麻醉状态后,背位固定于家兔手术台上。

(2) 颈部剪毛,沿颈正中线切开皮肤,暴露气管,行气管插管;分离两侧颈总动脉,穿线备用。

(3) 翻转动物,改为腹位固定,剪去头顶部被毛,从两眉间正中至枕部将头皮和骨膜纵行切开,用刀柄向两侧剥离肌肉和骨膜。用颅骨钻进冠状缝后,在矢状缝外的骨板上钻孔,用咬骨钳扩大创口,暴露一侧大脑皮层,用注射针头或三角缝针挑起硬脑膜,小心剪去创口部位的硬脑膜,将 37 ℃的液状石蜡滴在脑组织表面,以防皮层干燥。术中要随时注意止血,防止伤及大脑皮层和矢状窦,尤其注意避免矢状缝、人字缝的血窦出血,如遇出血,可用骨蜡或明胶海绵填塞止血。

【观察项目】

(1) 手术结束后解开动物固定绳,放松家兔前、后肢,以便观察动物躯体的运动效应。

(2) 打开刺激器,选择适宜的刺激参数(波宽 0.1~0.2 ms,频率 20~50 Hz,刺激强度 10~20 V,每次刺激时间一般为 5~10 s。每次刺激间隔约 1 min)。用双芯电极接触皮层表面(或双电极,参考电极放在兔的背部,剪去此处被毛,用少许的生理盐水湿润,以便接触良好),逐点依次刺激大脑皮层运动区的不同部位,观察躯体的运动反应。实验前预先画一张家兔大脑半球背面观轮廓图,并将观察到的反应标记在图 4-11 上。

(3) 去大脑僵直,用小咬骨钳将所开的颅骨创口向外扩展至枕骨结节,暴露出双侧大脑半球后缘。结扎两侧的颈总动脉。左手托起动物的头部,右手用刀柄从大脑半球后缘轻轻翻开枕叶,即可见到中脑上、下丘部分,露出四叠体(上丘较粗大,下丘较小)。在上、下丘之间略向头端倾斜(约成 45°角),对准家兔口角的方位插入[图 4-12(a)],向颅底左右拨动,彻底切断脑干,即成为去大脑动物。使兔侧卧,几分钟后可见动物的躯体和四肢慢慢变硬、伸直(前肢比后肢更明显),头昂举、尾上翘,呈角弓反张状态[图4-12(b)]。

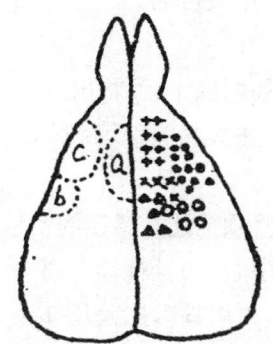

图 4-11 兔大脑皮层刺激区

a. 中央后区；b. 脑岛区；c. 下颌运动区。

＋颜面肌和下颌动；●下颌动；○头动；×前肢和后肢动；▲前肢动

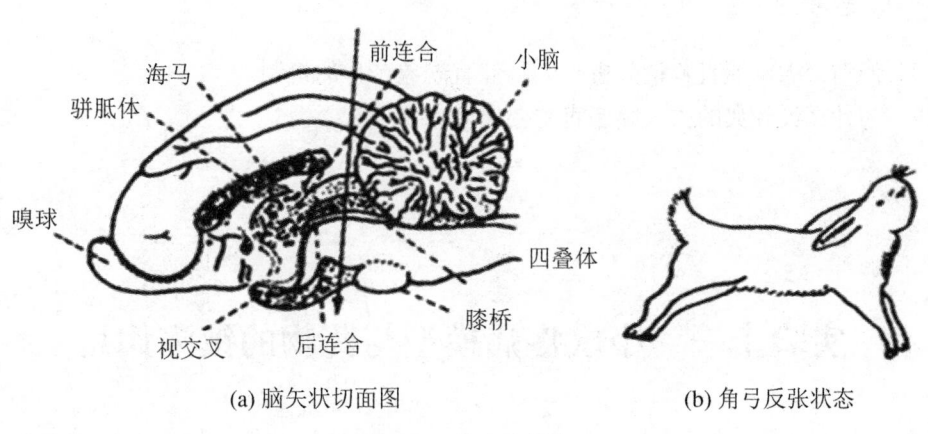

(a) 脑矢状切面图   (b) 角弓反张状态

图 4-12 去大脑僵直

【注意事项】

（1）麻醉不宜过深。

（2）开颅术中应随时止血,注意勿伤及大脑皮层。

（3）使用双极电极时,为防止电极对皮层的机械损伤,刺激电极尖端应烧成球形。

（4）电刺激大脑皮层时,刺激不宜过强,刺激的强度应从小到大进行调节,否则会影响实验结果,每次刺激应持续 5～10 s。

（5）切断部位要准确,过低会伤及延髓呼吸中枢,导致呼吸停止。

【复习思考题】

一、单选题

1. 躯体运动的大脑皮层代表区主要分布于（　　）。

　　A. 中央前回　　　　　B. 中央后回　　　　　C. 枕叶　　　　　D. 皮层边缘叶

　　E. 颞叶

2. 在动物中脑上、下丘之间横断脑干后,将出现(　　　)。

　　A. 脊休克　　　　　　B. 去大脑僵直　　　　C. 肌紧张减弱　　　D. 去皮层僵直

　　E. 肢体痉挛性麻痹

3. 关于家兔开颅术中,下列哪项描述是错误的?(　　　)

　　A. 骨膜上血管丰富,采用手术刀柄钝性分离

　　B. 先用颅骨钻打开颅骨,再用骨钳扩大开口

　　C. 用骨钳扩大开口时要特别注意防止矢状窦和冠状窦

　　D. 家兔开颅术中出血量小,可不用止血

　　E. 术中可以用 37 ℃ 的液状石蜡滴在脑组织表面,以防皮层干燥

二、思考题

1. 何谓去大脑僵直? 请分析去大脑僵直现象产生的机制。

2. 为什么说经典的去大脑僵直主要属于 γ-僵直?

(于影)

实验十一　小鼠疼痛模型与药物的镇痛作用

【目的和原理】

观察杜冷丁的镇痛作用,学习镇痛药研究的实验方法。

疼痛是一种因实际的或潜在的组织损伤而产生的痛苦感觉,是一种复杂的生理心理活动,常常伴有不愉快的情绪或心血管、呼吸方面的变化。任何刺激达到一定的阈值时,均可引起机体的疼痛反应。常见刺激如刀割、棒击等机械性刺激,电流、高温和强酸、强碱等物理化学刺激,组织炎症或损伤时释放的某些生物活性物质亦可引起疼痛或痛觉过敏。动物对疼痛所引起的反应各不相同,主要有反射性退缩、利于逃避刺激的姿势、强烈的逃避行为(如跑动、跳跃)和保护性行为(如舔、咬、挣扎)等。

常用动物的疼痛模型有:

(1) 热板法。小鼠的足底无毛,皮肤裸露,在温度(55±0.5)℃ 的热板上产生疼痛反应,表现为舔后足、踢后腿或跳跃等现象。

(2) 扭体法。将一定容积和浓度的化学刺激物质(如醋酸)注入小鼠腹腔内,刺激脏

层和壁层腹膜,引起炎性疼痛,使小鼠出现腹部内凹、躯干和后肢伸张、臀部抬高等行为,称为"扭体"反应。该反应在化学刺激物注射后 15 min 内出现的扭体反应数可作为疼痛的指标。

杜冷丁为阿片受体激动剂,具有强大的镇痛作用,可减轻小鼠在热板上的痛觉反应,提高痛阈值。减少小鼠 15 min 内发生的"扭体"次数或发生"扭体"反应的鼠数。

【实验对象】

昆明种小鼠,体重 20 g 左右。

【器材和药品】

智能热板仪、秒表、1 mL 注射器。

0.25% 杜冷丁、生理盐水、0.6% 醋酸、苦味酸。

【方法和步骤】

1. 小鼠热板法

(1) 将热板仪温度调节至 (55 ± 0.5) ℃ 。

(2) 取雌性小鼠数只,将小鼠放置在热板上,记录其从放入热板上到小鼠因热刺激致疼痛出现舔后足动作所经历的时间(一旦出现舔后足应立即取出小鼠,以免烫伤),5 min 后再测一次。如两次痛反应时间均在 5～30 s 范围的合格鼠,取两次痛反应时间的平均值作为正常痛阈。不合格的鼠弃去不用。

(3) 取合格小鼠 2 只,称重并标记为甲、乙鼠。分别腹腔注射(ip)0.25% 杜冷丁 0.25 mg/10 g 体重和生理盐水 0.1 mL/10 g 体重。用药后 15 min、30 min、60 min 分别测小鼠痛阈一次。如果用药后 60 min 仍无反应,将小鼠取出,以免时间太长把小鼠的脚烫伤。痛阈可按 60 min 计算。

(4) 统计全实验室的实验数据,计算痛阈提高百分率,其公式为

$$痛阈提高百分率 = \frac{用药后平均热痛反应时间 - 用药前平均热痛反应时间}{用药前平均热痛反应时间} \times 100\%$$

2. 小鼠扭体法

(1) 取小鼠 2 只,雌雄兼用,观察其正常活动姿势。

(2) 称重,标记为甲、乙鼠。分别腹腔注射(ip)0.25% 杜冷丁 25 mg/kg(0.25 mg/10 g)体重和生理盐水 10 mL/kg(0.1 mL/10 g)体重。

(3) 给药后 30 min,每鼠腹腔注射 0.6% 醋酸溶液 0.2 mL,记录 15 min 内两鼠发生"扭体"的次数。

(4) 统计全实验室结果,计算药物镇痛百分率,其公式为

$$药物镇痛百分率 = \frac{生理盐水组扭体均数 - 试药组扭体均数}{生理盐水组扭体均数} \times 100\%$$

【观察项目】

将观察结果填入表 4-9 和表 4-10 中。

表 4-9　镇痛药对小鼠痛阈的影响

鼠号	体重 (g)	药物 (mg/kg)	痛阈(s)			
			给药前	给药后(min)		
				15	30	60
甲						
乙						

表 4-10　镇痛药对小鼠发生扭体反应的影响

鼠号	体重 (g)	药物 (mg/kg)	扭体反应数 (次)	镇痛百分率 (%)
甲				
乙				

根据表 4-9 的结果作图(图 4-13),观察镇痛药的镇痛作用以及持续镇痛时间。

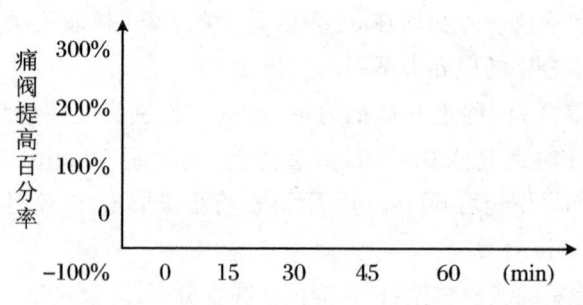

图 4-13　镇痛药对小鼠不同时间痛阈变化的影响

【注意事项】

(1) 热板法需选用雌性小鼠,因雄性小鼠遇热时睾丸下垂,阴囊触及热板而致反应过敏,影响实验结果的准确性。

(2) 热板法以小鼠舔后足才能作为疼痛指标。

(3) 室温以 15～20 ℃为宜。温度过低时小鼠的扭体反应次数减少。

(4) 醋酸需临用时配制。如放置过久,则作用明显减弱。

(5) 统计全实验室的实验数据,计算实验结果。

(6) 扭体法结果也可采用"扭体"或"不扭体"小鼠数统计,结合学生实验样本数偏少,宜采用扭体次数统计。

【复习思考题】

一、填空题

1. 在热板法镇痛实验中,小鼠的性别要求是_____,热板仪的设定温度是_____℃,以_____为观察指标,测定_____次,小鼠的痛反应时间在_____s间为合格小鼠。

2. 小鼠因腹腔注射刺激药出现"扭体"反应,该反应在注射药物后_____分钟内最明显,出现频率高。

3. 热板法镇痛实验中,注射镇痛药后 60 min 仍无反应,该小鼠的痛阈可按_____min 计算。

二、思考题

1. 热板法镇痛实验中小鼠应选择何种性别?为什么?
2. 请简述杜冷丁的镇痛机制及特点。

(钱江华 孙瑶)

实验十二 药物的抗心律失常作用

一、普萘洛尔对肾上腺素诱发家兔心律失常的影响

【目的和原理】

观察普萘洛尔对大剂量肾上腺素诱发的心律失常的作用。大剂量的肾上腺素可提高心肌的自律性而导致心律失常(如:室性早搏、室性心动过速,甚至心室颤动),普萘洛尔能抑制心脏,拮抗心脏兴奋引起的心律失常。

【器材和药品】

心电图机或生物信号处理系统、针状电极、兔手术台、台秤、镊子、注射器(20 mL、2 mL、1 mL)、酒精棉球、干棉球。

20%乌拉坦、0.01%盐酸肾上腺素溶液、0.1%普萘洛尔溶液、0.1%硫酸阿托品溶液。

【实验对象】

家兔,体重 2～3 kg,雌雄不限。

【方法和步骤】

(1) 取家兔 1 只,称重。选取耳缘静脉,用 20%乌拉坦 5 mL/kg 静脉麻醉,麻醉完全后,仰位固定于兔台上。依次用针状电极向心插入家兔四肢远端皮下,连接心电图导联线(红色电极→右前肢,黄色电极→左前肢,绿色电极→左后肢,黑色电极→右后肢),接通生物信号处理系统(或心电图机),记录正常Ⅱ导心电图。

(2) 从耳缘静脉快速注入 0.01%盐酸肾上腺素溶液 0.5 mL/kg,3 s 内注完,立即依次记录给药后 30 s、1 min、2 min、3 min、4 min、5 min Ⅱ导心电图。

(3) 待心电图基本恢复正常,从耳缘静脉缓慢推注 0.1%普萘洛尔溶液 0.25 mg/kg (2 min 内注完),记录给药后 30 s、1 min、2 min、3 min、4 min、5 min Ⅱ导心电图。

(4) 快速注入同前量的肾上腺素溶液,心电图变化后注入普萘洛尔,并以同法记录Ⅱ导心电图,直至完全恢复窦性心率,观察和比较心电图有何不同。

若此时出现明显的心动过缓,则静脉注射 0.1%硫酸阿托品溶液 0.5 mg/kg 体重,注后同前记录心电图,观察记录结果。

【实验结果记录】

将实验结果填入表 4-11。

表 4-11　普萘洛尔对大剂量肾上腺素诱发的心律失常的作用

分组	给药	心率及心律失常情况						
		0	30 s	1 min	2 min	3 min	4 min	5 min
肾上腺素组	0.5 mL/kg							
普萘洛尔组	0.25 mg/kg							
肾上腺素 + 普萘洛尔组	0.5 mL/kg 0.25 mg/kg							
阿托品组	0.5 mg/kg							

【注意事项】

(1) 心电电极应插入动物四肢皮下,不得过深,以免肌电干扰。

(2) 心电图纸纵向坐标的距离代表电压的振幅,标准电压为 1 mV 等于 10 mm,走纸速度为 50 mm/s。

(3) 肾上腺素溶液的注射速度要快,因其引起心律失常的时间很短,应及时记录观察。静脉快速注入肾上腺素可迅速出现一源性或多源性室性早搏、阵发性心动过速,甚至出现心室颤动。持续 3～7 min,大部分动物于 10 min 内可完全恢复窦性心律。少数动物因血压升高反射性地兴奋迷走神经而减慢心律,可出现结性或室性逸搏,渐变为结性或室性心律,5 min 左右恢复窦性心律。

二、利多卡因对氯化钡诱发大鼠心律失常的拮抗作用

【目的和原理】

观察利多卡因对氯化钡诱发的心律失常的对抗作用。氯化钡增加浦氏纤维 Na^+ 内向电流,提高舒张期去极化的速率,从而诱发性异位节律。水合氯醛与氯化钡产生协同作用,诱发大鼠出现双向性心律失常。奎尼丁、利多卡因及 β 受体阻滞剂有明显拮抗作用。

【器材和药品】

心电图机或生物信号处理系统、心电导联线、大鼠手术台、1 mL 及 5 mL 注射器、手术剪、镊子、棉球、4 号及 7 号针头等。

10%水合氯醛、10%氯化钡溶液、0.5%利多卡因、生理盐水。

【实验对象】

大鼠,体重 200～300 g,雌雄不限。

【方法和步骤】

(1) 取大鼠 1 只,称重,腹腔注射 10%水合氯醛(0.3 mL/100 g)麻醉,仰位固定于大鼠手术台上,四肢皮下插入心电图导联线(红色电极→右前肢,黄色电极→左前肢,绿色电极→左后肢,黑色电极→右后肢),描记正常心电图 II 导联。

(2) 由大鼠舌下静脉注射 10%氯化钡 4 mg/kg(用时将 10%氯化钡稀释成 0.4%的溶液,每 100 g 体重给 0.1 mL)。观察心电图,记录心律失常消失的时间及心律失常恢复后的心电图。

(3) 另取 1 只大鼠,以同法诱发心律失常,待心律失常明显时,缓慢静脉注射 0.5%利多卡因 5 mg/kg 体重。观察并描记心律失常消失的时间。比较两鼠心电图的变化。

【实验结果记录】

将实验结果填入表 4-12。

表 4-12　利多卡因对氯化钡诱发的心律失常的对抗作用

分　组	给　药	心率(次/min)						心律失常出现和消失时间
		0	30 s	1 min	2 min	3 min	4 min	
心律失常组	氯化钡							
治疗组	氯化钡+利多卡因							

【注意事项】

(1) 除利多卡因外,还可用普萘洛尔 2 mg/kg、奎尼丁 10 mg/kg 抗心律失常;亦可用

这些药物预防给药,比较心律失常出现的时间及持续时间。

(2) 氯化钡诱发心律失常是双向性心动过速、室性早搏,约持续 15 min。

(3) 舌下静脉注射时,注射速度要快,每次给药后要用 0.2 mL 生理盐水冲洗。

(4) 给药途径可以是股静脉、颈静脉、舌下静脉或尾静脉注射,多采用舌下静脉注射。舌下静脉注射时,速度要快,注射完后要用棉球压迫片刻。

(5) 在实验时可全程记录,结束后进行反演,以比较给药前后大鼠心电图的变化。

三、奎尼丁对大鼠缺血再灌注心律失常的影响

【目的和原理】

结扎大鼠心脏左冠状动脉前降支 30 min,再灌注 45 min 建成心肌急性缺血再灌注损伤模型。再灌注期间尤其是再灌注即刻至 3 min 内可出现病理性 Q 波、室性早搏和室性心动过速,其发生机理可能系多个因素共同作用的结果,主要与心肌细胞电生理改变、α肾上腺素受体增多、自由基损伤、钙超负荷及钙反常现象有关。本实验要求掌握大鼠心肌缺血及再灌注方法,观察奎尼丁对缺血再灌注心律失常的拮抗作用。

【器材和药品】

心电图机或生物信号处理系统、动物用人工呼吸机、动物用心电图导联线、大鼠手术台、手术器械一套、电子天平、注射器。

0.8%奎尼丁、3%戊巴比妥钠、生理盐水。

【实验对象】

大鼠,体重 200~300 g,雌雄不限。

【方法和步骤】

(1) 取大鼠 2 只,标记,称重,分为给药组(腹腔注射奎尼丁 0.15 g/100 g)和对照组(腹腔注射等容积生理盐水)。

(2) 分别给药 15 min 后,腹腔注射 3%戊巴比妥钠(30 mg/kg)麻醉,以仰位固定于手术台上,四肢连接心电图针状电极及导联线(红色电极→右前肢,黄色电极→左前肢,绿色电极→左后肢,黑色电极→右后肢)。做气管插管时,接人工呼吸机,选择 PCV 模式下人工呼吸,频率为 60 次/min,调节潮气量,记录正常心电图Ⅱ导联。

(3) 自左侧第四肋间打开胸腔,剪破心包膜。于左冠状动脉前降支下置一根 3 号手术丝线(从左心耳下缘 1~2 mm 处进针,于肺动脉圆锥左缘出针)。稳定 10 min 后记录心电图,若稳定后心电图仍不正常者弃之。将一侧成槽状的聚乙烯管(10 mm 长)置于前降支上面和前降支一起结扎,阻断血流 30 min,而后沿聚乙烯管侧槽剪断结扎线,使前降支再灌注 45 min。各组动物均于结扎即刻或几分钟后出现 ST 段抬高或降低,有的伴 T 波抬高或降低,示结扎手术成功。

（4）连续观察结扎后 30 min 内和再灌注 45 min 内心电图 Ⅱ 导联的变化情况。计算两组大鼠左冠状动脉结扎后和心肌缺血再灌注后出现病理性 Q 波、室性早搏、室性心动过速的只数，统计心律失常发生率。

【注意事项】

（1）要特别注意冠状动脉结扎后 6～15 min 和再灌注即刻至 3 min 内心电图的变化。

（2）缺血和再灌注的时间对再灌注诱发的心律失常和心肌损伤程度有很大的影响。若仅观察药物对再灌注所致心律失常的影响，宜在缺血 5～7 min 时进行再灌注。

（3）动物结扎的部位应准确、一致。

（4）部分动物结扎冠状动脉后心电图无改变。

【复习思考题】

一、单选题

1. 下列哪种药物通过兴奋心脏易引起心律失常？（　　）

    A. 去甲肾上腺素　　　　　　　　　　B. 阿托品

    C. 肾上腺素　　　　　　　　　　　　D. 乙酰胆碱

    E. 普萘洛尔

2. 关于普萘洛尔的叙述，下列哪一项是错误的？（　　）

    A. 降低窦房结的自律性

    B. 治疗量延长浦氏纤维的 APD 和 ERP

    C. 减慢房室传导

    D. 治疗量延长房室结的 APD 和 ERP

    E. 阻断心脏的 β 受体

3. 关于利多卡因的叙述，下列哪一项是错误的？（　　）

    A. 促进复极相 K^+ 外流，缩短 APD

    B. 抑制 4 相 Na^+ 内流，促进 4 相 K^+ 外流，降低自律性

    C. 使缺血心肌的传导速度加快

    D. 主要作用于希-浦系统

    E. 以上都不是

4. 利多卡因对下列哪种心律失常无效？（　　）

    A. 心肌梗死致室性心律失常　　　　　B. 强心苷中毒致室性心律失常

    C. 心室纤颤　　　　　　　　　　　　D. 室上性心律失常

    E. 室性早搏

5. 奎尼丁最严重的不良反应是（　　）。

    A. 金鸡纳反应　　　　　　　　　　　B. 药热，血小板减少

　　C. 奎尼丁晕厥　　　　　　　　　　　D. 胃肠道反应
　　E. 心室率加快

二、思考题

1. 为什么肾上腺素较去加肾上腺素易引起心律失常？
2. 简述利多卡因的药理作用、作用机制及临床应用。

（陈铎葆）

实验十三　药物的抗心肌缺血作用

【目的和原理】

　　垂体后叶素内含血管升压素，高浓度的血管升压素可致冠状血管收缩，降低冠脉流量而引起急性心肌缺血。本实验的目的主要是观察硝酸甘油对垂体后叶素所致家兔急性心肌缺血的对抗作用。

【器材和药品】

　　心电图机或生物信号处理系统、兔手术台、台秤、小动物手术器械一套、注射器（1 mL、5 mL、20 mL）、酒精棉球、干棉球。

　　20%乌拉坦、垂体后叶素注射液、硝酸甘油注射液。

【实验对象】

　　家兔。

【方法和步骤】

　　(1) 取家兔1只，称重，20%乌拉坦5 mL/kg静脉麻醉，仰位固定于兔台上。用针状电极向心插入家兔四肢远端皮下，记录正常Ⅱ导心电图。

　　(2) 从耳缘静脉注入垂体后叶素2.5 U/kg，于0.5 min内注射完毕。记录给药后0 min、0.5 min、1 min、2 min、3 min、5 min、10 min的Ⅱ导心电图，注意观察心率、ST段和T波的变化。

　　(3) 待心电图基本恢复正常，由一侧耳缘静脉先缓慢推注0.5%硝酸甘油1 mL/kg的半量（2 min内），另侧静注同前量的垂体后叶素，二者同时注完。注后同前记录心电图，观察并比较前后两次心电图的心率、ST段和T波有何不同。

【注意事项】

　　(1) 针状电极应插入动物四肢皮下，不得过深，以免肌电干扰。

（2）心电图纸纵向坐标的距离代表电压的振幅，标准电压为 1 mV 等于 10 mm，走纸速度为 50 mm/s。

（3）硝酸甘油注射剂应缓慢推注，防止油剂形成栓塞造成动物死亡。给药过程中应密切观察动物表现，一旦出现呼吸抑制，立即进行心脏按压救治。

【复习思考题】

一、单选题

1. 垂体后叶素内含（　　）。
　　A. 加压素　　　　　　　　　　　　B. 缩宫素
　　C. 加压素和缩宫素　　　　　　　　D. 去甲肾上腺素
　　E. 胰岛素

2. 硝酸甘油为（　　）。
　　A. 1,3-丙三醇二硝酸酯　　　　　　B. 1,2,3-丙三醇三硝酸酯
　　C. 1,2-丙三醇二硝酸酯　　　　　　D. 丙三醇硝酸酯
　　E. 丙三醇硝酸单酯

3. 硝酸甘油的主要药理作用是（　　）。
　　A. 降低心肌自律性　　　　　　　　B. 抑制心肌收缩力
　　C. 抑制血小板聚集　　　　　　　　D. 增加心排出量
　　E. 松弛血管平滑肌，改善心肌血液供应

4. 下列哪项是硝酸甘油的药理作用？（　　）
　　A. 升高血压　　　　　　　　　　　B. 减慢心率
　　C. 心肌收缩力增加　　　　　　　　D. 开放侧支循环
　　E. 抑制 NO 释放

二、填空题

1. 垂体后叶素含_____和_____，目前主要用于_____和_____等。

2. 硝酸甘油的常用给药途径包括_____、_____等。

三、思考题

1. 心肌缺血后的心电图有哪些变化？为什么？

2. 垂体后叶素和硝酸甘油分别通过什么机制对心肌发挥作用？

（王立金）

实验十四　氯丙嗪对大白鼠激怒反应的影响

【目的和原理】

观察氯丙嗪对大白鼠激怒反应的安定作用。氯丙嗪可阻断中脑-边缘系统通路和中脑-皮质通路的多巴胺受体，影响机体的精神情绪及行为活动，表现为镇静、活动减少、表情淡漠。精神病患者服用后，可迅速控制兴奋、躁动症状，减少或消除幻觉、妄想，使思维活动及行为趋于正常。疼痛刺激可引起大鼠的激怒状态，表现为相互对峙、格斗和撕咬等激怒反应。给予氯丙嗪后可抑制此类反应。

【器材和药品】

大鼠笼、粗天平、无齿大镊子、棉手套、1 mL 注射器 2 支。

1%氯丙嗪溶液、0.9% NaCl 溶液。

【实验动物】

雄性 SD 大鼠，体重 300 g 左右。

【方法和步骤】

（1）取体重相近雄性异笼喂养的 SD 大鼠 2 只，称重，分别用苦味酸标记为甲鼠、乙鼠，置于同一鼠笼中。

（2）用大镊子同时夹两只大鼠的尾巴远端 1/3 处，重复 2~3 次，造成疼痛刺激，引起两只大鼠进入激怒的状态，表现为两鼠竖立、两前肢互打、相互撕咬、怒叫、对峙，可持续 1 h。

（3）甲鼠腹腔注射 1%氯丙嗪 1 mL/kg（0.1 mL/100 g 体重），乙鼠腹腔注射等量 0.9% NaCl 溶液作对照。

（4）15 min 后重复步骤（2），观察两只大鼠给药前后的反应有何不同。

【观察项目】

将实验结果填入表 4-13 中。

表 4-13　氯丙嗪对大白鼠激怒反应的影响

鼠号	体重(g)	药物(mL)	激怒反应	
			给药前	给药后
甲				
乙				

【注意事项】

（1）大鼠体重一般 300~400 g 为宜，两只大鼠的体重应相近。

（2）两人配合完成捉拿、固定、给药,捉拿时应带防护手套,避免咬伤。

（3）夹两只大鼠的鼠尾要同时,切勿用力过猛损伤皮肤或夹断鼠尾。

【复习思考题】

一、填空题

1. 氯丙嗪对大白鼠激怒反应实验中,乙鼠腹腔注射生理盐水的目的是＿＿＿＿＿＿＿＿＿＿＿＿＿＿＿＿＿＿＿＿＿＿＿。

2. 氯丙嗪对大白鼠激怒反应实验中,用镊子夹大鼠尾巴的部位应选择＿＿＿＿＿＿＿＿＿＿＿＿＿＿＿＿＿＿＿＿＿＿＿＿。

3. 氯丙嗪对大白鼠激怒反应实验中,应选用大鼠的性别是＿＿＿＿＿＿＿＿＿＿＿＿＿＿＿＿＿＿＿＿＿＿＿＿＿＿。

二、思考题

1. 氯丙嗪对大鼠安定作用的机制。

2. 实验中设立生理盐水对照的意义。

（郑书国）

实验十五　　急性毒性实验——LD_{50}测定

【目的和原理】

了解药物急性毒性 LD_{50} 的测定方法及结果处理。急性毒性实验是在 24 h 内给药 1 次或 2 次(间隔 6～8 h),观察动物接受过量的受试药物所产生的急性中毒反应。急性毒性实验是新药临床前研究中安全性评价的第一步,与其他毒性实验相比具有简单易行、经济等优点。药物的急性毒性大小一般是以该药引起动物(常用小白鼠)死亡的剂量为指标,通常以半数致死量(LD_{50})来表示,即引起一半受试动物死亡的药物剂量,因为 LD_{50} 是剂量反应曲线上最敏感的一点。剂量反应曲线以死亡率为纵坐标,对数剂量为横坐标,呈对称的"S"形曲线。曲线在死亡率 50% 处斜率最大,变化最明显,此时剂量也最准确,误差小,通常把这个剂量称作半数致死量。在准确测定 LD_{50} 前,一般须通过预实验摸索合适剂量范围,即测出能使实验动物出现 0% 死亡的最大剂量(LD_0)和 100% 死亡的最小剂量(LD_{100})。以 LD_0 和 LD_{100} 作为正式测定的剂量下限和上限,选择合适的组间剂量比($r = 0.7～0.85$)和组数($n = 5～8$)以确定各组剂量。

【器材和药品】

鼠笼、电子天平、注射器。

1%普鲁卡因溶液、苦味酸溶液（用于标记）。

【实验动物】

昆明种小鼠,体重18～22 g,雌雄各半,实验前禁食12 h,不禁水。

【方法和步骤】

一、分组法测定 LD_{50}

1. 预实验

取小鼠16只,随机分为4组,组间剂量比为2∶1。各组小鼠腹腔注射相应浓度普鲁卡因溶液,记录各组小鼠死亡率,粗略获得不引起死亡的最大剂量(LD_0)和引起全部小鼠死亡的最小剂量(LD_{100})。

2. 正式实验

(1) 分组:在 LD_0 与 LD_{100} 之间按等比级数插入几个中间剂量组,组间剂量比按下式计算:

$$r = \sqrt[n-1]{\frac{b}{a}} \tag{1}$$

式中,n 为预分组数;b 为预实验 LD_{100} 的剂量;a 为预实验 LD_0 的剂量。则各组剂量另设为 a,ar,ar^2,ar^3,$\cdots$

设通过预实验,求得普鲁卡因的 LD_0 为 164 mg/kg,LD_{100} 为 250 mg/kg,拟设5组进行实验,则各组剂量计算如下:

将以上数据代入公式(1),得

$$r = \sqrt[n-1]{\frac{b}{a}} = \sqrt[5-1]{\frac{250}{164}}$$

$$\lg r = \lg \sqrt[5-1]{\frac{250}{164}} = \frac{1}{4}\lg\frac{250}{164} = \frac{1}{4}\lg 1.5244 = \frac{1}{4} \times 0.1831 = 0.0458$$

$$r = \lg^{-1}0.0458 = 1.11$$

故各组剂量分别为 $a = 164$ (mg/kg);$ar = 182$ (mg/kg);$ar^2 = 203$ (mg/kg);$ar^3 = 225$ (mg/kg);$ar^4 = 250$ (mg/kg)。

(2) 给药与结果观察、记录:取体重18～22 g小鼠80只,随机分为5组,每组16只,按上述剂量分组,腹腔注射相应剂量普鲁卡因溶液,观察并记录各组死亡率。小鼠注射普鲁卡因后一般1～2 min出现不安症状,继而惊厥,然后转入抑制,陆续有小鼠死亡。存活者多在 15～20 min 恢复正常,因此观察 30 min 内死亡率,并将结果记录于表 4-14 中。

表 4-14 小鼠腹腔注射普鲁卡因的实验结果

组别	小白鼠(只)	剂量 D(mg/kg)	$\lg D = X$	死亡数(只)	死亡率(%)	p
1	16	300.0	2.477	15	94.0	0.94
2	16	240.0	2.380	13	81.3	0.813
3	16	192.0	2.283	8	50.0	0.50
4	16	154.0	2.188	5	31.3	0.313
5	16	123.0	2.090	1	6.3	0.063

* $\sum p = 2.626$。

(3) 分组法 LD_{50} 计算公式(改良寇氏法)为

$$LD_{50} = \lg^{-1}\left[X_m - I\left(\sum p - 0.5\right)\right] \tag{2}$$

式中,X_m 为最大剂量的对数($\lg 300 = 2.477$),p 为各组动物的死亡率,以小数表示(如 80% 写作 0.8),$\sum p$ 为各组动物死亡率之和($p_1 + p_2 + p_3 + p_4 + p_5$),$I$ 为相邻两组剂量(D)对数值之差,即 $\lg 300 - \lg 240 = 0.097$。

将各数值代入式(2)进行计算:

$$LD_{50} = \lg^{-1}\left[2.477 - 0.097(2.626 - 0.5)\right] = 186.64(\text{mg/kg})$$

二、序贯法(上下法)测定 LD_{50}

1. 原理

序贯法测定 LD_{50} 时并不计算各组死亡率,而是从逻辑学判断,在序贯实验时动物在各剂量组的分布应是以 LD_{50} 为中心的常态分布。序贯法的优点是比较节省动物,缺点是必须一只动物一只动物地进行实验,下一只动物的用药剂量又决定于上一只动物的反应情况,实验时间较长,因此不适用于药效慢或判断反应需要时间较久的药物。

2. 方法

通过预实验确定剂量分组,按等比数列设置各组剂量,方法同分组法。见表 4-14,实验先从较高剂量开始,第一只动物用药后,如果发生死亡,在表中以"+"记录,下一只动物就降低一级剂量给药;反之,如果动物存活,则在表中以"-"记录,下一只动物就用高一级的剂量,依此类推。最后一只动物可不给药,但在表格内仍占位置,以"×"表示。本法所用动物数 n 也应事先定好,一般 $n = 10$ 即可获得满意的结果。

3．计算公式

$$LD_{50} = \lg^{-1}\frac{C}{\sum n} \tag{3}$$

4．实验步骤（序贯法计算普鲁卡因 LD_{50}）

（1）按剂量比 1∶0.8 设置 5 个普鲁卡因剂量组，即 123 mg/kg、154 mg/kg、192 mg/kg、240 mg/kg、300 mg/kg。

（2）取体重相近的小鼠 10 只，称重。

（3）取小鼠 1 只，按 0.2 mL/10 g 体重腹腔注射普鲁卡因溶液，观察 10 min 内小鼠的死亡情况，并根据动物死亡情况确定下一只小鼠的用药剂量。如前一只动物死亡则降一个剂量组，若未死则增一个剂量组，依次逐只给药，将实验结果记入表 4-15。死亡用"＋"表示，存活用"－"表示。

表 4-15　小鼠腹腔注射盐酸普鲁卡因的实验结果

剂量 D (mg/kg)	$\lg D = X$	1	2	3	4	5	6	7	8	9	10	S	F	n	$X \cdot n$
300.0	2.477														
240.0	2.380														
192.0	2.283														
154.0	2.188														
123.0	2.090														

$\sum n = 10$；$\sum(nX) =$

注：S（Survival）为存活动物数；F（Fatality）为死亡动物数；n（number）为剂量组的动物数；X 为 $\lg D$，即剂量的对数；$\sum n$ 为动物总数；$C = \sum(nX)$。

（4）根据第 9 只动物的死亡情况推断第 10 只动物应分布在何剂量组，并用"×"表示。

（5）统计各组小鼠的死亡数目，根据公式 $LD_{50} = \lg^{-1}\dfrac{C}{\sum n}$ 计算普鲁卡因的 LD_{50}。

【注意事项】

（1）小鼠体重应相近，以减少个体误差。

（2）腹腔注射时应保证药物准确进入腹腔，避免注入膀胱或损伤脏器，注意防止药液外漏。

（3）观察期间应减少对小鼠的刺激，以免引起惊厥，加速死亡。

（4）实验中动物数并非是所有参与实验的动物，而是指有分布意义的动物。因此以第一次变号(由＋变－,或由－变＋)的前一只动物开始计算分布数,再前面的动物作为探索剂量不参与计算,而最后一只推算的动物作为有意义的分布,可参与计算。

【复习思考题】

一、填空题

1. 测定药物 LD_{50} 最常使用的动物是_____。
2. 药物的 LD_{50} 越小,其毒性越_____。
3. 序贯法测定药物 LD_{50} 的优点是_____。

二、思考题

1. 何为半数致死量? 测定半数致死量有何意义?
2. 序贯法测定药物半数致死量有何优点和缺点?

(郑书国)

实验十六　药物的量效关系

【目的和原理】

观察离体腹直肌对不同剂量乙酰胆碱收缩强度的变化,验证药物量－效关系定律;了解 pD_2 的计算方法及意义。

乙酰胆碱能兴奋腹直肌上 N_M-R,引起肌肉收缩反应,在一定的范围内,随着乙酰胆碱浓度的增加,收缩效应增强。

受体占领学说认为,受体只有与药物结合才能被激活并产生效应。K_D 表示药物与受体的亲和力,单位为摩尔,其意义是引起最大效应的一半时(即 50%受体被占领)所需的药物剂量。而 pD_2 称为亲和力指数($-\lg K_D$),其意义是引起最大效应的一半时(即 50%受体被占领)所需的药物浓度的负对数。

【实验动物】

蟾蜍。

【器材和药品】

生物信号采集和处理系统(或记纹鼓)、蛙类手术器械一套、眼科剪、培养皿、麦氏浴槽、通气钩、铁支架、双凹夹、试管夹、冷凝管夹、棉线、1 mL 注射器。

$10^{-7} \sim 10^{-2}$ mol/L 氯化乙酰胆碱溶液、任氏液。

【方法和步骤】

1. 标本制备

(1) 取蟾蜍1只,用探针破坏其脑和脊髓,仰位固定于蛙板上。剪开腹部皮肤,暴露腹直肌,分离耻骨端和锁骨端,各以丝线结扎,自腹中线将两片腹直肌分离,置于任氏液中备用。

(2) 将已制备好的腹直肌标本耻骨端固定于通气钩上,锁骨端与张力换能器(或描笔)相连,浸入含50 mL任氏液的麦氏浴槽中。

2. 实验装置连接

张力换能器与生物信号采集和处理系统的4通道连接(或标本与描笔相连),适当调节标本紧张度,标本与连线应悬于浴槽中央,不得与浴槽壁接触。

3. 给药并记录

标本静置10 min,依次加入浓度为 $10^{-7} \sim 10^{-2}$ mol/L 氯化乙酰胆碱溶液0.5 mL(浴槽内终浓度依次为 $10^{-9} \sim 10^{-4}$ mol/L),每次给药后标记并记录最大收缩高度。

4. 绘图计算

(1) 测量不同浓度乙酰胆碱引起的腹直肌收缩高度(mm),并计算各剂量效应百分率,公式如下。结果填入表4-16中。

$$各剂量效应百分率 = \frac{各剂量效应}{最大效应} \times 100\%$$

表 4-16　不同浓度 ACh 引起的腹直肌收缩效应的变化

ACh 浓度 (mol/L)	$-\lg C$	收缩高度 (mm)	E (%)
10^{-9}	9		
10^{-8}	8		
10^{-7}	7		
10^{-6}	6		
10^{-5}	5		
10^{-4}	4		

(2) 绘制量效曲线:以效应百分率为纵坐标,乙酰胆碱溶液浓度的负对数值($-\lg C$)为横坐标作图(图4-14)。

(3) 计算 pD_2:在量效曲线上找出达到50%反应时横坐标上的对应值,实际测量该点与前一实测值 q 的距离 d 以及前后两实测值间的距离 m,代入下列公式算出 pD_2 值。

$$pD_2 = q - \frac{d}{m}$$

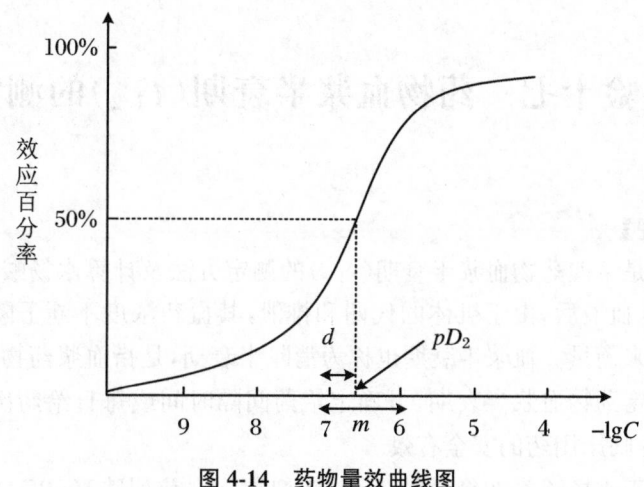

图 4-14　药物量效曲线图

【注意事项】

（1）制备标本时，动作不宜粗暴，以免损伤组织。游离腹直肌前，应辨明腹直肌的边缘，尤其是外侧边缘，保证游离出完整的腹直肌。

（2）调节腹直肌标本以适当的紧张度，否则可影响其反应性。

（3）实验前应清洗麦氏浴槽和给药注射器，防止上次实验的药物残留，影响实验的准确性。

（4）每次用药量的原则为 10 mL 任氏液 + 0.1 mL 乙酰胆碱溶液；注意各标本对药物的反应性存在个体差异。

（5）每次给药后，反应达到最大效应就可直接换用下一浓度药液，不必换洗。

【复习思考题】

一、填空题

1. 乙酰胆碱能兴奋腹直肌上_____-R，引起肌肉收缩反应。

2. 在一定的范围内，随着药物浓度的增加，药物产生的效应_____。

3. 50 mL 任氏液的麦氏浴槽中加入的乙酰胆碱溶液体积是_____mL。

二、思考题

1. 从受体角度分析本实验绘制的量效曲线呈"S"形的原因。

2. 何谓 pD_2？其值大小有何意义？

（钱江华）

实验十七　药物血浆半衰期($t_{1/2}$)的测定

【目的和原理】

本实验目的是掌握药物血浆半衰期($t_{1/2}$)的测定方法及计算水杨酸钠的血浆半衰期($t_{1/2}$)。药物进入血液后,由于机体的代谢和排泄,其血药浓度不断下降,药物消除快慢常用血浆半衰期来衡量。血浆半衰期也称为消除半衰期,是指血浆药物浓度下降一半所需要的时间。测定药物血浆半衰期,可确定给药间隔时间或每日给药次数,以维持有效的血药浓度,保证临床用药的安全有效。

水杨酸钠属于水杨酸类非甾体抗炎药,能抑制体内前列腺素(PG)的生物合成而发挥解热镇痛抗炎作用。水杨酸根可与铁离子反应,形成紫色化合物,在 510 nm 处具有最大吸收峰,测定其吸光度,代入公式即可计算出其血浆半衰期。

【实验动物】

家兔,雌雄不限,实验前禁食 12 h,不禁水。

【器材和药品】

电子天平、离心机、紫外可见分光光度计、注射器、哺乳动物手术器械。

20%乌拉坦、10%水杨酸钠、10%三氯乙酸、10%三氯化铁。

【方法和步骤】

(1) 取离心管 3 支,分别标以 A、B、C,在各管中加入 10%三氯乙酸 3.5 mL。另取试管 3 支,分别标以 1、2、3 备用。

(2) 取家兔 1 只,称重,20%乌拉坦(5 mL/kg)耳缘静脉注射麻醉,背位固定于兔手术台上,由颈静脉(或耳缘静脉、心脏)取血 1 mL,置于 A 管中,摇匀。

(3) 由耳缘静脉缓慢注射 10%水杨酸钠 150 mg/kg 体重,并记录注射完毕的时间。

(4) 在给药后 5~10 min 及 40~60 min 时,分别自颈静脉取血 1 mL,分别置于离心管 B、C 中,摇匀,记录取血的准确时间。

(5)将 3 支离心管以 3000 r/min 离心 5 min,各吸取离心后上清液 3 mL,分别置于编号的 3 支试管中,每管加 10%三氯化铁 0.3 mL,摇匀,显色。

(6) 以给药前(1 号)管为对照,用紫外可见分光光度计,510 nm 波长测定 2、3 号管吸光度(X_1,X_2)。

(7) 计算:将数据代入以下公式,计算水杨酸钠血浆的半衰期。

$$t_{1/2=} = \frac{T \times \lg \frac{1}{2}}{\lg R_T}$$

$$T = t_2 - t_1, R_T = \frac{X_2}{X_1}$$

【注意事项】

（1）家兔注射水杨酸钠时应保证将全部药液注入耳缘静脉内。

（2）血样加入含有三氯乙酸的离心管中，应当充分摇匀，使血样中的蛋白充分变性。

（3）加试剂的吸管或注射器之间不能混用，如用抽取过水杨酸钠的注射器或吸管吸取上清液，可引起对照管颜色呈深紫色，导致实验失败。

【复习思考题】

一、填空题

1. 水杨酸钠血浆半衰期测定实验中，加入三氯乙酸的作用是_____。

2. 水杨酸钠血浆半衰期测定实验中，加入三氯化铁的作用是_____。

3. 血浆药物浓度下降一半所需要的时间称为_____。

二、思考题

1. 何为血浆半衰期？测定血浆半衰期有何意义？

2. 使用离心机的注意事项有哪些？

（郑书国）

实验十八　药物的基本知识与处方学

一、药物的基本知识

（一）药物的来源与分类

药物是指可以改变或查明机体的生理功能及病理状态，用于预防、诊断和治疗疾病的物质。临床所用药物根据其来源主要分为天然药物、化学药物和生物药物。

天然药物。包括天然的动物（如蜈蚣、鱼肝油等）、植物（历史最悠久，数目最多的一类药物，《本草纲目》中植物药就占 2/3 左右）、矿物（如石膏、硼酸、碘凡士林等）等经过加工后作药用，以及从真菌等微生物的培养液获得的抗病原微生物的化学物质（如青霉素、链霉素、四环素等）。

化学药物。人工合成药在临床上应用极为广泛，也是药物生产与获得新药的主要途径。有的是完全用化学方法合成的，如磺胺类、阿司匹林等；也有的是根据天然药物有效成分的化学结构人工仿造（如氢化可的松、麻黄素、可待因等）或改变其部分化学结构，从而得到高效、低毒的新药（如地塞米松、苯唑西林等）。

生物药物。是利用生物学、生物化学、微生物学、免疫学、物理化学和药学的原理与方法制得的一大类药物。包括生化药物（如天花粉蛋白、人参多糖等）、生物技术药物（用现代生物技术研制的一类药物，如人胰岛素、促红细胞生成素、生长因子等）和生物制品及其相关的生物医药产品（如细菌类疫苗、免疫血清等）。

（二）药物的名称

药物的名称包括药物的通用名、化学名和商品名。按照世界通用标准，一个上市药品主要由化学名、通用名和商品名组成。其中，化学名和通用名是标准名称，代表药物的成分或主要成分，用以区别不同作用的药品；而商品名则是不同生产厂家为自己的药品所起的名字，具有商品标识作用，不同厂家、规格的同类药品可用不同的商品名，以与其他厂家生产的药品相区别。

在我国，药品的通用名称是药品的法定名称，是根据国际通用药品名称、卫生部药典委员会《新药审批办法》的规定命名的，常用在书刊、手册中，如吗啡。药品使用通用名称，即同一处方或同一品种的药品使用相同的名称，有利于国家对药品的监督管理，有利于医生选用药品，有利于保护消费者合法权益，也有利于制药企业之间展开公平竞争。商品名是药品生产厂商自己确定的，经药品监督管理部门核准的产品名称，在一个通用名下，由于生产厂家的不同，可有多个商品名称，如吗啡在国内又称"美非康"，在国外称为"路泰"等。医护人员必须依药品说明书了解其所含成分，鉴别是否为同一药物，以免重复使用。化学名是根据药品的化学成分确定的化学学术名称，依药物的化学组成按公认的命名法命名，很少为医护人员所采用。如吗啡，其化学名为7,8-二托氢-4,5-环氧-17-甲基吗啡-3,6-二醇。

（三）药物的剂型

将药品经过加工成便于应用和保存的成品，称为药物制剂。例如，地西泮片、盐酸肾上腺素注射剂等。制剂的形态称为剂型，主要是为了适应临床治疗的需要。如片剂便于口服，适用于一般患者；注射剂起效快，适用于急救等。对剂型的改革也是保证药物疗效，减低不良反应的一项重要措施。如治疗顽固性哮喘的主要药物皮质激素，由于口服用药量大，副作用十分严重；做成气雾剂使用，其平喘的等效量仅为口服量的1/10，但副作用大大减低。同时，值得注意的是，制剂的优劣能明显地影响药物疗效。如一些固体药物由于制片工艺上的微小差异,虽然崩解度等常规标准都合格,但药物的相对生物利用度可相差数倍。这些事例说明了医学生了解和学习药物剂型有关知识的重要性。下面介绍临床上常用的液体剂型、固体剂型、半固体剂型和新剂型。

1. 液体剂型

(1) 溶液剂(solution,Sol)

是指不挥发药物的澄明水溶液,供内服、灌肠和外用。如 10%氯化钾溶液(内服),4%硼酸液(外用)。药物以甘油为溶剂制成的溶液,称甘油剂,供外用,如碘甘油等。

(2) 注射剂(injection,Inj.)

亦称安瓿剂(ampoul),是药物的灭菌溶液、灭菌混悬液或灭菌的干燥粉末,供注射用,如盐酸肾上腺素注射剂,青霉素 G 钠盐。但青霉素 G 钠盐是粉针剂,临时使用时才需配成溶液。还有大体积的注射剂是密封在注射瓶内的,如葡萄糖氯化钠注射液。

(3) 气雾剂(aerosolum)

是指药物与抛射剂(液化气体或压缩气体)一起装封于带有阀门的耐压容器内的液体制剂。使用时借助抛射剂气化的压力,将含有药物的溶液以极细的气雾(一般直径在 10 μm 以下)喷射出来,患者顺势吸入使药物直达肺部深处,就能快速发挥作用,可用于支气管哮喘急性发作。如糖皮质激素气雾剂、烧伤气雾剂等。

(4) 洗剂(lotio,Lot)

是一种含有不溶性药物的混悬液,专供外用,如炉甘石洗剂。

(5) 流浸膏(extractum Liquidum,Ext Liq)

将生药用适当溶剂浸出有效成分后,再将浸出液低温浓缩除去部分溶媒而成为浓度较高的液体剂型,除特别规定外,每毫升相当于原生药 1 g。如桔梗流浸膏、甘草流浸膏等。

(6) 乳剂(emulsum,Emul)

是指油类药物和水,经乳化剂的处理,制成均匀而较稳定的乳状悬液,如鱼肝油乳剂。

2. 固体剂型

(1) 片剂(tabella,Tab)

是将药物粉末加入赋形剂经压制而成,片剂一般在胃液中崩解和开始吸收。由于片剂在制造、分发和服用上都很方便,因此是临床上应用最多的一种制剂。片剂可因需要制成下列不同片剂。

① 多层片:通过适宜的制剂技术制成的控制药物溶出速率的片剂。外层为速释部分药物,内层为缓释部分药物。如多酶片。

② 植入片:经过灭菌埋藏于皮下,有长效作用,如睾丸素植入片、去氧皮质酮植入片。

③ 肠溶片:在片剂外层包有耐酸的肠溶包衣,故能完整地通过胃而到达肠内才分解。

用于一些遇胃液易破坏或需要在肠内释放的药物,如胰酶片。含毒药的外用片剂应着色,并压制成与内服片剂能明显区别的片型。除一般片剂外,现又使用有纸式药片,是将药物吸附在一定大小的可溶性纸上而制成的一种内服剂型,它具有携带方便、服用简单、质量稳定等优点。

（2）丸剂（pilula,Pil）

俗称丸药,是一种古老的剂型,通常是将药物细粉（多为中草药,80目以上）,适当加粘合剂制成小球形,供内服。粘合剂可用蜂蜜、水、米糊或面糊,所制成的丸剂分别称为蜜丸、水丸、糊丸,如银翘解毒丸、六神丸等。

（3）颗粒剂（granula,Gran）

是由植物药的浸提物与糖粉调和制干燥细颗粒状的内服制剂。分为可溶性颗粒剂、混悬颗粒剂和泡腾颗粒剂等。近年来,以中草药为原料,根据汤剂特点,创制成一种颗粒性散剂（Pulvis Granulae）,临用时加水冲服,故又称为冲剂。冲剂既保留了汤剂发挥药效快的优点,又便于保存和运输。如感冒冲剂、板蓝根冲剂。

（4）胶囊剂（capsula,Caps）

是为避免药物的刺激或不良臭味,将药物盛于胶囊中即成,供内服。有硬胶囊剂、软胶囊剂和肠溶胶囊剂三种。硬胶囊剂一般装固体药物。软胶囊系将油类或对明胶无溶解作用的液体药物或混悬液,封闭于球形或椭圆形的软胶囊中制成,如鱼肝油胶丸等。肠溶胶囊剂系硬胶囊或软胶囊经药用高分子材料处理或其他适宜方法加工而成,其胶囊壳一般不溶于胃液,但能在肠液中崩解而释放活性成分。

（5）微囊剂（微型胶囊,microcapsula）

药物被包裹在囊膜成微小的无缝胶囊,外观呈粒状或圆珠形,直径在 $5\sim400\ \mu m$ 范围。囊心可以是固体或液体药物,包囊材料是高分子物质或共聚物,如氯乙烯醇、明胶等。优点在于可防止药物的氧化和潮解,控制囊心药物的释放以延长药效。微囊剂还可用来作为其他制剂（如片剂、散剂、气雾剂）的原料,我国试制并生产的微囊剂有维生素 A 微囊、甲地孕酮复方针剂、牡荆油微囊片等。

3. 半固体剂型（软性剂型）

（1）软膏剂（ointment）

是指药物与适宜的基质（如凡士林、羊毛脂、豚脂等）混合均匀制成的半固体外用制剂。如氢化可的松软膏、金霉素眼药膏。

（2）硬膏剂（plaster）

是将药物溶解或者混合于半固体或固体的黏性基质中,涂于敷背材料上,中药的硬膏剂称为膏药,如骨健灵贴膏。

（3）栓剂（suppository）

是药物与适宜基质混合后,制成专用于机体不同腔道的一种软性制剂,如肛门栓剂。

4．新剂型

（1）缓释制剂（retarder）

将药物制成小的颗粒，分作数份，少数不包衣为速释部分，其他分别包上厚薄不同的包衣为缓释部分。把上述的药物颗粒按照一定比例混合，制成各种剂型，以减少和避免药物浓度的"峰谷"波动。

（2）控释片（controlled release tablet）

一般先把药物制成片芯，然后，在片芯外面包上一定厚度的半透膜，再采用激光技术在膜上打若干小孔。药片与患者的体液接触，水从半透膜进入片芯，使药物溶解，当药物内部的渗透压高于外部时，药物便从小孔中徐徐流出，以控制药物平稳持续地发挥疗效。

（3）脂质体（liposomes）

是一种类似微型胶囊的新剂型，将药物包封于类纸质双分子层薄膜中，制成超微型球状体制剂，直径不超过 5 μm，将载体包蔽于药物分子外，当载体被降解后，药物得以释放和发挥作用。目前脂质体广泛用于抗癌药物制剂。

（四）药物制剂的批号、有效期和失效期

1．批号（batch）

一般采用 6 位数字表示，系药厂按照各批药品生产的日期而编排的号码，前两位表示年份，中间两位表示月份，末两位表示日期。如某药的生产日期为"1996 年 8 月 16 日"，则该药的批号为"960816"。

2．有效期（validity）

是指在一定贮存条件下能够保持药品质量的期限。如某药物标明有效期为"1998 年 10 月"，即表示该药可使用至 1998 年 10 月底。有的药物只标明有效期两年，则可从本药品的批号推算出其有效期。

3．失效期（expiry date）

是指药品在规定的贮存条件下其质量开始下降，达不到原质量标准要求的时间概念。如某药品标明失效期为"1998 年 10 月"，即表示该药只能用到 1998 年 10 月底，11 月 1 日开始失效。国外进口药品有采用"EXP，Date"或者说"Use before"标明失效期。如某药标明"EXP，Date：May 2000"，则表示该药失效期为 2000 年 5 月，即有效使用时限为 2000 年 5 月 31 日。

（五）处方药和非处方药

《中华人民共和国药品管理法》规定了"国家对药品实行处方药与非处方药的分类管理制度"。药品分类管理，是按照药品安全有效、使用方便原则，依照品种、规格、适应证、剂量等，对药品分别按处方药（prescription drug）和非处方药（over the counter，OTC）进

行管理。

1. 处方药

是必须凭执业医师或执业助理医师的处方才可调配、购买，并在专业医护人员指导下使用的药品。

2. 非处方药

又称为"可在柜台上买到的药物"。是不需凭执业医师或执业助理医师的处方，消费者可以自行判断购买和使用的药品。经专家遴选，由国家食品药品监督管理局批准并公布。在非处方药的包装上，必须印有国家指定的非处方药专用标识。

因为任何药物均有不同程度的毒副作用，故在使用非处方药时也应注意：

(1) 不要为预防目的任意服用治疗药。

(2) 要对症用药。

(3) 服药前必须细读说明书，尤其要了解可能出现的不良反应。

(4) 依"法"用药，注意用法、剂量不应超出规定范围，尽量避免合并用药。

二、处方学

(一) 处方的意义

处方(prescription)是由注册的执业医师和执业助理医师在诊疗活动中为患者开具的、由药学专业技术人员审核、调配、核对，并作为发药凭证的医疗用药的医疗文书。处方选药和用法是否正确，关系到患者健康的恢复和生命安全，所以医务人员必须以对患者高度负责的精神和严肃认真的态度对待处方。凡由于开处方或配制、发药的差错而造成的医疗事故，处方便是重要的证据之一，借以帮助确定医师或药师应负的法律责任。为了正确地书写处方，医师不仅应具有丰富的临床医疗知识，而且要熟悉药物的药理作用、不良反应、剂量、用法、配伍以及制剂学的知识。

(二) 处方的基本结构

处方由各医疗机构按规定的格式统一印制。麻醉药品处方、急诊处方、儿科处方、普通处方的印刷用纸分别为淡红色、淡黄色、淡绿色、白色。书写时只要逐项填写即可。

完整的处方包括下列 6 项。

(1) 处方前项。包括医院全名、患者姓名、性别、年龄、科别、门诊号或住院号。

(2) 处方头。开处方都以"R"或"Rp"起头，Rp 为拉丁文"*Recipe*"的缩写，是"请取"的意思。

(3) 处方正文。这是处方的主要部分，包括药物的名称、剂型、规格和数量。每一药物均应另起一行书写。若为可计数的剂型如片剂等,则写出单个剂量乘以总数。液体剂型要写出总量。本部分可用中文、拉丁文书写,不少地区因条件和习惯也多用英文书写,为便于掌握在举例中一并列出。

(4) 配制法。用完整处方开完药物后,还应写明调配方法,简单处方没有这一项。

(5) 用法。英文或拉丁文处方可用"Sig."或"S."(拉丁文"*Signa*"的缩写)表示。用法包括剂量、服药时间及次数。

(6) 医师签名及日期。医师开完处方尚需仔细检查一遍,确保无误方可签名。

某医院处方笺举例见表 4-17。

表 4-17 某医院处方笺

姓名 ×××	年龄 21	性别 男
日期:2020 年×月×日	科别:×××	门诊号:×××

R

1. 硫酸链霉素粉针剂　　1.0 g×4 支
　 用法　　0.5 g　　肌注　　2 次/日
2. 注射用水　　5.0 mL
　 用法　　稀释上药用
3. 异烟肼片　　0.1 g×30 片
　 用法　　0.1 g　　口服　　3 次/日
4. 复方咳必清糖浆　　100.0 mL
　 用法　　10.0 mL　　口服　　3 次/日

　　　　　　　　　　　　　　　　签名　×××

(三) 处方种类

在医疗及药剂工作中所应用的处方种类较多,形式不一,分类方法也不尽相同。一般分以下三种:

1. 法定处方

是国家药典和部颁标准收载或规定的处方,具有法律效力,是制剂生产部门必须遵守的法定依据。

2. 协定处方

是医疗单位内部或联合几个单位,根据经常医疗需要而协商议定的制剂处方。

3. 医疗处方

是医师根据患者的治疗需要而开写的处方。目前在医疗实践中,此类处方日趋简化,但基本格式不变。

（四）开写处方的一般规则及注意事项

1. 必填项目

一般项目必须填写完整，如姓名、性别、年龄（成人写实际年龄，小儿写日、月龄。必要时婴幼儿要注明体重）、科别、日期等。处方记载的患者一般项目应清晰，并与病历记载相一致。

2. 剂量单位

药物剂量单位一律按药典规定书写。固体或半固体药物多以克（g）、毫克（mg）、微克（μg）为单位；液体药物多以升（L）、毫升（mL）为单位。所有单位必须写明，不可省略。小数点必须标写准确，小数点前如无整数必须加零，如0.3；整数后无小数，也必须加小数点和零，如3.0，以免错误。中草药以g为单位。

3. 药物性质和总量

应根据病情和药物的性质，开写给药总量。一般药物以3日量为宜、7日量为限，慢性病或特殊情况可适当增加。每次应用的剂量不应超过药典规定的极量。如因特殊情况需要用药量超过药典所规定的极量时，医生要在药量后签字，以示负责。如开麻醉品，则应使用麻醉处方笺。麻醉药品和毒性药品总量不得超过1日极量。强痛定、复方樟脑酊、安钠咖、司可巴比妥等属一类精神药品，一张处方不应超过3日常用量；巴比妥类（司可巴比妥除外）、苯二氮卓类及眠尔通等属二类精神药品，但一张处方不应超过7日常用量。处方均应保存两年备查。每张处方不得超过五种药品。西药、中成药、中药饮片要分别开具处方。

4. 处方书写

处方应该用钢笔书写，要求字迹清楚、工整。处方不得涂改，必须更改时，开方医师必须在修改处签名及注明修改日期。开具处方后的空白处应画一斜线，以示处方完毕。

5. 校核签名

开完处方后，应认真校阅，然后签全名以示负责（签名能使人辨认，对无医师签名或无法辨认的处方，药房有权拒绝配方发药）。无处方权的进修医生、实习医生，可在有处方权的医生指导下开方，并由指导医生签名后才有效。

（五）处方常用剂型、时间、制剂用法的英文名及英文缩写

1. 剂型

处方常用剂型的英文名及英文缩写见表4-18。

表 4-18 处方常用剂型的英文名及英文缩写

中文名	英文名	英文缩写	中文名	英文名	英文缩写
溶液剂	solution	Sol.	胶囊剂	capsule	Caps.
合剂	mixture	Mixt.	栓剂	suppository	Supp.
注射剂	injection	Inj.	软膏	unguent	Ung.
糖浆剂	syrup	Syr.	眼膏	oculentum	Ocul.
片剂	tablet	Tab.	煎剂	decoction	Dec.
安瓿剂	amplue	Amp.	颗粒剂	granule	Gran.

2. 时间

处方常用时间的英文缩写见表 4-19。

表 4-19 处方常用时间的英文缩写

中文名	英文缩写	中文名	英文缩写	中文名	英文缩写
每日 1 次	q.d.	隔日 1 次	q.o.d.	睡前	h.s
每日 2 次	b.i.d.	每 2 h 1 次	q.2h	饭前	a.c.
每日 3 次	t.i.d.	每天早晨	o.m.	饭后	p.c.
每日 4 次	q.i.d.	每天晚上	o.n.	空腹	a.j.

3. 制剂用法

处方常用制剂用法的英文缩写见表 4-20。

表 4-20 处方常用制剂用法的英文缩写

中文名	英文缩写	中文名	英文缩写
各（各等量）	aa	皮下注射	i.h.
国际单位	i.u.	加至	ad
肌肉注射	i.m.	克	g
给予标记	d.s.	静脉注射	i.v.
毫克	mg	混合给予标记	M.D.S
皮内注射	i.d.	微克	mg
适量	p.s.p	双眼	Oculis
毫升	ml	立即	st.
右眼	O.D.	鼻孔	nar.
用法	Sig.	左眼	O.L.

续表

中文名	英文缩写	中文名	英文缩写
鼻用	nasalis	外用	ext.
双耳	auribus	按医嘱	m. d.
口服	p. o.	右耳	aur. d.
滴注	still.	灌肠	p. r.
左耳	aur. l	滴	gtt.
需要时	p. r. n.	用于患部	p. a. a.
咽服、吞服	degl.	必要时	s. o. s
直肠用	pr. rect.	含嗽	garg.
老人用	pr. sen.	阴道用	pr. vagin
头发用	r. capil	成人用	pr. ad.
尿道用	pr. urethr	咽喉用	pr. jug.
婴儿用	pr. inf.		

【复习思考题】

一、单选题

1. 对乙酰氨基酚属于药物的(　　)。

　　A. 通用名　　　　　B. 化学名　　　　　C. 商品名　　　　　D. 商标名

　　E. 结构名

2. 某药品标明失效期为"1998 年 10 月"表示(　　)。

　　A. 该药只能用到 1998 年 9 月底，10 月 1 日开始失效

　　B. 该药只能用到 1998 年 10 月底，11 月 1 日开始失效

　　C. 该药到 1998 年 10 月有效

　　D. 该药到 1998 年 9 月有效

　　E. 该药可能可以用到 1998 年 10 月底

二、多选题

1. 药物的名称包括(　　)。

　　A. 通用名　　　　　B. 化学名　　　　　C. 商品名　　　　　D. 商标名

　　E. 结构名

2. 处方的构成包括(　　)。

A. 处方前项　　　B. 药品名称　　　C. 处方头　　　D. 处方正文

E. 用法

三、填空题

1. 药品分类管理,是按照药品安全有效、使用方便原则,依照品种、规格、适应证、剂量等,对药品分别按_____和_____进行管理。

2. 临床所用药物根据其来源主要分为_____,_____,_____。

四、思考题

1. 患者男性,55 岁,支气管哮喘急性发作入院,请为其开一治疗处方。

2. 患者女性,25 岁,患感染性休克住院,请为其开一抗休克处方。

3. 患者男性,16 岁,因学习紧张而失眠,并伴有焦虑不安,请为其开一处方。

4. 为一风湿性关节炎患者开一处方。

5. 为一呼吸道感染患者开一处方。

6. 有一建筑工人,不慎从三楼坠落,多处骨折和损伤,患者剧痛难忍。请为其开一止痛处方。

7. 患者女性,62 岁,高血压病多年。前天与邻居争吵,情绪激动,突感胸骨后绞痛。诊断为典型心绞痛。请为其开一治疗处方。

(魏芳)

第五章　机能学综合实验

实验一　心血管活动的调节和药物对血压的影响

【目的和原理】

动脉血压是反映心血管功能活动的一个综合指标,在致病因素和药物作用下,心血管功能的改变可引起动脉血压的明显变化。本实验以动脉血压为指标,观察神经和药物对心血管活动的调节,分析某些受体激动剂和拮抗剂的相互作用,并了解各药物影响动脉血压的机制。

【实验对象】

家兔。

【器材和药品】

生物信号采集处理系统、血压换能器、刺激电极、兔手术台、哺乳类动物手术器械、动脉插管、动脉夹、三通管、双凹夹、铁支架、保护电极、注射器(1 mL、5 mL、10 mL)、有色丝线。

20%氨基甲酸乙酯、0.5%肝素、生理盐水、10^{-4}去甲肾上腺素、10^{-4}肾上腺素、5×10^{-5}异丙肾上腺素、2.5%酚妥拉明、0.1%普萘洛尔。

【方法和步骤】

1. 麻醉

动物称重后,用20%氨基甲酸乙酯5 mL/kg由兔耳缘静脉缓慢注入,注射过程中注意观察动物肌张力、呼吸频率及角膜反射的变化,防止麻醉过深。

2. 动物固定

将麻醉好的动物仰卧位固定于兔手术台上,颈部拉直。

3. 气管插管及分离颈部血管和神经

颈部剪毛,沿中线切开皮肤5～7 cm,分离皮下组织和浅层肌肉,暴露气管。用止血钳钝性分离一段气管,于甲状软骨下方0.5～1 cm处作一倒"T"字形切口,横切口长度约为气管直径的1/3。然后向下插入气管插管,用事先在气管下方穿好的丝线在切口稍下方做一结扎,再将结扎线固定于"Y"形气管插管一侧分支处,以防插管滑脱。将切口边缘的皮肤及皮下肌肉组织向外侧拉开,在深部可见到位于气管旁的血管神经束,仔细辨认并小心分离左侧的减压神经、交感神经和迷走神经(图2-11),下穿不同颜色的湿丝线备用。然后分离双侧的颈总动脉,穿线备用。

4. 插动脉插管

分离右侧颈总动脉2～3 cm(尽量向头端分离),近心端用动脉夹夹闭,远心端用线扎牢,在结扎处稍下剪一斜口,向心脏方向插入已注满肝素溶液的动脉插管(注意管内不应有气泡),用线将插管与动脉扎紧,并将结扎线固定于插管侧面的小突起点。将压力换能器插头连接到生物信号采集处理系统相应通道的输入插口,压力换能器内充满肝素溶液,排除气泡,并与动脉插管相连接,然后缓慢放开动脉夹,观察动脉血压。此时要注意:① 保持插管与动脉方向一致,以免插管刺破血管造成大出血。② 换能器应与心脏在同一水平。

5. 开机并启动生物信号采集处理系统

采样和刺激器参数见表5-1,描记动脉血压曲线(图5-1)。

表5-1 采样和刺激器参数

采样参数			刺激器参数	
显示方式	记录仪		刺激模式	串刺激
采样间隔	1 ms		时程	5 s
X轴显示压缩比	20∶1		波宽	1 ms
通道	通道2	通道4	幅度	1 V
DC/AC	DC	记录刺激标记	频率	30 Hz
处理名称	血压	刺激标记		
放大倍数	100～200	5～50		
Y轴压缩比	4∶1	16∶1		

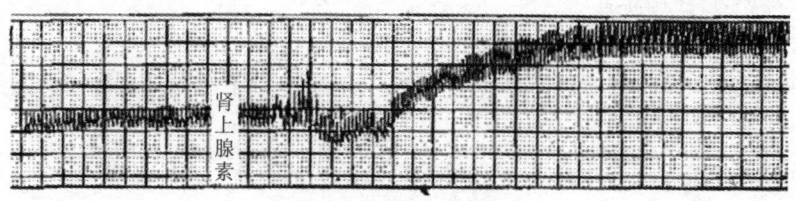

图5-1 动脉血压曲线

【观察项目】

1. 观察正常血压曲线

正常血压曲线可以看到三级波。

2. 夹闭颈总动脉

待血压平稳后,将备好的左侧颈总动脉轻轻提起并用动脉夹夹闭颈总动脉,观察血压变化。

3. 药物对血压的影响

待血压稳定后,从耳缘静脉依次注入下列药物,观察血压变化。注意应待前一药物作用消失后,再给下一药物。

第1组

(1) 生理盐水5 mL。

(2) 10^{-4} 肾上腺素,0.1 mL/kg。

(3) 10^{-4} 去甲肾上腺素,0.1 mL/kg。

(4) 10^{-5} 异丙肾上腺素,0.1 mL/kg。

第2组

(1) 2.5%酚妥拉明,0.1 mL/kg;停药2 min后再给以下药物。

(2) 10^{-4} 肾上腺素,0.1 mL/kg。

(3) 10^{-4} 去甲肾上腺素,0.1 mL/kg。

(4) 10^{-5} 异丙肾上腺素,0.1 mL/kg。

第3组

(1) 0.1%普萘洛尔,0.3 mL/kg。

(2) 10^{-4} 肾上腺素,0.1 mL/kg。

(3) 10^{-4} 去甲肾上腺素,0.1 mL/kg。

(4) 10^{-5} 异丙肾上腺素,0.1 mL/kg。

4. 调整刺激参数

将神经置于保护电极上,分别刺激减压神经、迷走神经、交感神经,观察血压变化。注意应待前一刺激作用消失后,再给下一刺激。

实验完毕,按计算机生物信号采集处理系统"基本操作"的方法进行资料重显,并把所需的图形结果打印出来。

【注意事项】

(1) 每项实验后,应待血压基本恢复并稳定后再进行下一项,注意各组的给药顺序,勿随意更改。

(2) 每次给药前后,应注意防止头皮针管内的血液凝固。

(3) 实验结束后,必须先结扎颈总动脉近心端,再拆除动脉插管。

【复习思考题】

一、单选题

1. 迷走神经对体循环的主要作用是影响(   )。

　　A. 心肌收缩力　　　　B. 外周阻力　　　　C. 血管顺应性　　　D. 心率

　　E. 回心血量

2. 维持机体血压相对稳定最重要的反射是(　　　)。

　　A. 化学感受器反射　　B. 牵张反射　　　　C. 减压反射　　　　D. 升压反射

　　E. 本体感受器反射

3. 有关肾上腺素与去甲肾上腺素的作用叙述错误的是(　　　)。

　　A. 两者都能升高血压　　　　　　　　　B. 前者主要是作用于心脏

　　C. 后者只作用于血管,对心脏无作用　　D. 前者可使心输出量增加

　　E. 后者可提高外周阻力

二、思考题

1. 比较肾上腺素、去甲肾上腺素、异丙肾上腺素对心血管作用的异同。

2. 给予酚妥拉明后,为什么可出现肾上腺素升压作用的翻转?

(梅仁彪)

实验二　离体蛙心灌流及药物对心脏的影响

【目的和原理】

　　学习离体器官(蛙心)灌流的方法,观察药物对蛙心活动的影响。心脏的正常节律性活动需要一个适宜的内环境(如 Na^+、K^+、Ca^{2+} 等的浓度及比例、pH 和温度),将离体心脏置于适宜的理化环境中(如任氏液),心脏仍能有节律地自动收缩和舒张,并维持较长时间。将药物加入灌流液中,可观察药物对心脏的直接作用。水合氯醛可抑制心肌收缩,用于建立心衰模型,观察强心苷类药物的强心作用。

【实验对象】

　　蟾蜍或蛙。

【器材和药品】

　　RM6240 生物信号采集处理系统、张力换能器、蛙类手术器械一套(包括探针、玻璃分针、粗剪刀、眼科剪、手术剪、镊子、木槌)、蛙心插管、蛙心夹、滴管、烧杯、吸管、铁支架、双凹夹、试管夹、丝线、双凹夹。

　　任氏液、10%夹竹桃水煎剂、5%水合氯醛溶液。

【方法和步骤】

1．暴露心脏

取蟾蜍1只，破坏脑和脊髓后，仰卧固定于蛙板上，从剑突下将胸部皮肤向上剪开，然后剪掉胸骨，打开心包，暴露心脏，分离左、右主动脉。

2．蛙心插管

在血管分支前的主动脉和左侧主动脉下各穿一线，将分支前的主动脉下的线1打一松结备用，将左侧主动脉下的线2结扎（图5-2）。用左手提起结扎线，用眼科剪在左侧主动脉距分叉部2～3 mm处剪一"Ｖ"形小口，右手将盛有少量任氏液的蛙心插管由此口插入主动脉球，然后稍退出，使尖端沿着动脉球后壁向心室中央方向插入，经主动脉瓣插入心室腔内。进入心室的标志是随着心室的搏动，有血液喷入插管，插管内的液面随着心搏而升降。将主动脉的松结扎紧，并固定在插管的侧钩上。及时用吸管吸去插管中的血液，多次更换新鲜任氏液。剪断左主动脉，轻轻提起插管和心脏，在心脏的下方绕一线，将右主动脉、左右肺静脉、前后腔静脉一起结扎（切勿损伤静脉窦）。于结扎线下方剪去所有牵连的组织，将心脏摘出，离体蛙心标本即制成。

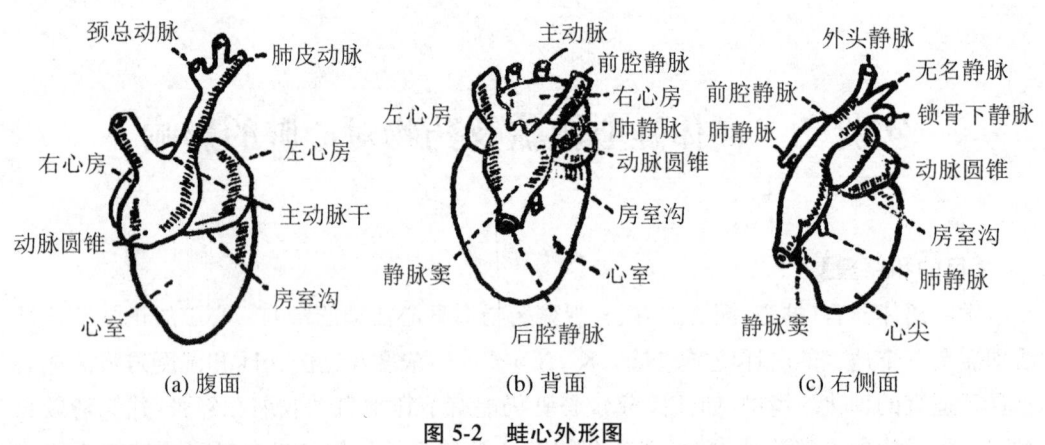

图 5-2　蛙心外形图

3．仪器连接

用试管夹将蛙心插管固定于铁支架上，将蛙心夹上的线连至张力换能器的悬梁臂上（注意不要让心脏受到过度牵拉）。将张力换能器连至计算机生物信号采集处理系统，把记录线移至适宜处，实验中一般不要移动此线，以此作为基线对照分析心肌紧张性等特性的变化。

（1）系统。点击"实验"菜单，选择"生理科学实验中"的"蛙心灌流"项目，系统进入该实验信号记录状态。

（2）仪器参数。通道时间常数为直流，滤波频率10 Hz，灵敏度3 g，采样频率400 Hz，扫描速度1 s/p。

【观察项目】

1. 描记正常心搏曲线

曲线波动的规律性,代表心搏的节律性;曲线的幅度,代表心室收缩的强弱;曲线的顶点水平,代表心室收缩的程度;曲线的基线,代表心室舒张的程度。

2. 依次加入下列药物,观察曲线变化

(1) 5%水合氯醛 $0.1\sim0.2$ mL。

(2) 当心脏收缩明显减弱或停搏时,立即换液,并向插管内加入10%的夹竹桃煎剂 $0.1\sim0.2$ mL。

(3) 当作用明显时,再加入10%或100%的夹竹桃煎剂 $0.1\sim0.2$ mL 直到出现强心苷中毒现象。

【注意事项】

(1) 手术中要细心,避免损伤静脉窦。蛙心夹应在心室舒张期一次性夹住心尖,避免因夹伤心脏而导致漏液。

(2) 插管插入后,管中的液面不能随心脏搏动而上下波动,或波动幅度不大,影响结果的观察。提示可能有以下原因:插管插到了主动脉的螺旋瓣中,未进入心室;插管插到了主动脉壁肌肉和结缔组织的夹层中;插管尖端抵触到心室壁;插管尖端被血凝块堵塞。

(3) 插管后,心脏不跳动。提示可能有以下原因:心室或静脉窦受损;插管尖端深入心室太多或尖端太粗;心脏太小,影响到心脏的收缩;心脏功能状态不好。

(4) 标本制备好后,若心脏功能状态不好(不搏动),可向插管内滴加 $1\sim2$ 滴2% $CaCl_2$ 或 $1:10000$ 肾上腺素,以促进(启动)心脏搏动。在实验程序安排上也可考虑促进和抑制心脏搏动的药物交替使用。

(5) 滴加试剂的滴管应专用,不能混用。每次滴加试剂后,应立即用滴管轻轻搅匀,使之迅速发挥作用;每次滴加试剂先加 $1\sim2$ 滴,如作用不明显时再补加。

(6) 每次换液时,插管内液面应保持相同的高度。

(7) 谨防灌流液沿丝线流入张力传感器内而损坏其电子元件。

(8) 每一观察项目都应先描记一段正常曲线,然后再加药并记录其效应。加药时应在心跳曲线上予以标记,以便观察分析。

【复习思考题】

一、填空题

1. 离体蛙心灌流实验中,加入水合氯醛的作用是_____。

2. 离体蛙心灌流实验中,所用的营养液为_____。

3. 离体蛙心灌流实验中,蛙心夹应在_____期夹住_____。

4. 离体蛙心灌流实验中,插管成功后,管内液面会随着心脏搏动而_____。

二、思考题

1. 简述强心苷增强心肌收缩力的机制。
2. 在离体蛙心灌流实验中，每次换液时，插管内液面应保持相同的高度，为什么？

（郑书国）

实验三　消化道平滑肌的生理特性及药物对平滑肌运动的影响

【目的和原理】

观察哺乳动物小肠平滑肌的一般生理特性，以及改变某些理化因素对小肠平滑肌的自动节律性和紧张性的影响。学习哺乳动物离体器官灌流的方法。

消化道平滑肌具有自动节律性，富于伸展性，对化学物质、温度变化及牵张刺激较敏感等生理特性。当交感神经兴奋时，其末梢释放的递质去甲肾上腺素或体液中的肾上腺素，作用于消化道平滑肌细胞上的 a、β 受体，从而使平滑肌运动减慢、减弱。当迷走神经兴奋时，末梢释放递质乙酰胆碱，作用于平滑肌细胞膜上的 M 受体，从而使平滑肌运动加快、加强。因此，当给予相应药物（如受体激动剂或受体阻断剂）于灌流液中时，平滑肌舒缩活动也发生相应变化。本实验观察离体小肠在模拟内环境（离子成分、晶体渗透压、酸碱度、温度、氧分压等方面类似于内环境）中的活动，以及内环境改变对小肠平滑肌活动的影响。

【实验对象】

家兔，雌（未孕）雄不拘，体重 $2 \sim 2.5$ kg。

【器材和药品】

生物信号采集处理系统、张力换能器、恒温平滑肌实验系统或麦氏浴槽、大烧杯、"L"形通气管、酒精灯、温度计。

台氏液、乙酰胆碱（1∶100000）、肾上腺素（1∶10000）、阿托品（1∶10000）及盐酸（1 mol/L）。

【方法和步骤】

1. 实验准备

调节实验装置。哺乳动物小肠平滑肌离体灌流的方法可以使用恒温平滑肌实验系统，也可以使用麦氏浴槽进行实验，如图 5-3 所示。

（1）恒温平滑肌实验系统。在恒温平滑肌槽的中心管加入台氏液,外部容器中加装温水,开启电源加热,浴槽温度将自动稳定在 38 ℃左右。调节进气旋钮使气体通过进气针进入实验管,且使气泡一个接一个地出现为台氏液供氧为宜。标本一端固定在标本固定柱上,另一端与换能器相连。

（2）麦氏浴槽。安装好一套麦氏浴槽。浴槽内加入 38 ℃台氏液,将增氧泵与"L"形通气管相连以供氧气。将浴槽放入盛有 38～39 ℃水的烧杯内,其下用酒精灯加热,通过观察安置在浴槽中的温度计,使台氏液温度始终保持在 38～39 ℃。

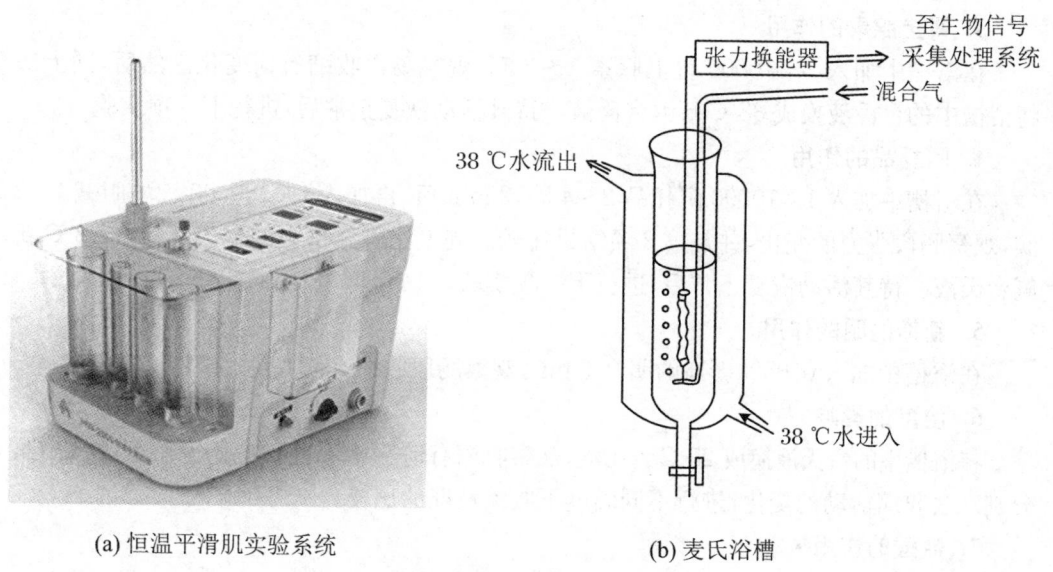

（a）恒温平滑肌实验系统　　　　　　　　（b）麦氏浴槽

图 5-3　离体小肠灌流实验装置

2. 标本制备

用木槌猛击兔的头枕部使其昏迷。迅速剖开腹腔找到胃,以胃幽门与十二指肠交界处为起点,先将肠系膜沿肠缘剪去,再剪取 20～30 cm 肠管。在肠管外壁用手轻轻挤压以除去肠管内容物,并迅速将肠管放入 35 ℃左右的台氏液中浸浴,当肠管出现明显活动时,将其剪成约 3 cm 长的肠管,两端用细线结扎,一端固定于通气管的挂钩上,另一端系于张力换能器的弹性悬梁臂上。

3. 实验装置的连接与使用

张力换能器与生物信号采集处理系统通道连接。适当调节换能器的高度,使其与标本间连线的松紧度适宜。标本和连线应悬于浴槽中央,不能与浴槽壁接触。打开系统,进入平滑肌特性实验,描记平滑肌收缩曲线。

【观察项目】

1. 正常收缩曲线

描记一段离体小肠平滑肌的正常收缩曲线,注意观察基线水平、收缩幅度和节律。

2. 乙酰胆碱的作用

在恒温平滑肌实验系统的实验管(或麦氏浴槽)中加入 1:100000 乙酰胆碱 1~2 滴,观察肠段收缩活动(包括张力)的变化。待作用出现后,放掉浴槽中的台氏液,加入预先准备好的 38 ℃ 新鲜台氏液。重复更换 2~3 次新鲜台氏液,待肠段活动恢复至对照水平时,进行下一项实验。

3. 肾上腺素的作用

在浴槽中加入 1:10000 肾上腺素 1~2 滴,观察肠段收缩有何变化。然后,同上法将浴槽中的台氏液换成 38 ℃ 新鲜台氏液。待其活动恢复正常后,进行下一项实验。

4. 阿托品的作用

在浴槽中加入 1:10000 阿托品 2~4 滴,2 min 后,再加入 1:100000 乙酰胆碱 1~2 滴,观察肠段张力的变化,并与第 2 项结果比较。同上法将浴槽中的台氏液换成 38 ℃ 新鲜台氏液。待其活动恢复正常后,进行下一项实验。

5. 新斯的明的作用

在浴槽中加入 0.05% 新斯的明 0.5 mL,观察肠段收缩有何变化。

6. 温度的影响

将浴槽中的台氏液换成 25 ℃ 台氏液,观察收缩有何变化。逐步加温至 38 ℃ 和 42 ℃,分别观察收缩活动的变化,进行不同温度下收缩情况的比较。

7. 盐酸的作用

在浴槽中滴入 2 滴 1 mol/L 的 HCl 溶液,观察平滑肌的反应。

【注意事项】

(1) 加药前,先准备好每次更换用的 38 ℃ 左右的台氏液。

(2) 每次加药出现反应后,必须立即更换浴槽内的台氏液,至少 2 次。每项实验加入台氏液的量应相同。待肠段运动恢复正常后再进行下一项实验。

(3) 上述各药用量系参考剂量,若效果不明显,可以增补加药。

(4) 供氧的气泡过大、过急都会使悬线振动,导致标本较大幅度地摆动而影响记录。

【复习思考题】

一、填空题

1. 消化道平滑肌具有的生理特点有＿＿＿＿＿、＿＿＿＿＿和＿＿＿＿＿。

2. 消化道平滑肌对＿＿＿＿＿、＿＿＿＿＿和＿＿＿＿＿的刺激较为敏感。

3. 哺乳类动物离体器官灌流的营养液为＿＿＿＿＿,离体灌流还必须满足的条件有＿＿＿＿＿＿＿＿＿和＿＿＿＿＿＿＿＿＿＿＿＿＿。

二、思考题

1. 温度的变化对消化道平滑肌的特性有何影响？简述其主要机理。
2. 肾上腺素和阿托品对消化道平滑肌的特性有何影响？简述其主要作用机制。

（董淑英）

实验四　急性高钾血症及其解救

【目的和原理】

正常血清钾水平维持在 3.5～5.5 mmol/L，当血钾水平因各种致病因素影响而升高时，可对心肌细胞产生明显的毒性作用。血清钾水平超过 5.5 mmol/L，称为高钾血症。高钾能抑制心肌兴奋性、自律性、传导性和收缩性，导致机体发生心动过缓、房室传导阻滞、室颤、心律失常，甚至心脏骤停而死亡。本实验通过对急性高钾血症模型的复制，观察高钾血症时实验动物心电图的变化特征，并设计抢救和治疗方案，达到深入理解高钾血症对心肌的毒性作用以及抢救方法作用机理的目的。

【实验对象】

大鼠或家兔。

【器材和药品】

生物信号采集系统、台秤、哺乳类动物手术器械、注射器（1 mL、5 mL、10 mL）、输液装置、小儿头皮针、生化分析仪。

20％乌拉坦生理盐水溶液、1.5％戊巴比妥钠、5％KCl 溶液、10％KCl 溶液、10％ $CaCl_2$ 溶液、5％$NaHCO_3$ 溶液、生理盐水。

【方法和步骤】

1. 大鼠高钾血症

（1）取大鼠 1 只（200～250 g），称重。

（2）麻醉。20％乌拉坦生理盐水溶液按 5 mL/kg 腹腔注射麻醉。

（3）固定。待大鼠角膜反射及四肢肌张力消失后，将其以仰卧位固定在鼠台上。

（4）连接电极。将针形电极分别插入四肢皮下，连接顺序为：绿色电极→右前肢；黑色电极→右后肢；红色电极→左后肢。将电极另外一端连接至生物信号采集系统。

（5）描记正常心电图。开机启动生物信号采集系统，描记出正常心电图，设置合适的心电图描记参数。

（6）复制高钾血症。将 5% KCl 溶液腹腔注射 1 mL，每隔 5 min 注射相同剂量一次，连续动态观察心电图变化。若经过 40 min 仍未出现高钾血症心电图，可以采用 10% KCl 溶液腹腔注射，一边注射一边观察，直至出现高钾血症心电图。

（7）抢救治疗。在出现典型高钾血症心电图后，立即腹腔注射 10% $CaCl_2$ 溶液 0.4 mL/100 g 或 5% $NaHCO_3$ 溶液 0.4 mL/100 g，观察并记录心电图的变化。

2. 家兔高钾血症

（1）动物准备。取健康家兔 1 只，称重；1.5% 戊巴比妥钠按 2 mL/kg 经耳缘静脉缓慢注射全身麻醉；待家兔角膜反射及四肢肌张力消失后，将其以仰卧位固定在兔台上。

（2）颈动脉插管。沿颈前部皮肤正中线切开，暴露皮下筋膜及肌肉。用止血钳行钝性分离，即可于气管外侧见到搏动的颈总动脉鞘，持玻璃分针沿神经、血管走向分离动脉鞘膜。分离颈总动脉 3~4 cm，穿线备用。将颈总动脉远心端结扎，近心端用动脉夹夹紧。眼科剪在近结扎点稍下方剪一斜行切口，约剪开管径的一半。将充满抗凝剂的动脉插管，用备用丝线结扎固定。动脉插管用于采血测定血钾浓度。

（3）连接电极。将针形电极分别插入四肢皮下，连接顺序为：红色电极→右前肢；黄色电极→左前肢；黑色电极→右后肢；绿色电极→左后肢（注：所用生物信号采集系统型号不同，连接顺序略有差别）。将电极另外一端连接至生物信号采集处理系统。

（4）描记正常心电图。打开电脑，进入实验系统描记出正常心电图。

（5）测定正常血钾浓度。颈总动脉采血 2 mL，沿着管壁轻轻注入含有抗凝剂的离心管中。轻轻转动离心管，混匀，经 1000 r/min 离心 10 min，取血浆放入试管中，用于测定血钾正常值。

（6）复制高钾血症。经耳缘静脉注入 5% KCl 1 mL，观察心电图变化，当出现高钾血症心电图时，颈总动脉采血 2 mL，进行血钾测定。

（7）抢救治疗。当出现心室扑动或颤动波形后，立即停止滴注 KCl，并迅速准确地由另外一侧耳缘静脉注入已预先准备好的抢救药物（10% $CaCl_2$ 溶液 2 mL/kg 或 5% $NaHCO_3$ 溶液 5 mL/kg）。抢救过程中注意观察并记录心电图变化。如果短时间内无法快速输入抢救的药物，可能救治效果不佳。

待心室扑动或颤动波消失，心电图基本恢复正常时，再由颈总动脉采血测定救治后的血钾浓度。

【注意事项】

（1）准确选择大鼠腹部注钾的位置：注钾部位选择下腹部左或右外侧，切莫选择下腹部正中部位注钾，以免将钾溶液注入膀胱内。

（2）保持静脉管道的通畅。

（3）心电干扰波的处理：针型电极刺入对称部位的皮下；导线避免纵横交错，实验台上的液体要及时清除。

（4）输注 10% KCl 溶液时,应密切观察心电图波形的变化,防止血钾过高导致心脏骤停,动物死亡。

【复习思考题】

一、单选题

1. 维持血浆钾浓度恒定主要依靠(　　)。
   A. 钾的跨细胞转移　　　　　　　　B. 细胞内钾的变化
   C. 调节钾的摄入量　　　　　　　　D. 调节钾的排出量
   E. 改善肾脏功能

2. 高钾血症心肌生理特性改变是(　　)。
   A. 兴奋性先升高后降低、传导性降低、收缩性降低、自律性降低
   B. 兴奋性先降低后升高、传导性降低、收缩性降低、自律性升高
   C. 兴奋性降低、传导性降低、收缩性升高、自律性降低
   D. 兴奋性降低、传导性升高、收缩性降低、自律性降低
   E. 兴奋性升高、传导性升高、收缩性降低、自律性降低

3. 对高钾血症患者应当首先(　　)。
   A. 口服阳离子交换树脂　　　　　　B. 给胰岛素、葡萄糖
   C. 注射含 Na^+、Ca^{2+} 溶液　　　　D. 腹膜透析
   E. 血液透析

二、思考题

1. 高钾血症时心电图的总体变化如何?
2. 高钾血症对心肌细胞的影响如何?
3. 简述高钾血症用钙剂和 $NaHCO_3$ 溶液抢救的机制。

（葛荣靖）

实验五　失血性休克的观察与抢救

【目的和原理】

短时间内大量失血可引起失血性休克,如外伤、胃溃疡出血、产后大出血等。休克的

发生取决于失血量和失血速度，快速失血超过全身血液总量的 20%左右即可引起休克。休克的微循环学说认为休克的发病关键不在于血压，而在于血流，所以治疗休克应在改善微循环、保证组织有效灌流量的基础上再应用血管活性药物。本实验的目的是学习复制失血性休克动物模型；观察动物失血性休克时血压、呼吸、中心静脉压及肠系膜微循环的变化，分析其发生机制，探讨失血性休克的有效抢救方法。

【实验对象】

家兔，体重 2.0～3.0 kg。

【器材和药品】

生物信号采集处理系统、血压换能器、哺乳动物手术器械一套（剪毛剪、手术刀、组织剪、眼科剪、眼科镊、组织镊各 1 把，止血钳 6 把）、动脉插管、动脉夹、静脉输液装置、微循环观察装置、中心静脉压测定装置、兔手术台、气管插管、玻璃分针、缚绳、注射器。

20%氨基甲酸乙酯、0.5%肝素、生理盐水、0.01%去甲肾上腺素、多巴胺。

【方法和步骤】

1. 仪器操作

（1）将血压换能器与生物信号采集处理系统的信号放大器通道 1（或其他通道）连接，血压换能器头端的两个小管，分别与三通活塞相连。三通活塞一端为注入肝素生理盐水混合液和调零、压力定标用；三通活塞另一端与动脉插管相连。

（2）打开计算机，启动生物信号采集处理系统。打开菜单"实验/常用生理学实验"，选择"动脉血压记录"。

2. 动物操作

（1）麻醉和固定。取家兔 1 只，称重。20%氨基甲酸乙酯（5 mL/kg）从耳缘静脉缓慢注射进行麻醉。在实验中若麻醉深度不够时，可酌情补加麻醉剂（一般每次补加 2 mL 为宜）。将麻醉的动物仰卧固定于兔手术台上。

（2）气管插管。剪去颈部正中兔毛，沿颈部正中线切开皮肤 5～7 cm，止血钳钝性分离皮下组织和肌层，暴露出气管，于气管下方穿一棉线备用；在喉头下方约 2 cm 处作一倒"T"形切口，将气管插管自切口处向肺方向插入，用棉线结扎固定以防其滑出。

（3）颈动脉插管。分离左侧颈总动脉，在颈总动脉下方穿两根丝线，先用一线结扎动脉的远心端，后用动脉夹夹闭动脉的近心端（动脉夹距远心端的线结一般为 2～3 cm），另一线置于线结与动脉夹之间备用。一小指置于颈总动脉下方将其挑起，用眼科剪于远心端的线结稍下方处作一斜形剪口（约剪开管径的一半），然后将充满肝素生理盐水混合液的动脉插管向心脏方向插入动脉内，用预置的丝线将动脉插管扎紧固定，以防动脉插管滑出。动脉插管插好后应保持插管与动脉的方向一致，防止血管壁被插管尖端刺破。

（4）颈外静脉插管。分离右侧颈外静脉，方法同上，将充满肝素生理盐水的静脉插管向心脏方向插入静脉内,用预置的丝线将静脉插管扎紧固定,以防插管滑出。插管后连接三通开关,一侧测中心静脉压(CVP),另一侧连输液瓶。

(5)肠系膜微循环观察。在微循环观察盒侧、腹直肌旁作 4 cm 长的纵行中腹部切口,钝性分离肌肉,打开腹腔后,找出一段游离度较大的小肠肠袢,轻轻地从腹腔中拉出,放置在微循环恒温灌流盒内,在显微镜下观察肠系膜 10 μm 以下的毛细血管管径、血流速度和血流量的变化。

【观察项目】

1．动脉血压

松开动脉夹,点击"采样"按钮,开始采样观察和描记正常动脉血压曲线。

2．观察记录

观察记录动物各项生理指标,包括皮肤黏膜颜色、呼吸、心率、中心静脉压和肠系膜微循环等。

3．复制失血性休克模型

松开颈动脉夹,放血,使血液流入肝素化的 100 mL 注射器内,迅速放血致血压下降到 5.33 kPa(40 mmHg)后,停止放血 10 min,观察血压有何变化。调节注射器内放出的血量,维持血压在 4.0~5.33 kPa(30~40 mmHg)20 min,在此期间,观察记录动物各项指标的动态变化。

4．肠系膜微循环观察

(1)流态。按显微镜下所见血流流动的形态区分:① 0 级:线(带)状。② Ⅰ级:粒(絮)状。③ Ⅱ级:淤滞。

(2)管径。放大 100 倍时用目镜测微器测量微(或小)动、静脉管径。

(3)血管周围。有无血管轮廓模糊(表示液体渗出)或血细胞渗出。

5．休克救治

分组进行实验,每实验组做下列步骤中的一项。

(1)单纯输血组。动物血压 5.33 kPa(40 mmHg)维持 20 min 后,将放出的血液自颈外静脉快速输回,观察记录输血过程中及输血后的各项指标的动态变化。

(2)去甲肾上腺素组。动物血压 5.33 kPa(40 mmHg)维持 20 min 后,将放出的血液自颈外静脉快速输回,然后输入与失血量等量的生理盐水,盐水内加去甲肾上腺素,给药剂量 0.1 μg/(kg·min),滴注 20 min。观察记录输液过程中及输液后的各项指标的动态变化,是否可恢复正常并保持稳定。

(3)多巴胺组。动物血压 5.33 kPa(40 mmHg)维持 20 min 后,将放出的血液自颈外静脉快速输回,观察记录输血过程中及输血后的各项指标的动态变化。然后,输入与失血量等量的生理盐水,盐水内加多巴胺 0.2 mg[给药剂量 5 μg/(kg·min)],20 min 滴完。观察记录输液过程中及输液后的各项指标的动态变化,是否可恢复正常并保持稳定。

6. 实验结果

各实验组将实验结果填入表 5-2。

表 5-2　不同治疗方案组别实验动物生理指标的变化

项目 组别	血压 （mmHg）	CVP （cmH$_2$O）	呼吸		微循环	
			频率	幅度	血液流态	血管管径
对照组						
单纯输血组						
去甲肾上腺素组						
多巴胺组						

【注意事项】

（1）麻醉动物时，注射速度宜慢，麻醉应适量，过快、过量易致动物死亡。

（2）分离神经血管时，要先分辨清楚再分离，且勿损伤血管和神经，也不要过度牵拉神经。

（3）定标时应在动脉插管未插入动脉前或插入动脉后将压力换能器的三通活塞 a 侧管与大气相通状态进行。

【复习思考题】

一、单选题

1. 下列哪项不是休克代偿期微循环的变化？（　　　）
    A. 微动脉收缩
    B. 后微动脉收缩
    C. 毛细血管前括约肌收缩
    D. 动静脉吻合支收缩
    E. 微静脉收缩

2. 休克实验中颈动脉插管的目的是（　　　）。
    A. 放血
    B. 测量血压
    C. 放血和测量血压
    D. 血液回输
    E. 以上全是

3. 有关休克代偿期下列叙述正确的是（　　　）。
    A. 脉搏细速、血压正常或稍高、脉压减小
    B. 脉搏细速、血压降低、脉压增大
    C. 脉搏缓慢、血压升高、脉压减小
    D. 脉搏细速、血压正常或稍高、脉压增大
    E. 脉搏缓慢、血压降低、脉压减小

4. 休克的正确补液原则是(　　)。

 A. 为防止肺水肿发生,低血容量性休克进展期补液量应低于失液量

 B. 失多少,补多少

 C. 需多少,补多少

 D. 感染性休克患者无需输液

 E. 过敏性休克患者无需补液

二、思考题

1. 休克初期主要系统器官功能代谢变化及其机制。
2. 休克的基本防治原则。
3. 血管活性药物在休克防治中的作用和使用原则。

(鲍能胜)

实验六　呼吸运动调节和急性呼吸功能不全

【目的和原理】

正常呼吸运动的维持依赖于神经体液因素的调节。当某些致病因素引起机体外呼吸严重障碍时,可引起动脉血 PaO_2 降低,伴有或不伴有 $PaCO_2$ 增高,进入呼吸功能不全状态。本实验通过观察某些因素对呼吸运动的影响,复制动物急性呼吸功能不全模型并观察急性肺水肿的表现,探讨其相关的发病机理。

【器材和药品】

生物信号处理系统、呼吸换能器、哺乳类动物手术器械、兔手术台、气管插管、注射器(20 mL、5 mL)、50 cm 长的橡皮管、CO_2 球囊、听诊器、滤纸、烧杯、化学天平。

生理盐水、20%氨基甲酸乙酯(乌拉坦)、654-2、3%乳酸、油酸或 20%葡萄糖溶液。

【实验对象】

家兔。

【方法和步骤】

1. 仪器连接

将呼吸换能器插头连接计算机生物信号处理系统 2 通道的输入插座。

2. 参数设置

打开计算机,启动生物信号处理系统。打开菜单"实验/常用生理学实验",选择"呼

吸运动的调节"。

3. 取家兔 1 只,称重

用 20%氨基甲酸乙酯(5 mL/kg)由兔耳缘静脉注入,待动物麻醉后仰卧固定于手术台上。

4. 手术

沿颈部正中切开皮肤,分离气管并插入气管插管。将气管插管的一端连于呼吸换能器。

【观察项目】

1. 呼吸运动的调节

(1) 描记正常呼吸运动曲线。观察呼吸节律和幅度,用听诊器听呼吸音。

(2) 增加吸入气中 CO_2 浓度。当呼吸平稳后,将装有 CO_2 的球囊管口对准套在气管插管的侧管上,观察呼吸效应并在记录的曲线上做出标记。

(3) 缺氧。当呼吸恢复后,将连接有一定容量空气气囊的钠石灰(吸收 CO_2)瓶的瓶塞上管口对准套在气管插管的侧管上,松开球囊夹子,缓慢增加吸入气中 CO_2 浓度,观察呼吸效应并在记录的曲线上做出标记。

(4) 增大无效腔(长管呼吸)。当呼吸恢复后,将一段长橡皮管接气管插管侧管,观察呼吸效应并在记录的曲线上做出标记。

(5) 注射乳酸。抽取 3%浓度的乳酸 1 mL,于兔耳缘静脉注射并观察呼吸效应并在记录的曲线上做出标记。

(6) 不完全窒息。夹闭侧管口径一半,观察呼吸效应并在记录的曲线上做出标记。

(7) 完全窒息。完全夹闭侧管口数秒钟,观察呼吸效应并在记录的曲线上做出标记。

2. 复制肺水肿模型

(1) 油酸引起的肺水肿。实验组家兔由耳缘静脉注入生理盐水 1 mL/kg,紧接着注入油酸 0.08 mL/kg,可造成肺水肿;预防组家兔由耳缘静脉按 1 mL/kg(10 mg/1 mL)注入 654-2,紧接着注入油酸 0.08 mL/kg。

(2) 高渗葡萄糖引起的肺水肿。抬高兔台头端约成 30°角,保持气管位于正中部位,用 5 mL 注射器抽取 20%的葡萄糖溶液 1 mL/kg,将针头插入气管插管内,5 min 内缓慢匀速将葡萄糖液滴入气管内(通过气管插管侧管),可造成肺水肿。

(3) 观察注入油酸或滴入高渗葡萄糖后的各组动物呼吸形式、听诊呼吸音的变化,观察气管导管内有无泡沫样液体流出。

3. 计算肺系数

于注入油酸后 30～45 min(或注入葡萄糖后 3～5 min),放血处死动物,开胸迅速完好地取出肺脏(注意切勿损伤肺),于气管隆突上方 1 cm 处结扎之,剪除结扎线上方的气管,用滤纸吸去肺表面的水分后称取肺重量,按下式计算肺系数,然后肉眼观察肺大体的

改变,并切开肺观察切面的改变,注意有无泡沫样液体流出。肺系数的公式为

$$肺系数 = \frac{肺重量(g)}{体重量(kg)} \quad (正常兔肺系数为\ 4 \sim 5)$$

【注意事项】

(1) 气管插管前注意止血并清理气管内血液。

(2) 注射乳酸时不要刺破静脉,以免乳酸外漏,引起动物躁动。

(3) 呼吸效应明显时即可终止干预,恢复正常呼吸;完全夹闭气管插管侧管软管时密切观察呼吸运动,防止呼吸过度抑制。

(4) 取肺时应避免损伤肺组织,并尽量减少对肺组织的挤压。

【复习思考题】

一、单选题

1. 下列关于平静呼吸的描述,哪一项是错误的?(　　)

　　A. 吸气时肋间外肌收缩　　　　　　B. 吸气时膈肌收缩

　　C. 呼气时呼气肌收缩　　　　　　　D. 呼气时胸骨和肋骨回复原位

　　E. 呼气时膈肌和肋间外肌舒张

2. 基本的呼吸中枢位于(　　)。

　　A. 脊髓　　　　　B. 延髓　　　　　C. 脑桥　　　　　D. 中脑

　　E. 大脑皮层

3. 死腔样通气是指(　　)。

　　A. 部分肺泡血流不足　　　　　　　B. 部分肺泡通气不足

　　C. 部分肺泡通气不足而血流正常　　D. 部分肺泡血流不足而通气正常

　　E. 生理死腔扩大

二、思考题

1. 呼吸运动的体液调节因素有哪些?如何调节?

2. 各种类型的呼吸功能不全的发生机制如何?血气指标有何变化?

(李言)

实验七　家兔实验性弥散性血管内凝血

【目的和原理】

急性实验性弥散性血管内凝血(DIC)是指在某些致病因子作用下,凝血因子和血小板被激活,引起弥散性血管内微血栓形成,同时或继发纤溶亢进,从而出现器官功能障碍的病理过程。在 DIC 发生发展的过程中,各种凝血因子和血小板因大量消耗而明显减少,FDP 增多,引起出血和严重的器官功能损害。通过复制 DIC 动物模型,并测定其血液学变化的指标,探讨急性 DIC 的发病机制。初步掌握急性实验性 DIC 动物模型的复制方法,了解急性 DIC 的血液学检查方法和诊断标准。

【实验对象】

家兔,雌(未孕)雄不拘,体重 2～2.5 kg。

【器材和药品】

电热恒温水箱、分光光度计、离心机、显微镜、血细胞计数板、兔解剖台、哺乳类动物手术器械、秒表、小试管架、12 mm×75 mm 和 12 mm×100 mm 试管、刻度离心管、0.5 mL 吸管、血红蛋白吸管、药物天平、1.5 mm 外径硅胶管。

4%兔脑粉生理盐水浸液、K 试液、P 试液、1%硫酸鱼精蛋白液、0.025 mol/L 氯化钙溶液、血小板稀释液、3%戊巴比妥钠溶液、3.8%枸橼酸钠溶液、生理盐水、饱和氯化钠溶液。

【方法和步骤】

(1) 家兔麻醉固定备皮插管。称量体重,用 3%戊巴比妥钠按 1.0 mL/kg 的剂量由耳缘静脉缓慢注入麻醉。麻醉后待家兔呼吸平稳、疼痛及角膜反射消失、四肢肌肉松弛后将其仰卧固定于兔解剖台上,剪去颈部手术野的被毛,常规暴露一侧颈总动脉,插入硅胶管,作取血样本用。

(2) 取正常血样本。取家兔 3 mL 正常血样本至充有抗凝剂(3.8%枸橼酸钠溶液)的试管中,抗凝剂与血液之比为 1:9(V/V)。

(3) 复制 DIC 动物模型。取 4%兔脑粉生理盐水浸液,按 2.0 mL/kg 体重计算,将总量用生理盐水稀释至 30 mL,由耳缘静脉注射(可用头皮静脉针),其注入速度为 1～3 mL/min,分别于注射结束后 0 min、30 min 各取血 3 mL 至充有抗凝剂的试管中。

(4) 离心血液样本。将 3 次的血标本放入离心机中,设置 3000 r/min 速度离心 15 min,获得含微量血小板血浆作为大部分实验测定用。每次取血样本时,采血 1～2 滴供血小板记数用。

(5) 实验对照组。按上述要求取家兔 1 只,不注入兔脑粉浸液而改为注入生理盐水,注入途径、总量、速率和取血样本时间等均与实验兔相同。

【观察项目】

1. 白陶土部分凝血活酶时间(KPTT)测定

(1) 取被检血浆 0.2 mL,加入小试管内,置 37 ℃ 水浴中,然后加入 K 试液 0.2 mL,混匀,孵育 3 min。

(2) 加入 0.025 mol/L 氯化钙溶液 0.2 mL,同时开动秒表,10 s 后将试管从水浴中取出,轻轻地侧动,直至液体停止流动(呈胶冻状)或出现白色粗颗粒时,即为凝固终点。

(3) 重复操作 2～3 次,取平均值。

2. 凝血酶原时间(PT)测定

(1) 取被检血浆 0.1 mL,置于小试管中,放入 37 ℃ 水浴中。

(2) 加入 P 试液 0.2 mL,开动秒表,观察方法同上,测定凝固时间。

(3) 重复操作 2～3 次,取平均值。

3. 凝血酶时间(TT)测定

(1) 取被检血浆 0.2 mL,置于小试管中,放入 37 ℃ 水浴中。

(2) 加入适宜浓度的凝血酶悬液 0.2 mL,开动秒表,观察方法同上,测定凝固时间。

(3) 重复操作 2～3 次,取平均值。

4. 血浆鱼精蛋白副凝实验(3P 实验)

(1) 取被检血浆 0.45 mL,置于小试管中。

(2) 加入 1% 硫酸鱼精蛋白液 0.5 mL,混匀,在室温下放置 30 min,于观察前轻轻摇动试管,有白色纤维或凝块为阳性,均匀浑浊,无白色纤维者为阴性。

5. 纤维蛋白原定量(饱和盐水法)

(1) 取被检血浆 0.5 mL,置于 12 mm×100 mm 的试管中,加入饱和氯化钠溶液 4.5 mL,充分混匀,置 37 ℃ 水浴中孵育 3 min,取出后再次混匀,用 721s 型分光光度计比色,测定光密度。

(2) 以生理盐水代替饱和氯化钠溶液,进行同样操作,作为对照。

(3) 用对照管调零点,测出光密度(波长 520 nm)后,按下式计算纤维蛋白原含量。

$$纤维蛋白原含量(g/L) = \frac{测定管光密度}{0.5} \times 10$$

6. 血小板记数(BPC)

吸取血小板稀释液 0.38 mL 于一试管内,用血红蛋白吸管吸血 20 μL 立即加入血小板稀释液内,充分摇匀后,用滴管将上述混悬液一小滴滴入计算室内,静置 15 min 后,用高倍镜记数,数 5 个中方格内的血小板数×10^9/L 即可。

【实验结果记录】

1. 注入兔脑粉浸液前后实验动物状况

将注入兔脑粉浸液前后实验动物状况填入表 5-3。

表 5-3　注入兔脑粉浸液前后实验动物状况

实验动物状况	注入兔脑粉浸液前	注入兔脑粉浸液后
一般状态		
腹式呼吸		

2. 注入兔脑粉浸液前后凝血功能

将注入兔脑粉浸液前后凝血功能状况填入表 5-4。

表 5-4　注入兔脑粉浸液前后凝血功能状况

测定项目	注入前(5 min)	注入后(0 min)	注入后(30 min)
部分凝血活酶时间(KPTT)			
凝血酶原时间(PT)			
凝血酶时间(TT)			
血浆鱼精蛋白副凝实验			
纤维蛋白原定量			
血小板记数			

【注意事项】

(1) 本实验中,兔脑粉浸液的制备及注射速度对实验成败影响很大,在注入兔脑粉浸液的过程中,密切观察动物的呼吸情况,必要时酌情调整注射速度。

(2) 本实验中所用试剂、血浆样本及吸管较多,同一吸管只能吸取某一试剂或血浆样本,避免交叉使用。

(3) 恒温水浴中的水温应维持在(37±0.5)℃。

(4) 如室温较低(20℃以下),血浆放在 37℃恒温水浴中保温 1 min。

(5) 可根据实验室具体条件和实际情况,选择几项血液学的测定指标。

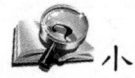 小贴士

1. 适宜浓度的牛凝血酶悬液的制备

将牛凝血酶悬液以正常人血浆作基质,将凝固时间调至 15～18 s。

2. K 试液的制备

实验前将 2%白陶土生理盐水悬液 1 份与兔脑磷脂悬液等量混合,作 KPTT 测定用。

3. P 试液的制备

实验前称取 200 mg 兔脑粉,加入 5 mL 生理盐水,重复混匀后放入 37 ℃水浴中孵育 1 h,在此过程中,间歇用玻棒搅拌 3~4 次,并颠倒混匀,然后离心(1000 r/min) 5 min,吸取上清液,再加入等量的 0.025 mol/L 氯化钙溶液,用前摇匀,作 PT 实验用。

4. 1%硫酸鱼精蛋白液的制备

取硫酸鱼精蛋白 1 g,用生理盐水配制成 100 mL,再以 2%碳酸钠溶液调 pH 至 6.5,用滤纸过滤后,置普通冰箱保存备用(或用市售 1%鱼精蛋白注射液)。

5. 兔脑粉浸液的制备

称取兔脑粉[其活力(PT)不得大于 12 s]400 mg,加入生理盐水 10 mL,充分搅匀后放入 37 ℃恒温水浴内孵育 60 min,每隔 15 min 充分搅拌一次,然后离心(1000 r/min),取上清液过滤后,供静脉注射用。或将兔脑凝血活酶冻干制剂稀释后静脉注入。

【复习思考题】

一、单选题

1. 家兔实验中 DIC 最主要的特征是(　　)。

 A. 广泛微血栓形成   B. 凝血功能紊乱

 C. 纤溶过程亢进   D. 凝血因子大量消耗

 E. 严重出血

2. DIC 造成的贫血属于(　　)。

 A. 缺铁性贫血   B. 中毒性贫血

 C. 大细胞性贫血   D. 微血管病性溶血性贫血

 E. 失血性贫血

3. 家兔 DIC 实验时若发生休克,以下哪项不是发生的机制?(　　)

 A. 回心血量减少   B. 出血

 C. 补体激活   D. 儿茶酚胺增多

 E. FDP 形成

二、思考题

1. 家兔实验性 DIC 的致病原因是什么？
2. 在家兔 DIC 实验中，PT 和 KPTT 明显延长的原因是什么？

（李曙）

实验八　影响尿生成的因素和利尿剂的作用

【目的和原理】

尿生成包括肾小球滤过、肾小管与集合管分泌和重吸收三个连续的环节。因此，影响上述过程中任何一个过程，都可以引起尿量和尿液成分的改变。本实验通过对动物进行输尿管插管，直接收集尿液，学习输尿管插管和肾脏功能在体实验的方法，观察神经体液调节及药物等因素对尿量的影响。

【实验对象】

家兔。

【器材和药品】

兔手术台、缚绳、纱布若干、生物信号采集处理系统、血压换能器、哺乳动物手术器械一套(粗剪刀、手术刀、组织剪、眼科剪、眼科镊、组织镊各 1 把，直、弯止血钳各 2 把，直、弯蚊式止血钳各 2 把)、保护电极、动脉插管、动脉夹、输尿管插管、气管插管、玻璃分针、注射器(20 mL、5 mL、1 mL 各 1 支)、黑色丝线。

20%氨基甲酸乙酯、0.5%肝素、0.01%去甲肾上腺素、25%葡萄糖、垂体后叶素、速尿、生理盐水。

【方法和步骤】

1. 仪器连接

将血压换能器与连接生物信号采集处理系统的相应通道相连，将刺激电极输入端与刺激电极输出口相连，将刺激电极输出端与保护电极相连。血压换能器与三通活塞相连。三通活塞一端注入肝素生理盐水混合液和调零定标用，另一端与动脉插管相连。

2. 计算机开启

打开计算机，启动生物信号采集处理系统，调节放大倍数、采样和刺激器等参数设置。

3. 实验动物操作

(1) 经家兔耳缘静脉注射 20%氨基甲酸乙酯(5 mL/kg)，进行常规麻醉(通过麻醉程度指标,判断动物进入理想的麻醉状态后,终止麻醉注射)并将家兔用缚绳固定在兔台上。

(2) 在家兔颈部甲状软骨下1 cm处,沿颈前部正中线,作约4 cm长度的皮肤切口,锐性分离筋膜层,钝性分离肌肉层,在3~4软骨环做作"T"形切口,按常规行气管插管术,确保动物呼吸顺畅。

(3) 在双侧颈部深处找到颈总动脉鞘,用玻璃分针分别分离右侧迷走神经(穿单丝线备用)和左侧颈总动脉(穿双丝线备用,需分离2 cm以上)。

(4) 0.5%肝素(1 mL/kg)给予家兔耳缘静脉注射。检查确认三通活塞已连接无误,并排气完毕。结扎远心端颈总动脉血管,用动脉夹夹闭颈总动脉近心端,在靠近血管近心端,用眼科剪倾斜45°作一剪口,常规进行动脉插管术。

(5) 输尿管插管术:下腹部剪毛,在耻骨联合上缘,沿腹部正中线作一长约4 cm的皮肤切口,用组织剪沿腹白线剪开腹壁(与皮肤切口保持一致),小心地将膀胱移出体外,暴露膀胱三角,沿膀胱三角输尿管入口处,仔细辨认找出两侧输尿管(雄性家兔注意与输精管进行鉴别),并将其与周围组织做轻柔分离。分离1~2 cm,穿双丝线,先将输尿管近膀胱端结扎,在近结扎处用眼科剪向肾脏方向剪一斜切口,把充灌生理盐水的细塑料导管插入输尿管内,采用三步结扎法进行固定。手术完毕,用温热生理盐水纱布覆盖切口,如插管术成功,可看到尿液从细塑料导管中慢慢地逐滴流出。

【观察项目】

不同组别血压及尿量的比较见表5.5。

表 5-5　不同组别血压及尿量的比较

项　目	血压(mmHg)	尿量(滴/min)
正常对照		
静脉注射生理盐水(37 ℃)20~30 mL		
静脉注射0.01%去甲肾上腺素0.5 mL		
尿糖定性1		
静脉注射25%葡萄糖4 mL		
尿糖定性2		
静脉注射垂体后叶素2单位		
静脉注射速尿5 mg/kg		
反复多次刺激迷走神经近心端(刺激时间约30 s,使血压降至6.6 kPa)		

【注意事项】

(1) 为保证良好的实验效果,实验前应给家兔多饮水、吃菜叶,亦可静脉、腹腔注入20 mL生理盐水,以促进尿液的生成。

(2) 实验中需多次静脉注射给药,故需要保护好家兔的耳缘静脉(也可用头皮注射针头固定于兔耳),或通过动物前肢胫前静脉插管术,便于静脉给药。

（3）进行输尿管插管时,须注意导管方向应与输尿管方向一致,以免妨碍尿液流出,注意避免过度牵拉输尿管,以防输尿管挛缩导致损伤性尿闭。导管插入后,为防止血凝块堵塞,应立即引流尿液。

（4）对雄性家兔,应注意勿将输精管与输尿管混淆。输尿管纵向走行且粗而直,管腔直接与膀胱相连,输精管则呈弯曲状横向走行。

（5）实验观测项目顺序并非完全固定不可以改变,调整的基本原则是:上一项实验内容使尿量减少(或增多),下一项实验应使尿量增多(或减少),以减少对实验结果观测的影响。

（6）静脉注射葡萄糖前、后可分别取尿液做尿糖定性实验,注意尿液中不能带有血液,以免对尿糖检测结果产生影响。

【复习思考题】

一、多选题

1. 尿生成的环节包括(　　　)。

 A. 肾小球滤过　　　　　　　　　　　B. 肾小管分泌

 C. 肾小管重吸收　　　　　　　　　　D. 集合管分泌

 E. 集合管重吸收

2. 实验中,使尿量增多的项目包括(　　　)。

 A. 1 min 内注射生理盐水 20 mL　　　B. 注射呋塞米

 C. 注射 20% 的葡萄糖 5 mL　　　　　D. 注射酚红

 E. 注射垂体后叶素

3. 插管后,等了半个小时也没有尿液自插管中流出,可能的原因是(　　　)。

 A. 输尿管被误扎　　　　　　　　　　B. 插管时膀胱壁没能完全切开

 C. 兔子本身饮水太少导致少尿　　　　D. 膀胱插管堵塞

 E. 尿液自下尿道流走了

二、思考题

1. 实验观察项目的顺序可不可以任意调整? 为什么?

2. 家兔手术过程的失血会对其尿液生成产生怎样的影响? 其调节的生理机制是怎样的?

（魏芳）

实验九　缺氧与影响缺氧耐受性的因素

【目的和原理】

机体组织细胞氧的供给不足或利用氧的能力发生障碍,导致组织的功能代谢甚至形态结构发生异常变化的病理过程,称为缺氧。本实验通过复制小鼠不同类型缺氧的动物模型,观察缺氧时机体循环系统和呼吸系统的变化,以及乏氧性缺氧在不同条件下对小鼠耗氧量的影响,了解不同类型缺氧的解救方法。

【器材和药品】

测耗氧量装置一套(50 mL 量筒 1 个、10 mL 移液管 1 根、125 mL 广口瓶 1 个、橡皮管等)、一氧化碳发生装置一套(烧瓶 1 个、分液漏斗 1 个、酒精灯 1 个、铁架台 1 个)、三角烧瓶 1 个、天平、1 mL 注射器。

浓硫酸、硫代硫酸钠、甲酸、5%亚硝酸钠、1%咖啡因、0.25%氯丙嗪、0.9%氯化钠、钠石灰、1%美兰溶液、0.1%氰化钾。

【实验对象】

小白鼠,雌雄不拘,体重 15～25 g。

【方法和步骤】

一、乏氧性缺氧

1. 称重

取小鼠 1 只,称重,放入置有钠石灰(约 5 g,用单层纱布包上)的缺氧瓶(图 5-4)中。

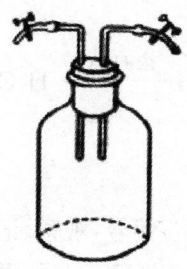

图 5-4　小白鼠缺氧瓶

2. 观察、记录

观察、记录小鼠唇、耳、鼻和尾部皮肤的颜色及呼吸频率、深度,然后塞紧瓶塞开始记录存活时间(从塞紧瓶塞至小鼠死亡这段时间)。动态观察小鼠在缺氧瓶中的情况,以后每 3 min 重复观察上述指标 1 次(如有其他变化则随时记录),直到动物死亡为止。

测定耗氧量并计算耗氧率(见本章小贴士)。

3. 观察血液或肝脏颜色

动物死亡后,打开其腹腔,观察血液或肝脏的颜色。

二、血液性缺氧

1. 一氧化碳中毒

(1) 准备一氧化碳发生装置(图 5-5)。

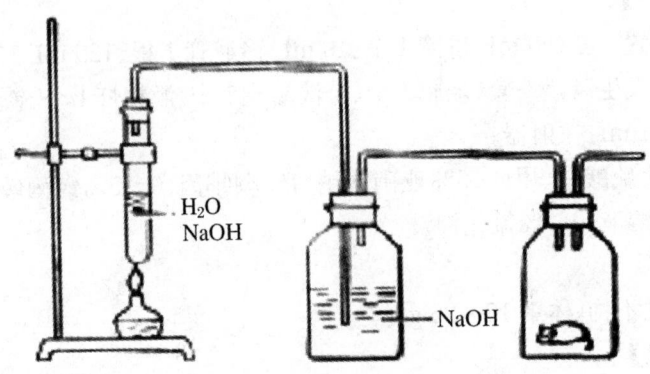

H₂O
NaOH

NaOH

图 5-5　CO 发生装置图

(2) 取小鼠 1 只,放入广口瓶内,观察小鼠唇、耳、鼻、脚掌及尾部皮肤的颜色后,与 CO 发生装置相连。

(3) 取甲酸 3 mL 放于试管内,加入浓硫酸 2 mL,塞紧(可用酒精灯加热,加速 CO 的产生,但不可过热以至液体沸腾,因 CO 产生过多过快可导致动物迅速死亡,血液颜色改变不明显)。反应式如下:

$$HCOOH \xrightarrow[\Delta]{\text{浓 } H_2SO_4} H_2O + CO$$

(4) 观察指标与方法同上。

2. 亚硝酸盐中毒

(1) 取体重相仿的小鼠 2 只,称重,编号,观察、记录小鼠皮肤、黏膜的颜色。

(2) 甲鼠:腹腔注射 5% 亚硝酸钠 0.2 mL/只后,再往腹腔注入 0.9% NaCl 0.2 mL/只,观察、记录小鼠皮肤、黏膜颜色的变化及存活时间。

(3) 乙鼠:腹腔注射 5% 亚硝酸钠 0.2 mL/只后,再往腹腔注入 1% 美兰 0.2 mL/只,观察、记录小鼠皮肤、黏膜颜色的变化及存活时间。

三、组织性缺氧(氰化物中毒)

1. 称重、编号、观察、记录

取体重相仿的小鼠 2 只,称重,编号,观察、记录小鼠皮肤、黏膜的颜色。

2. 甲鼠

向甲鼠腹腔注射 0.1% 氰化钾 0.2 mL/只后,再往腹腔注入 0.9% NaCl 0.4 mL/只,观察、记录小鼠皮肤、黏膜颜色的变化及存活时间。

3. 乙鼠

向乙鼠腹腔注射 0.1% 氰化钾 0.2 mL/只后,再往腹腔注入 5% 硫代硫酸钠 0.4 mL/只,观察、记录小鼠皮肤、黏膜颜色的变化及存活时间。

将以上实验结果填入表 5-6 中。

表 5-6 不同类型缺氧的指标变化

实验项目	呼吸	皮肤、肝脏、血液颜色	存活时间
正常对照			
乏氧性缺氧			
亚硝酸钠＋生理盐水			
亚硝酸钠＋美兰			
一氧化碳中毒			
氰化物中毒＋生理盐水			
氰化物中毒＋硫代硫酸钠			

四、影响缺氧耐受性的因素

1. 环境温度变化对缺氧耐受性的影响

(1) 取缺氧瓶 3 只,各放入钠石灰少许(约 5 g)。

(2) 取 500 mL 烧杯 2 只,一只加入碎冰块和冷水,将杯内水温调至 -4～0 ℃;另一只加入热水,将温度调至 40～42 ℃。

(3) 取体重相近的小白鼠 3 只,称重后分别装入缺氧瓶内,观察正常表现后,将 2 只缺氧瓶分别放于盛有冰水或热水的烧杯内,另一只置室温中,塞紧瓶塞后开始计时。

(4) 持续观察各鼠在瓶中的活动情况,待小鼠死亡后,计算存活时间(t),并立即从烧杯内取出缺氧瓶,置室温中平衡 15 min。

（5）测定总耗氧量和耗氧率，方法见小贴士。

2．机体状况不同对缺氧耐受性的影响

（1）取体重相近的小白鼠3只，观察正常表现后，分别作如下处理：

甲鼠，腹腔注射1%咖啡因（0.1 mL/10 g）。

乙鼠，腹腔注射0.25%氯丙嗪（0.1 mL/10 g），待动物安静后，全身浸入冰水5～10 min。

丙鼠，腹腔注射生理盐水（0.1 mL/10 g）。

（2）15～20 min后，将3只小白鼠分别放入装有钠石灰的缺氧瓶内，密闭后开始计时。

（3）测定总耗氧量和耗氧率。

3．缺氧预处理对缺氧耐受性的影响

（1）取体重相近的小白鼠2只，观察正常表现后，其中一只预先放入有钠石灰的缺氧瓶内，密闭10 min后再打开瓶塞，5 min后再塞紧瓶塞重复上述操作2次。

（2）然后2只小鼠都放入有钠石灰的缺氧瓶内，密闭后开始计时。每3 min重新记录观察指标1次，直到动物死亡。

比较两鼠的表现及死亡时间有无差异。

【注意事项】

（1）动物要做好标记，以免实验动物混淆。

（2）要注意耗氧量测试系统的密封性。

（3）小鼠体重应尽可能一致，以免由于体重的差异造成实验结果不准确。

小贴士

小白鼠耗氧量的测量

小白鼠耗氧量的测量装置如图5-6所示。

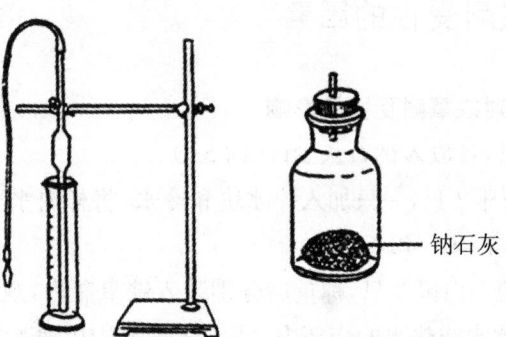

钠石灰

图5-6　小白鼠耗氧量的测量装置

小白鼠在密闭的缺氧瓶内,不但消耗氧气,而且产生的二氧化碳又被钠石灰吸收,瓶内氧分压逐渐降低而产生负压,当缺氧瓶与消耗氧气装置相连时,装置的移液管内液面因瓶内负压而上升,量筒内液面下降的毫升数即为消耗氧的总量。测定方法如下:

(1) 向量筒内充水至刻度,然后将玻璃管接头与缺氧瓶上一个橡皮管相连。

(2) 打开橡皮管上的螺旋夹,待移液管内水平面稳定后,读出量筒液面下降的毫升数,即为小白鼠的总耗氧量(A)。

(3) 根据小白鼠体重(W)、存活时间(t),计算小白鼠耗氧率(R),公式为

$$R[\text{mL}/(\text{g} \cdot \text{min})] = \frac{A}{\text{体重}(\text{g}) \times \text{存活时间}(\text{min})}$$

【复习思考题】

一、单选题

1. CO中毒的小鼠皮肤黏膜的颜色为（　　）。
   A. 青紫色　　　　　B. 咖啡色　　　　　C. 樱桃红色　　　　D. 玫瑰红色
   E. 以上都不是

2. 亚硝酸盐中毒的小鼠一般用哪种药物解救？（　　）
   A. 硫代硫酸钠　　　B. 美兰　　　　　　C. 生理盐水　　　　D. 654-2
   E. 以上都不对

3. 氰化物中毒导致的缺氧属于哪种类型？（　　）
   A. 乏氧性缺氧　　　　　　　　　　　B. 血液性缺氧
   C. 循环性缺氧　　　　　　　　　　　D. 组织性缺氧
   E. 乏氧性缺氧＋血液性缺氧

4. 乏氧性缺氧小鼠肝脏颜色为（　　）。
   A. 紫色　　　　　　B. 咖啡色　　　　　C. 玫瑰红色　　　　D. 樱桃红色
   E. 棕褐色

二、思考题

1. CO中毒导致的缺氧属于哪种类型？具体机制是什么？

2. 乏氧性缺氧小鼠皮肤黏膜颜色改变如何？为什么？

3. 亚硝酸盐中毒的机理是什么？解救药物及解救机理分别是什么？

（张翠）

实验十　实验性酸碱平衡紊乱

【目的和原理】

机体内环境的 pH 相对稳定称为酸碱平衡。当 pH 达 7.35～7.45,平均 7.40 时,机体免疫力、蛋白质理化性质、酶活性及细胞活动均处于最佳状态。在生命活动中,机体不断生成酸性或碱性的代谢产物,并经常摄取酸性和碱性食物,在机体的强大调节机制的作用下,可使酸碱度维持在正常状态下。当体内酸碱物质产生过量,超过机体调节能力时,则可导致酸碱平衡紊乱。本实验复制呼吸性酸中毒、呼吸性碱中毒、代谢性酸中毒、代谢性碱中毒或呼吸性酸中毒合并代谢性酸中毒的动物模型,观测酸碱平衡紊乱时血气指标及呼吸、血压变化,并对急性代谢性酸中毒进行实验性治疗。

【实验对象】

家兔,雌(未孕)雄不拘,体重 2～2.5 kg。

【器材和药品】

血气分析仪、生物信号采集处理系统、兔台固定器 1 套、手术器械 1 套、气管插管、动脉插管(后接长 8～10 cm,直径 2 mm 的软胶管)、弹簧夹 1 个、动脉夹 1 个、直径 10 mm 的橡皮塞 5 个、2 mL 注射器 5 支、50 mL 注射器 2 支。

1%普鲁卡因、1%肝素溶液(用生理盐水配制)、5%乳酸溶液、5%碳酸氢钠溶液、1∶5000 肾上腺素、生理盐水。

【方法和步骤】

一、手术

将家兔称重后,仰卧位固定在手术台上,颈部剪毛,1%普鲁卡因局麻(也可用 3%戊巴比妥钠 1 mL/kg 耳缘静脉注射全麻),颈部正中切口 4～6 cm,切开皮肤、分离气管,行气管插管术,气管插管后套接 6～8 cm 橡皮管。

二、插管

分离左侧颈动脉,远心端结扎,近心端用动脉夹夹闭,靠近远心端结扎处剪一"V"形小口,然后插入动脉插管,结扎固定动脉插管,经三通管连接压力传感器测定血压、心率。通过三通采集动脉血 2 mL,送检,测定血气指标。

在局麻下沿股动脉走行方向,切开股三角部皮肤,分离出一段股神经,其下穿线,以备疼痛刺激时用,切口用生理盐水纱布覆盖。

三、急性代谢性酸中毒

(1) 取血:用 2 mL 注射器接 7 号针头,吸取 0.5 mL 肝素溶液,使注射器内壁湿润然后排出注射器内空气及多余肝素(针头内充满肝素),将针头刺入橡皮塞,以隔绝空气。打开三通,弃去最先流出的二、三滴血后,迅速去掉注射器上的针头,立即插入三通,抽取 1 mL 血液后,关闭三通,拔出注射器套上带有橡皮塞的原针头(防止空气进入所抽血液),并使注射器在掌中滚动混匀以抗凝,立即用血气分析仪测定。用另一注射器向动脉管内注入 0.5 mL 肝素溶液,以防止血液凝固阻塞血管。

(2) 观察心率、血压、呼吸频率(次/min)及呼吸深浅变化,并做好记录。

(3) 耳缘静脉缓慢(1 mL/min)注入 5%乳酸溶液 15 mL/kg。注射完毕,按上述方法取血 1 mL,测血气指标并记录呼吸、心率、血压变化。

(4) 急性代谢性酸中毒的实验性治疗:根据注入酸性溶液后测得的 BE 值,按下式进行补碱治疗。

所需补充碳酸氢钠的量(mmol) = BE 绝对值×体重(kg)×0.3(0.3 是 HCO_3^- 进入体内分布的间隙,即体重×30%)

$$5\% \text{ 碳酸氢钠 } 1 \text{ mL} = 0.6 \text{ mmol}$$

$$\text{所需补充的 5\% 碳酸氢钠 mL 数} = \frac{\text{所需补充的 5\% 碳酸氢钠}}{0.6}$$

给予 5%碳酸氢钠治疗 10 min 后,按上述方法取 1 mL 血测血气指标并观察记录呼吸、心率、血压变化。

四、急性呼吸性酸中毒

(1) 待动物基本恢复后,按上述方法取血 1 mL 测血气指标并观察记录呼吸、心率、血压变化作为对照。

(2) 用止血钳夹闭气管插管一侧的橡皮管 2/3,造成气道阻塞,持续 10 min,观察记录呼吸、心率变化。按上述方法取 1 mL 血测血气指标并观察记录呼吸、心率、血压变化,然后放开止血钳。待动物恢复。

五、呼吸性碱中毒

(1) 在上述动物恢复约 10 min 后,按上述方法取 1 mL 血测血气指标及观察记录呼吸、心率、血压变化作为对照。

（2）生理信号采集处理系统，频率 10 次/s，计时。刺激时，兔因疼痛而尖叫，并伴有快速呼吸，持续 15 s，停止刺激，随即按上述方法取 1 mL 血测血气指标并观察记录呼吸、心率、血压变化。

六、选做项目

注：实验结束待动物酸碱指标恢复后，以下代谢性碱中毒或呼吸性酸中毒合并代谢性酸中毒继续实验任选一项进行。

1. 代谢性碱中毒

（1）在上述动物恢复约 10 min 后，按上述方法取 1 mL 血测血气指标并观察记录呼吸、心率变化作为对照。

（2）自耳缘静脉注入 5% 碳酸氢钠 15 mL/kg 后，同上法取 1 mL 血测定血气指标并观察记录呼吸心率变化。此时，血液酸碱参数不会在短时间内恢复正常，故该兔不宜继续进行其他实验。

2. 呼吸性酸中毒合并代谢性酸中毒

（1）在呼吸性碱中毒动物恢复约 10 min 后，按上述方法取 1 mL 血测血气指标并观察记录呼吸、心率及血压变化作为对照。

（2）经耳缘静脉注入 1∶5000 肾上腺素 0.5 mg/kg 体重，造成急性肺水肿，待动物出现呼吸困难、躁动不安，发绀，气管内有白色或粉红色泡沫溢出时，按上述方法取 1 mL 血测血气指标并观察记录呼吸、心率、血压变化。

（3）动物死亡（或未死亡，可过量 20% 乌拉坦麻醉或窒息处死），结扎气管，取出两肺，观察肺大体、切面、气管内有何变化。

计算肺系数，公式为

$$肺系数 = \frac{肺重(g)}{体重(kg)}$$

正常兔肺系数为 4~5。

【观察项目】

动物均要在实验前和实验后取血，测血气指标并观察心率、血压、呼吸频率（次/min）及呼吸幅度变化。

【实验结果记录】

将观察结果填入表 5-7 中。

表 5-7　不同类型酸碱平衡紊乱的指标变化

	代谢性酸中毒		实验性治疗后		呼吸性酸中毒		呼吸性碱中毒		代谢性碱中毒或呼酸合并代酸	
	前	后	前	后	前	后	前	后	前	后
心率										
血压										
呼吸频率										
呼吸幅度										
pH										
$PaCO_2$										
SB										
AB										
BE										
Na^+										
Cl^-										
AG										

【注意事项】

（1）实验动物不要过分饥饿与剧烈运动，以免体内酸性物质增多，影响实验结果。

（2）在做不同类型酸碱紊乱实验时，均要待动物血气指标基本恢复正常后，再做下一个类型。否则会影响下一类型的结果。

（3）左颈动脉分离后一定要按"远心端结扎，近心端钳（动脉夹）夹，然后剪口把管插"的原则，同时插管后要注意结扎、固定牢固，以防动脉失血，使实验失败。

（4）每次抽血要注意先放掉插管内肝素，抽血后及时向插管内注入肝素，防止插管内血液凝固。取血时切勿进入气泡，否则会影响血液酸碱参数。

（5）用作血气指标测定的血标本，拔出注射器后要尽快地套上带有橡皮塞的原针头，必须保证其与空气隔绝，以免结果不准确。

（6）切记做过代谢性碱中毒的家兔不宜继续进行其他实验。

【复习思考题】

一、单选题

1. 从动脉抽取血样后如不与大气隔绝，下列哪项指标将会受到影响？（　　）

A. BE　　　　　B. BB　　　　　C. SB　　　　　D. AG

E. AB

2. 急性呼吸性酸中毒时,机体的主要代偿机制是(　　)。

A. 细胞内、外离子交换和细胞内缓冲　　　B. 增加肺泡通气量

C. 肾小管泌 H^+、泌 NH_4^+ 增加　　　D. 血浆碳酸氢盐缓冲系统进行缓冲

E. 肾重吸收 HCO_3^- 减少

二、填空题

1. 机体酸碱平衡的维持是靠_____ 、_____ 、_____ 、_____的调节来完成的。

2. AB 与 SB 的差值反映了_____对酸碱平衡的影响,若 SB 正常,而 AB>SB,表明有_____;反之 AB<SB,则表明_____。

三、思考题

1. 各型酸碱平衡紊乱模型是否复制成功? 依据是什么?

2. 为什么用肾上腺素耳缘静脉注射可复制家兔急性肺水肿的动物模型? 有何表现? 为什么家兔会发生呼吸性酸中毒合并代谢性酸中毒?

（葛荣靖）

实验十一　有机磷酸酯类药物的中毒和解救

【目的和原理】

观察有机磷酸酯类中毒的症状。根据阿托品和解磷定对有机磷酸酯类中毒的解救效果不同,初步分析两药的解毒原理。有机磷酸酯类为持久性抗胆碱酯酶药,中毒后乙酰胆碱在体内大量堆积,导致胆碱能神经过度兴奋,产生 M 样症状、N 样症状和中枢神经症状。阿托品为 M 受体阻断药,可迅速解除 M 样症状及部分中枢症状,但不能使胆碱酯酶复活,对消除肌震颤无效。解磷定为胆碱酯酶复活药,能使失活的胆碱酯酶复活,可直接与游离的有机磷酸酯类结合成无毒物质,由尿液排出,从而缓解 M 样症状、N 样症状(肌颤)及中枢症状。联合应用阿托品与解磷定,效果显著。

【器材和药品】

兔固定箱、台秤、5 mL 注射器 2 支、10 mL 注射器 1 支、测瞳孔尺、干棉球。

15%敌百虫溶液、0.2%硫酸阿托品、2.5%碘解磷定溶液。

【实验动物】

家兔2只。

【方法和步骤】

（1）取家兔2只，分别称重并编甲、乙号，观察下列指标：活动情况、呼吸（频率、深度、节律是否均匀）、瞳孔大小、心率、唾液分泌、大小便、肌张力及有无肌震颤等，并分别记录于表5-8中。

（2）两家兔分别经一侧耳缘静脉注入15%敌百虫溶液1 mL/kg，注毕，立即记录时间并密切观察上述各项指标的变化，记录在表5-8中（20 min后尚未出现中毒症状，可追补1/3剂量）。

（3）中毒症状明显（特别是瞳孔缩小至2～3 mm）时立即给甲兔静脉注射0.2%硫酸阿托品1 mL/kg，给乙兔静脉注射2.5%解磷定溶液2 mL/kg，然后每隔5 min再检查上述指标一次，观察比较两兔中毒症状消除情况及两药解毒作用的特点。

（4）实验结束时，给甲、乙两兔分别补充注射解磷定与阿托品，以防家兔死亡。

【实验结果记录】

将实验结果填入表5-8中。

表5-8　阿托品和解磷定对敌百虫中毒的解救结果

兔号	体重 (kg)	观察 阶段	活动 情况	呼吸 (r/min)	心率 (r/min)	瞳孔 (mm)	唾液 分泌	大小便 情况	肌张力 及震颤
甲兔									
给敌百虫前									
给敌百虫后									
给阿托品后									
乙兔									
给敌百虫前									
给敌百虫后									
给解磷定后									

【注意事项】

（1）家兔的正确捉拿方法。

（2）静脉注射15%敌百虫溶液时，刺激性比较大，注意固定好家兔。

（3）测量瞳孔大小时，注意前后光线应一致。

（4）保留家兔的一侧静脉，供抢救。

【复习思考题】

一、单选题

1. 有机磷中毒死亡的主要原因是(　　)。
    A. 心衰　　　　　　B. 肾衰　　　　　C. 中枢抑制　　　　D. 呼吸衰竭
    E. 血压下降
2. 有机磷酸酯类急性中毒最好选用哪种药物进行解救?(　　)
    A. 氯磷定＋解磷定　　　　　　　　　B. 阿托品
    C. 氯磷定＋阿托品　　　　　　　　　D. 氯磷定
    E. 消除毒物＋氯磷定＋阿托品
3. 阿托品与解磷定合用可用于哪类药物的中毒治疗?(　　)
    A. 有机磷酸酯类　　　　　　　　　　B. 箭毒类
    C. 强心苷　　　　　　　　　　　　　D. 巴比妥类
4. 有机磷农药中毒时使用解磷定治疗的目的是(　　)。
    A. 恢复胆碱酯酶活性　　　　　　　　B. 减少乙酰胆碱聚集
    C. 对抗胆碱酯酶　　　　　　　　　　D. 对抗乙酰胆碱
    E. 协助阿托品而起作用

二、思考题

1. 有机磷农药中毒时,为什么用阿托品、解磷定来解救?
2. 为什么有机磷中毒要合用阿托品和解磷定?
3. 有机磷农药中毒的主要死亡原因是什么?

(王立金)

实验十二　氨在肝性脑病发病中的作用

【目的和原理】

　　急性肝功能不全时血氨升高是肝性脑病发生发展的主要原因之一。本实验通过对实验动物行肝大部切除后造成急性肝功能不全模型,再经消化道注入氯化铵,可引起血氨迅速升高,使动物出现震颤、抽搐、角弓反张和昏迷等肝性脑病的症状。观察出现相应症状所需氯化铵的用量及时间,探讨氨在肝性脑病发病中的作用机制,并了解谷氨酸钠缓解氨中毒的作用。

【实验对象】

家兔,体重 $2\sim2.5\,kg$。

【器材和药品】

哺乳类动物手术器械一套、注射器(10 mL、20 mL)、动脉夹、塑料导管、缝合线、分光光度计、离心机、水浴箱、试管、刻度吸管。

1%普鲁卡因、1%肝素、复方氯化铵溶液(氯化铵 25 g,碳酸氢钠 15 g,以 5%的葡萄糖溶液稀释至 1000 mL)、5%复方谷氨酸钠溶液、酚试剂、次氯酸钠、生理盐水、蒸馏水。

【方法和步骤】

实验分 2 组。甲兔为实验组,乙兔为对照组。

1. 甲兔(实验组)

肝叶大部分切除加注射复方氯化铵溶液。

(1)股动脉插管。将家兔称重后以仰卧位固定于兔台上,1%普鲁卡因局部浸润麻醉下行常规股动脉插管,并结扎固定,可用肝素化抗凝(于插管前耳缘静脉注射 1%肝素生理盐水,1 mL/kg)。打开动脉夹,从股动脉放血 2 mL 至洁净试管内作血氨测定,放血完毕后立即关闭动脉夹。

(2)肝脏大部切除。剪去上腹部正中被毛,1%普鲁卡因局部浸润麻醉下,从胸骨剑突下作长 6~8 cm 的上腹正中切口,打开腹腔,暴露出肝脏,术者左手食指和中指在镰状韧带两侧将肝脏往下压,右手持剪,剪断肝与横隔之间的镰状韧带。再将肝叶上翻,剥离肝胃韧带,使肝叶完全游离。辨明肝脏各叶(图 5-7),用结扎线沿肝左外叶、左中叶、右中叶和方形叶之根部围绕一周并结扎,待上述肝叶变成暗褐色后用组织剪逐叶剪除。由于供应右外叶及尾状叶之门脉血管为独立分支,不会同时被结扎,因而得以保留。

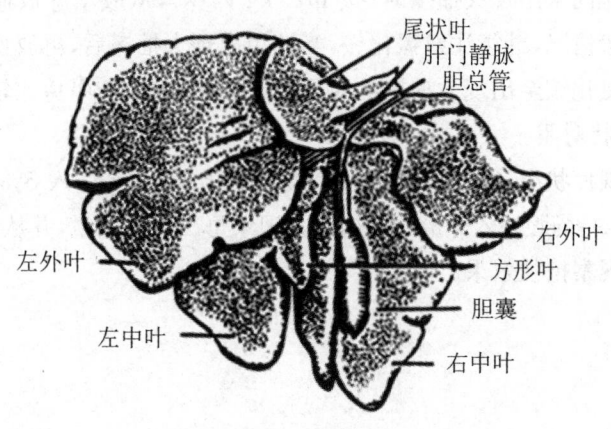

图 5-7 兔的肝脏

（3）十二指肠插管。沿胃幽门向下找出十二指肠，用小圆缝合针作荷包缝合（图5-8）。从荷包中央剪一小口，将细塑料管向下插入十二指肠腔内约4 cm，收紧荷包，缝线打结固定后绕一圈再打两个结，将肠管回纳腹腔，只留塑料管一端于腹外。再以皮肤钳对合夹住腹壁切口，关闭腹腔，松绑动物。

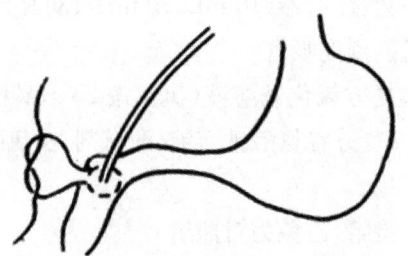

图 5-8　十二指肠插管示意图

（4）观察记录。观察并记录兔的呼吸、角膜反射、瞳孔大小、对疼痛刺激的反应及肌张力等情况。

（5）肠腔注入药物，观察刺激反应。从暴露于腹外的塑料导管中每隔5 min 向十二指肠腔注入2.5%复方氯化铵溶液5 mL。仔细观察动物一般情况和对刺激反应的变化，注意有无反应性增高和肌肉痉挛。若出现全身性抽搐时，记录从肠腔给药至出现大抽搐的时间及氯化铵总用量，计算每公斤体重用量，并从股动脉放血2 mL 作血氨测定。

2. 乙兔（对照组）

肝叶假手术加注射复方氯化铵溶液。除肝叶不结扎和不切除外，其余操作步骤与甲兔基本相同。如前所述向十二指肠内注射复方氯化铵溶液，当注射的氯化铵量达到甲兔出现大抽搐，而该兔尚未出现大抽搐时（按 mL/kg 计算），从股动脉放血2 mL 作血氨测定；观察家兔的一般情况，继续注射氯化铵，当该兔出现大抽搐后，再放血2 mL 作血氨测定，并记录从注射氯化铵至出现大抽搐的时间及氯化铵用量，与甲兔比较。

3. 甲、乙兔症状对照

在甲、乙兔出现症状后，取一只从十二指肠腔按6 mL/kg 注入5%复方谷氨酸钠溶液，另取一只从十二指肠腔注入等量生理盐水。记录每次所用剂量，并从股动脉放血2 mL 作血氨测定，对比观察抢救效果。

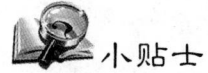 小贴士

血氨测定

取试管 1 支,加入待测血浆 0.25 mL,再分别加入蒸馏水 2.75 mL,酚试剂 1 mL 和次氯酸钠试剂 1 mL;充分混匀后,置试管于 37 ℃水浴箱水浴 15~30 min,取出后冷却,观察比较呈色情况;可用 635 nm 波长比色,蒸馏水调零,读取光密度值进行比较。

【注意事项】

(1) 剪镰状韧带时勿损伤膈肌和血管,游离肝脏时动作宜轻,以免肝叶破裂出血。

(2) 结扎线应扎于肝叶根部。

(3) 切肝时一定要在结扎线上,以免引起大出血。

(4) 十二指肠插管不要插向胃的方向,氯化铵溶液切勿注入腹腔。

【复习思考题】

一、单选题

1. 使正常递质生成增多、加强正常递质竞争作用的药物是(　　)。

　　A. 谷氨酸　　　　　　　B. 精氨酸　　　　　　C. 谷氨酸钠　　　　D. 乳果糖

　　E. 左旋多巴

2. 肝性脑病患者血氨升高的最主要原因是(　　)。

　　A. 肌肉产氨增多　　　　　　　　　　　B. 氨的清除增多

　　C. 肠道产氨增多　　　　　　　　　　　D. 血中 NH_4^+ 向 NH_3 转化增多

　　E. 肾小管向血液弥散的氨增多

3. 以下哪项是氨对脑组织的毒性作用?(　　)

　　A. 干扰脑组织的能量代谢　　　　　　　B. 使兴奋性神经递质减少

　　C. 抑制神经细胞膜　　　　　　　　　　D. 使抑制性神经递质增多

　　E. 以上都是

二、思考题

1. 复方氯化铵溶液引起肝性脑病发病的机制如何?

2. 对两组家兔的实验结果进行比较说明了什么问题? 谷氨酸钠为何能缓解氨中毒?

3. 临床上肝功能障碍患者血氨升高的主要原因和机制是什么?

(曹冬黎)

实验十三　在体心肌缺血-再灌注损伤

【目的和原理】

心肌缺血可导致心肌组织损伤,而在一定时间后恢复血液供应,常可加重原有的缺血性心肌损伤,即再灌注损伤。对麻醉动物行左冠状动脉前降支结扎术和松解术后,由于左侧主要的冠状动脉闭塞和再通,引起左侧心室肌发生明显的心肌缺血-再灌注损伤。缺血再灌注时,心肌氧自由基大量增加、细胞内钙离子超载以及能量代谢紊乱等因素,使心室肌舒缩功能发生障碍和严重的心律失常。因此,降低氧自由基的形成和拮抗钙离子的措施,可以减轻或中断再灌注心肌损伤。本实验学习整体动物心肌缺血-再灌注损伤模型的制备方法;观察缺血-再灌注时心律失常的表现及心功能指标的改变。了解心肌缺血-再灌注损伤的救治原则。

【实验对象】

大白鼠,体重(250 ± 20) g。

【器材和药品】

计算机生物信号采集处理系统、压力换能器、小动物呼吸机、心脏导管(聚乙烯导管,长 10 cm、直径 0.5～0.8 mm)、心电电极输入线、动物手术台、哺乳类动物手术器械、三通管、双凹夹、铁支架、注射器(1 mL、2 mL、5 mL)。

25%乌拉坦、0.3%肝素生理盐水、生理盐水。

【方法和步骤】

(1) 取大鼠称重,25%乌拉坦(4 mL/kg)腹腔注射麻醉,仰卧固定,剪去手术野被毛,颈部正中作一切口,长 2～3 cm,钝性分离肌肉,暴露气管并行气管插管。

(2) 以 0.3%肝素股静脉注入作抗凝处理,分离右侧颈总动脉 1～1.5 cm,近心端用动脉夹夹闭,远心端用线扎牢,在结扎处稍下剪一斜口,向心脏方向插入带三通开关的自制心导管,导管尾端与压力换能器相接并连于计算机信号处理系统相应通道的输入插座,用线将导管与动脉结扎,缓慢放开动脉夹,观察动脉血压。随后将导管缓慢推入左心室,注意观察左心室收缩压(LVSP)、左室舒张压(LVDP)、左室内压最大上升速率($\mathrm{d}p/\mathrm{d}t_{max}$)、左室内压最大下降速率($-\mathrm{d}p/\mathrm{d}t_{max}$)。

(3) 将针型电极分别插入动物四肢皮下,心电导联线按右前肢(白)、左后肢(红)、右后肢(黑)的顺序连接,适当调节增益,连续监测标准 Ⅱ 导联心电图波形,计算心率和测量心电图参数,作为缺血前对照。心肌缺血后心电图 ST 段抬高,当缺血心肌恢复血液供应后,抬高的 ST 段下降 1/2 以上。

（4）待记录稳定后，在胸骨左侧旁约 0.5 cm 处用电烧灼器从第 3 至 5 肋间切开皮肤与肌层。自切口处开胸，立即作正压人工呼吸（吸室内空气，呼气末正压通气，频率 55～60 次/min，潮气量为 3～4 mL/100 g 体重）。剪开心包，暴露心脏。以左冠状动脉主干为标志，在左心耳根部下方 2 mm 处进针，用 5～0 号无创伤缝合线穿过左冠状动脉前降支下方的心肌表层，在肺动脉圆锥旁出针，备结扎用，并将心脏放回原处。待心电图恢复稳定 10 min 后，描记正常心电图及心功能指标。

（5）结扎冠脉，结扎时将聚乙烯导管置于结扎线与血管之间，使聚乙烯导管压迫引起冠脉闭塞 15 min，造成左室心肌缺血。连续观察并记录心电图和室内压变化。

表 5-9　心律失常评分标准

心律失常类型	心律失常评分
室性期前收缩	1
二联律	2
室性心动过速	3
非持续性室颤	4
持续性室颤	5

（6）于结扎后 15 min，小心剪开冠状动脉上的结扎线解除闭塞，恢复冠脉血液灌注，并观察和记录 30 min 心电图及心功能指标的变化。注意恢复灌注后心律失常发生的时间和类型（异位节律、室速、室颤），动物有无死亡等。

（7）实验完毕，从主动脉根部注射碳素墨汁来验证左冠状动脉主干是否结扎准确。

【注意事项】

（1）心导管插入时应小心缓慢进行，密切注意血压变化并判定是否进入左心室。保持插管与动脉方向一致，如遇阻力，可退回导管少许或转动导管重插，切忌用力过度，以免促成血管或心脏破裂大出血，造成动物死亡。

（2）本实验宜选用雄性大鼠。因雌性鼠冠脉结扎缺血时间需 10 min 以上，且模型不甚稳定。

（3）严格掌握缺血时间，过长或过短都不易诱发再灌流性心律失常。

（4）作冠脉穿线用无创伤小圆缝合针，动作要轻巧，位置准确，进针宜浅，否则易引起传导阻滞而致死。

（5）实验结束后，缓慢抽出心导管并结扎颈总动脉。

【复习思考题】

一、单选题

1. 复制在体心脏的缺血-再灌注损伤模型时,要使聚乙烯导管压迫引起冠脉闭塞多久?(　　)
   A. 10 min　　　　　　B. 15 min　　　　　　C. 20 min　　　　　　D. 25 min
   E. 30min

2. 在体心肌缺血-再灌注损伤实验中导管缓慢推入左心室后,需要观察的心功能指标不包括下列哪项?(　　)
   A. LVSP　　　　　　B. LVDP　　　　　　C. BP　　　　　　D. $-\mathrm{d}p/\mathrm{d}t_{\max}$
   E. $\mathrm{d}p/\mathrm{d}t_{\max}$

3. 在体心肌缺血-再灌注损伤实验中,使用(　　)导联描记心电图。
   A. Ⅰ　　　　　　B. Ⅱ　　　　　　C. Ⅲ　　　　　　D. V_1
   E. V_2

二、思考题

1. 描述在体心肌缺血-再灌注损伤实验的注意事项。
2. 缺血-再灌注损伤时心律失常的表现及心功能指标的改变是什么?

（许敏）

实验十四　急性心肌梗死及药物的治疗作用

【目的和原理】

　　心脏是人体的重要器官,其血液供应主要来源于冠状动脉。冠状动脉主要分为左、右支冠状动脉,自升主动脉根部发出后,其主干和大分支行走于心脏分布于心脏表面,小分支则常以垂直于心脏表面的方向穿入心肌。左冠状动脉主要供应左心室前部,右冠状动脉供应左心室后部及右心室。当冠状动脉疾病导致冠脉突然阻塞使血流中断,侧支循环不易马上建立,导致所支配部位的心肌缺血坏死,称为心肌梗死。心肌梗死救治不及时,可导致心律失常、心源性休克和心力衰竭等严重后果。

　　心电图是临床诊断心肌梗死的重要指标,对心肌梗死的定位、范围估计、病情演变及预后均有重要意义。在急性心肌梗死的早期,受损心肌除极受阻,即当正常部位心肌除极为负电位时,受损心肌仍然为正电位,心电图表现为 S-T 段上升,T 波改变。

本实验结扎大鼠冠状动脉左前降支,阻断左心室部分血供导致心肌缺血,复制出急性心肌梗死动物模型,观察心功能、心电图、心脏功能等多项指标的变化,同时观察药物对心肌梗死的治疗作用。

【实验对象】

健康雄性 sprague-dawley(SD)大鼠。

【器材和药品】

生物信号处理系统、小动物人工呼吸机、颈动脉插管、左心室插管、输液器、哺乳类动物手术器械、缝合线(5～0 号丝线)、注射器。

10%水合氯醛、250 U/mL 肝素、硝酸甘油。

【方法和步骤】

1. 麻醉

健康雄性 SD 大鼠称重,10%水合氯醛 300 mg/kg 腹腔注射麻醉后,背位固定,将心电图电极插入大鼠四肢皮下,以标准Ⅱ导联监测大鼠心电图。

2. 气管插管和动脉插管

作颈部正中切口,分离左右两侧颈总动脉及气管,行气管插管,连接呼吸机以保持呼吸通畅(潮气量为 2～3 mL/100 g,呼吸频率为 70～80 次/min)。右侧颈总动脉插管(插管内注满肝素),并连接压力换能器,通过压力换能器与生物信号采集处理系统连接,观察平均动脉压(mean arterial blood pressure,MAP)和心率(heart rate,HR)变化。

3. 开胸

沿胸骨左缘第 3～4 肋间开胸,剪开心包膜,暴露心脏。轻压挤出心脏,以冠状动脉主干为标志,左心耳根部下方 2 mm 冠状动脉左前降支根部穿线(5～0 号丝线),备结扎用;分离一侧股静脉以备给药时用。

4. 左心室插管

右侧颈总动脉插管(插管内注满肝素)继续缓慢插入左心室,边插边观察动脉血压波形,当其突然变宽大,且最小值接近 0 时,说明导管已进入左心室。

5. 结扎冠状动脉左前降支

记录结扎前心电图、心率、动脉血压、左心室内压(左室收缩压 LVSP、左室舒张末压 LVEDP)和左室内压最大上升/下降速率($\pm dp/dt_{max}$)等指标,然后结扎冠状动脉左前降支,5 min 左右观察心电图 ST 段是否抬高。持续观察记录上述各项指标 15～30 min。

6. 静脉给予硝酸甘油 10 μg/(kg·min)

观察各项指标改变情况,如出现心功能明显下降,可静脉给予硝酸甘油 10 μg/(kg·min),观察心功能指标变化情况。

【注意事项】

(1) 确定结扎部位离冠状动脉起源处的位置。

(2) 插管前可以在插入管上涂抹液状石蜡,以减少摩擦。

(3) 插管时手法轻柔,尽可能减少血管刺激以避免血管收缩而致插管困难。

【复习思考题】

一、单选题

1. 冠脉血流的特点是(   )。

    A. 血流量大,占心输出量的 5%   B. 流速快

    C. 心肌供血呈时相性变化   D. 血流分布不均

    E. 血流量主要取决于心肌耗氧量

2. 急性心肌梗死最早期的心电图改变是(   )。

    A. ST 段抬高,T 波无变化

    B. T 波高耸

    C. ST 段抬高和 T 波倒置

    D. 以 R 波为主的导联 ST 段呈水平型下降

    E. 出现异常 Q 波,ST 段压低

3. 制备急性心肌梗死动物模型常用的方法是(   )。

    A. 结扎冠状动脉左前降支   B. 结扎冠状动脉左回旋支

    C. 结扎冠状动脉主干   D. 结扎右侧冠状动脉

    E. 以上都不是

二、思考题

1. 复制大鼠心肌梗死模型,需要注意血流动力学的哪些指标变化?

2. 硝酸甘油治疗心肌梗死的作用机制是什么?

(于影)

实验十五　急性肾功能不全

【目的和原理】

本实验通过阻断肾动脉血流造成肾脏缺血,致使肾小管上皮细胞损伤,复制急性缺血性肾功能不全的动物模型。观察肾功能不全动物尿量、尿蛋白、尿沉渣及血液肌酐、钠等指标变化,分析探讨急性肾衰的可能发病机制。

【实验对象】

家兔,体重 2～3 kg。

【器材和药品】

兔手术台、台秤、显微镜系统、离心机、血气分析仪、注射器(1 mL、5 mL)、刻度吸管(0.5 mL,2 mL,5 mL)、滴管、玻棒、恒温水浴箱、721s 型分光光度计、普通试管、采血针、血气分析标准试管、动脉夹、气管插管、膀胱插管、计时器、比重计、手术器械一套。

3%焦锑酸钾溶液、氢氧化钙、钠标准应用液(140 mmol/L),50 mmol/L 苦味酸溶液、pH 为 12.0 的磷酸盐-氢氧化钠缓冲液、肌酐标准液、20%氨基甲酸乙酯、5%葡萄糖、5%醋酸。

【方法和步骤】

1. 麻醉固定

取兔称重,用 20%氨基甲酸乙酯(5 mL/kg)由耳缘静脉注入,待动物麻醉后仰卧固定于手术台上。耳缘静脉注射 5%葡萄糖溶液(15 mL/kg,5 min 注完)以保证有足够的尿量。

2. 气管插管

沿颈部正中切开皮肤分离气管并插入气管插管,分离一侧颈总动脉穿线备用。

3. 膀胱插管

腹部剪毛,在耻骨联合上方 1.5 cm 处作腹部正中切口,长约 4 cm。分离皮下组织,再沿腹白线剪开腹壁和腹膜,暴露膀胱,作膀胱插管收集尿液,供尿常规检查和尿肌酐、钠含量测定。

4. 模型复制

行腹部正中切口开腹,钝性分离双侧肾动脉,注意不要损伤肾神经,充分暴露肾动脉,使用无创伤动脉夹阻断双肾动脉,阻断肾血流 25～60 min 后再松开动脉夹,让肾脏血流再灌注,从而引起缺血性肾衰竭。

5. 分离血清

从颈动脉采血 3～5 mL,置于干净试管中,2000 r/min 离心 15 min,分离血清,待测定钠和肌酐含量。

【观察项目】

1. 血气分析

用采血针从颈动脉采血 2 mL 放入血气分析标准试管后送检血气分析(pH、AB、SB)。

2. 尿常规检查

收集尿液,用于做尿比重测定、尿沉渣镜检和尿蛋白定性实验。

(1) 尿比重测定。收集尿液,用比重计测定尿液。

(2) 尿沉渣镜检。将尿液以 1500 r/min 转速离心 5～10 min。取出上清液于另一试管中以备尿蛋白定性实验用。将离心后的尿沉渣滴入 2 滴 5%醋酸溶液,然后将沉渣直接滴在玻片上,用普通光学显微镜观察(先低倍后高倍),看是否有管型和上皮细胞。

(3) 尿蛋白定性实验。取离心后尿液(盛满试管 2/3),倾斜试管,由上至下地在酒精灯上加热至沸腾,观察尿液,若有浑浊,加入 5%醋酸 3～5 滴,再煮沸,如浑浊不退则蛋白定性为阳性,根据尿液浑浊程度判定结果。

"－"表示尿液清晰不显浑浊。

"＋"表示尿液出现轻度白色浑浊(含蛋白 0.1～0.5 g/L)。

"＋＋"表示尿液稀薄乳样浑浊(含蛋白 0.5～2 g/L)。

"＋＋＋"表示尿液絮状沉淀(含蛋白 2～5 g/L)。

"＋＋＋＋"表示尿液块状沉淀(含蛋白>5 g/L)。

3. 应用焦锑酸钾比浊法测定钠含量

(1) 尿液预处理。吸取 5 mL 尿液,移入含有 0.2 g 氢氧化钙的试管中,用玻棒搅匀,放置 15 min,2000 r/min 离心 5 min,吸上清液移入另一管,即尿滤液。

(2) 钠含量测定。测定方法见表 5-10。

表 5-10　钠含量测定方法　　　　　　　　　　　(单位:mL)

	空白管	标准管	血清测定管	尿测定管
血清	—	—	0.2	—
尿滤液	—	—	—	0.2
钠标准液	—	0.2	—	—
蒸馏水	0.2	—	—	—
无水乙醇	1.8	1.8	1.8	1.8

续表

	空白管	标准管	血清测定管	尿测定管
混合后,离心(2000 r/min 离心 3 min),取上清液分别移入另一试管				
上清液	0.25	0.25	0.25	0.25
3%焦锑酸钾	5.0	5.0	5.0	5.0

混合后,静置 5 min,使用 721s 型分光光度计(520 nm 波长),以空白管调零,测定各管光密度数。

(3) 计算。按以下公式进行计算:

$$\frac{测定管光密度}{标准管光密度} \times 140 = 钠含量(mmol/L)$$

4. 应用苦味酸沉淀蛋白法测定肌酐含量

(1) 尿液预处理 1∶50 稀释尿滤液。

(2) 肌酐(Cr)含量测定。测定方法见表 5-11。

表 5-11 肌酐含量测定方法 (单位:mL)

	空白管	标准管	血清测定管	尿测定管
血清	—	—	0.2	—
1∶50 尿滤液	—	—	—	0.2
肌酐标准液	—	0.2	—	—
蒸馏水	0.2	—	—	—
50 mmol/L 苦味酸	1.8	1.8	1.8	1.8
混合 3 min 后,离心(2000 r/min 离心 10 min),取上清液分别移入另一试管				
pH=12.0 磷酸盐-氢氧化钠缓冲液	0.6	0.6	0.6	0.6

充分混匀后,置 37 ℃ 水浴箱中 25 min,冷却静置 20 min,使用 721s 型分光光度计(525 nm 波长),以空白管调零,测定各管光密度数。

(3) 计算。按以下公式进行计算。

$$\frac{测定管光密度}{标准管光密度} \times 2 = 肌酐含量(mg/dL)$$

【实验结果记录】

将实验观察结果填入表 5-12 中。

表 5-12　急性肾功能不全的观察项目

	尿比重	尿蛋白	尿沉渣	尿量	钠	肌酐	血气分析		
					血尿	血尿	pH	AB	SB
肾衰前									
肾衰后									

【注意事项】

（1）血清、标准液等试剂量应准确。

（2）实验中要求的设置时间和离心转速要准确。

（3）所需试剂应在使用前一周内配置，逾期则影响实验结果。

（4）苦味酸具有爆炸性，配制时应先在容器内加少许蒸馏水，以防意外。

（5）分离双侧肾动脉，注意不要损伤肾神经。

（6）尿液加热时，注意倾斜试管，均匀加热，切勿让尿液溢出。

【复习思考题】

一、单选题

1. 肾功能不全是指（　　）。

　　A. 发生氮质血症的各种疾病

　　B. 以血尿、蛋白尿为主的病理过程

　　C. 少尿、无尿超过 5 h 的病理过程

　　D. 各种肾实质疾病引起的病理过程

　　E. 肾功能障碍引起代谢产物蓄积、水盐酸碱紊乱及肾脏内分泌障碍

2. 急性肾功能衰竭少尿期水平衡紊乱的主要表现是（　　）。

　　A. 高渗透性脱水　　　B. 低渗透性脱水　　　C. 等渗透性脱水　　D. 水中毒

　　E. 水肿

3. 缺血性肾小管坏死的特点是（　　）。

　　A. 局限在近曲小管

　　B. 局限在远曲小管

　　C. 局限在集合管

　　D. 散在分布于整条肾小管，基底膜完好

　　E. 散在分布于整条肾小管，基底膜破坏

二、思考题

1. 缺血造成急性肾功能衰竭的主要机制是什么？

2. 急性肾功能衰竭患者的血浆肌酐会出现什么变化？为什么？

（倪虹）

实验十六　气胸合并呼吸困难的观察和处理

【目的和原理】

胸膜腔是密闭的潜在性腔隙，左右各一，由紧贴在胸廓内壁的壁层胸膜和覆盖于肺脏表面的脏层胸膜构成。一般情况下胸膜腔内的压力低于大气压，称为胸内负压。任何原因破损胸膜，空气进入胸膜腔，形成胸膜腔积气，称为气胸。此时胸膜腔内压力升高，甚至负压变成正压，出现肺脏萎陷，静脉回心血流受阻，引起呼吸、循环功能障碍。气胸是临床上常见的疾病。本实验是通过人工方法在胸腔穿刺造成兔气胸，通过夹闭家兔气管造成气管狭窄，复制通气障碍所致的急性呼吸困难；并通过造成家兔开放性气胸复制肺泡通气/血流比例失调所致的急性呼吸困难来观察家兔血压、心率、呼吸及血气分析等指标的变化。同时，在此基础上，观察通过密闭胸膜腔以及抽气恢复胸内负压后各项指标的变化。

【实验动物】

家兔，体重 1.5～2.0 kg。

【器材与药品】

生物信号采集分析系统、血气分析仪、兔手术台、婴儿秤、哺乳动物手术器械一套、三通阀 3 个、压力换能器、呼吸流量计、水压计、铁支架 2 个、玻璃分针、动脉夹 2 个、动脉插管、气管插管、小软木塞 4 个、棉线。

注射器 1 mL 2 支，2 mL、10 mL、20 mL、100 mL、200 mL 注射器各 1 支、5 号、6 号、9 号、16 号针头各 1 个。

25%氨基甲酸乙酯溶液、0.5%肝素溶液、生理盐水。

【方法与步骤】

1. 麻醉与固定

将家兔称重后，从耳缘静脉缓慢注入 25%氨基甲酸乙酯（乌拉坦）溶液 4 mL/kg 体重实施麻醉，之后以仰卧位固定于兔手术台上。

2. 气管插管

剪去颈部、剑突周围的兔毛，沿颈部正中切口，切口一般长为 5～7 cm，逐层钝性分离颈部组织，暴露出气管并在其下穿一根粗线备用，在气管上剪一倒"T"形切口，除净气管内异物,插入气管插管并结扎固定。气管插管一端通过呼吸流量计与生物信号采集分析系统连接。

3. 动脉插管

动脉插管内充满肝素溶液。在颈前部仔细分离家兔两侧颈总动脉,并穿两根经生理盐水浸泡过的棉线备用。结扎远心端血管,近心端用动脉夹夹闭。然后用眼科剪在结扎线的近心端将动脉壁剪一斜行剪口,将动脉插管向心方向插入动脉并固定。此时如有较多血液进入动脉插管,可向管内加注少量肝素溶液以防管内凝血。左侧动脉插管通过三通开关连接压力换能器与生物信号采集分析系统连接,松开动脉夹描记血压,右侧动脉插管备采血用。

4. 全身肝素化

耳缘静脉注射 0.5% 肝素溶液 2 mL/kg。

5. 仪器及参数

(1) 将压力换能器连于 1 通道,呼吸流量计连于 2 通道。

(2) 开启主机与显示器开关,启动生物信号采集分析系统,显示图形用户界面与主菜单,进入监视状态。

(3) 选择输入信号。通道 1→压力,并自动调零(调零时压力换能器的压力腔务必与大气相通),记录血压、心率;通道 2→呼吸,记录呼吸运动(记录前呼吸气流量计需先定标)。调节两个通道的速度相同。

(4) 参数设置→显示方式→连续示波。

"增益选择""显速选择""设刺激器"等依具体情况进行调整。

6. 气胸模型复制前指标的测定

(1) 记录呼吸、血压曲线及心率。观察并记录一段正常状态下呼吸、血压曲线和心率。

(2) 血气分析。打开颈总动脉的动脉夹,缓慢打开三通开关,弃去最先流出的几滴血液后,立即将插管口直接对准电极板芯片的注血口,注入全血到标准刻度,盖上小盖,插入血气分析仪,测定动脉血 pH、血浆二氧化碳结合力(CO_2CP)、二氧化碳分压($PaCO_2$)、氧分压(PaO_2)、标准碳酸氢盐(SB)、实际碳酸氢盐(AB)、碱剩余(BE)、K^+、Na^+、Cl^- 等。取血后应立即用少许生理盐水冲洗动脉插管,以免塑料管内血液凝固。

7. 气胸模型复制及指标观察和测定

(1) 气道狭窄。用止血钳将气管插管的橡皮管夹闭 2/3~3/4,使家兔处于气道狭窄状态。并观察呼吸、血压和心率的变化。待呼吸出现明显改变和口唇黏膜发绀后,松开止血钳,等待约 20 min,使家兔呼吸恢复正常。

(2) 气胸。用连接在水压计上的大号注射器针头从动物右胸上部第 4~5 肋间隙垂直刺入胸壁,如见水柱呈负压,且随呼吸波动,说明针尖已进入胸膜腔,此时用胶布固定针头,以确保针头一直在胸膜腔内。如针头未进入胸膜腔,可移动针头或重复穿刺,直至水柱有波动为止。记录正常胸腔内压。为了能准确地进针及掌握好深度,也可将该部位皮肤切开后再进针。

① 开放性气胸。用 16 号穿刺针头刺入胸膜腔后,胸膜腔与外界大气通过针头相通造成右侧开放性气胸。开放性气胸持续 15~20 min,同时观察呼吸、血压、心率的变化,15 min 后并按步骤"6(2)"方法取血样,进行血气分析。

② 张力性气胸。用 200 mL 注射器抽取 200 mL 空气,通过三通管将 150~200 mL 气体推入右侧胸膜腔内,造成右侧张力性气胸合并呼吸困难。观察家兔呼吸、血压、心率的变化,15 min 后取血样进行血气分析。

8. 气胸的处理方法

（1）抽气减压法。家兔呼吸出现明显改变和口唇黏膜发绀后,用 200 mL 注射器通过原来插在胸膜腔内的针头,将胸膜腔内的空气尽量抽尽,同时观察兔呼吸、血压、心率的变化,15 min 后按步骤"6(2)"方法取血样进行血气分析。促进尽早复张是气胸急症处理的关键,抽气是迅速解除呼吸困难的首要措施。

（2）水封瓶正压引流法（亦称肋间插管水封瓶排气法）。通过三通管连接水封瓶闭式引流导管,将引流管置于水封瓶内液面下 2 cm,进行气体引流,可见气体通过该导管从瓶内水面持续产生气泡,待水封瓶中不再有气泡逸出,且玻璃管中液面不再波动,证明肺已复张。观察家兔呼吸、血压、心率的变化,15 min 后按步骤"6(2)"方法取血样进行血气分析。

【注意事项】

（1）及时止血,保持手术视野清楚。

（2）分离动脉时,切勿用手术刀或有齿镊,动脉插管粗细要适宜,管口不宜过尖,否则易戳破血管;切勿使血液流入换能器,如有此现象,需关闭三通管,及时处理。

（3）气管插管前应有效止血并注意清除气道异物。

（4）取血做血气分析时,切忌接触空气,否则会影响血气分析结果。

（5）复制病理模型前一定要先记录一段正常状态下血压、心率、呼吸曲线。

（6）造成气胸时,应注意防止针尖损伤肺组织。

【复习思考题】

一、单选题

1. 气胸合并呼吸困难的观察和处理的实验中,耳缘静脉注射 0.5%肝素溶液的剂量是（　　）。

    A. 1 mL/kg   B. 2 mL/kg   C. 3 mL/kg   D. 4 mL/kg

    E. 0.5 mL/kg

2. 气胸模型复制中,连接在水压计上的大号注射器针头从家兔右胸上部第( )肋间隙垂直刺入胸壁。

　　A. 1~2　　　　　　　B. 2~3　　　　　　　C. 3~4　　　　　　　D. 4~5

　　E. 5~6

3. 气胸合并呼吸困难的观察和处理的实验中,动脉插管内要充满( )溶液。

　　A. 肝素　　　　　　　　　　　　　　B. 乌拉坦

　　C. 生理盐水　　　　　　　　　　　　D. 枸橼酸钠

　　E. 戊巴比妥钠

4. 开放性气胸是指( )。

　　A. 肺裂伤　　　　　　　　　　　　　B. 支气管破裂

　　C. 胸部存在伤口　　　　　　　　　　D. 胸部伤口与胸膜腔相通

　　E. 胸部伤口深达肌层

5. 关于张力性气胸的叙述不正确的是( )。

　　A. 最严重的气胸类型　　　　　　　　B. 胸腔内压进行性增高

　　C. 有纵隔扑动　　　　　　　　　　　D. 有皮下气肿

　　E. 急救须立即在锁骨中线第2肋间用粗针穿刺减压

6. 人工抽气治疗气胸时的胸穿部位是( )。

　　A. 肩胛下线第7~8肋间　　　　　　　B. 锁骨中线第5肋间

　　C. 锁骨中线第1肋间　　　　　　　　D. 患侧锁骨中线第2肋间

　　E. 患侧腋前线第4~5肋间

二、思考题

1. 描述本实验的注意事项。

2. 试分析家兔气胸时血气分析的相关指标如何变化?

3. 气胸并呼吸困难后引起酸碱平衡紊乱,对机体有何影响? 为什么?

(许敏　李言)

第六章　人体机能学实验

实验一　人体动脉血压的测定及运动对血压的影响

【目的和原理】

动脉血压是指流动的血液对血管壁所施加的侧压力。人体动脉血压测定最常用的方法是袖带法。它是利用袖带压迫动脉造成血管瘪陷，并通过听诊器听取由此产生的"血管音"来测量血压的。测量部位一般多在肱动脉。血液在血管内顺畅地流动时通常没有声音，但当血管受压变狭窄或时断时通，血液发生湍流时则可发生所谓的"血管音"。用充气袖带缚于上臂加压，使动脉被压迫关闭，然后放气，逐步降低袖带内的压力。当袖带内压力超过动脉收缩压时，血管受压，血流阻断。此时听不到"血管音"，也触不到远端的桡动脉搏动。当袖带内压力等于或略低于动脉内最高压力时，有少量血液通过压闭区，在其远侧血管内引起湍流，于此处用听诊器可听到管壁震颤音，并能触及脉搏，此时袖带内的压力即为收缩压，其数值可由压力表水银柱读出。在血液间歇地通过压闭区的过程中一直能听到声音。当袖带内压力等于或稍低于舒张压时，血管处于通畅状态，失去了造成湍流的因素而无声响，此时袖带内压力为舒张压，数值可由压力表水银柱读出。

机体在运动状态下血压升高，且以收缩压升高为主。运动时动脉血压的变化是许多因素影响的综合结果。

本实验目的是学习袖带法测定动脉血压的原理和方法，测定人体肱动脉的收缩压与舒张压及观察运动对人体血压的影响。

【实验对象】

人。

【实验器材】

听诊器、血压计。

【方法和步骤】

1. 血压计的结构

血压计有两种,即水银式及表式。两种血压计都包括三部分:袖带,橡皮球和测压计。水银式血压计在使用时先驱净袖带内的空气,打开水银柱根部的开关。

2. 测定动脉血压

(1) 受试者端坐,脱去一侧衣袖,静坐5 min,受试者前臂伸平,置于桌上,令上臂中段与心脏处于同一水平。将袖带卷缠在距离肘窝上方2 cm处,松紧度适宜,以能插入两手指为宜。

(2) 肘窝处靠近内侧触及动脉脉搏,将听诊器胸件放于上面。

(3) 一只手轻压听诊器胸件,另一只手紧握橡皮球向袖带内充气使水银柱上升到听不到"血管音"时,继续打气使水银柱继续上升2.6 kPa(20 mmHg),一般达24 kPa(180 mmHg)。随即松开气球螺帽,徐徐放气,以降低袖带内压,在水银柱缓慢下降的同时仔细听诊。当突然出现"崩崩"样的声音("血管音")时,血压计上所示水银柱刻度即代表收缩压。

(4) 继续缓慢放气,这时声音会发生一系列的变化,先由低而高,而后由高突然变低钝,最后则完全消失,此时,血压表所示水银柱刻度即代表舒张压(图6-1)。

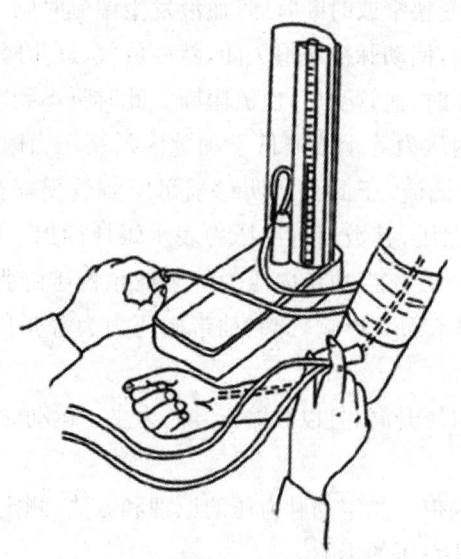

图6-1　人体动脉血压的测量

3. 观察运动对血压的影响

(1) 测定安静坐位状态的心率、血压。

(2) 做快速下蹲运动1 min,速度可控制为:男,40次/min;女,30次/min。

（3）测定运动后即刻 3 min、5 min 及 10 min 的心率和血压。

【注意事项】

（1）室内必须保持安静，以便准确测量。

（2）袖带的缠绕要松紧适度，不能过紧或过松；且应选择合适宽度的袖带进行测量，袖带过宽或过窄都会影响测量结果。

（3）肱动脉听诊点应充分暴露，勿将听诊器胸件塞入袖带内进行听诊。

（4）如果认为测量数值不准，须放气使水银柱下降至零水平再行测量，或让受试者休息 5 min 后再重测。

（5）注意正确使用血压计，开始充气时打开水银柱根部的开关，使用完毕后应关上开关，以免水银溢出。

（许敏）

实验二　人体心电图的描记和分析

【目的和原理】

在人体体表一定部位放置电极，记录心脏兴奋产生、传导和恢复过程中的电变化，该电位变化曲线即为人体心电图。心脏在收缩之前，心脏的生理起搏点窦房结发出兴奋，按一定途径，依次传向心房和心室，引起整个心脏的兴奋。心脏各部分兴奋过程中出现的电变化的方向、途径、次序和时间都有一定的规律性。这种生物电也可通过人体容积导体传至身体表面，因此，在人体表面的不同部位放置测量电极，通过心电图机可将心脏兴奋过程中所产生的综合心电变化加以记录。根据电极所置放的位置和导线的连接不同，所测得的心电图波形也不一样。

本实验目的有以下几点：

（1）学习心电图机的使用方法和心电图波形的测量方法。

（2）了解人体正常心电图各波的波形及其生理意义。

【实验对象】

人。

【实验器材】

心电图机、诊断床、导电糊、75%酒精棉球。

【方法和步骤】

1. 受试者姿势

受试者安静平卧,全身肌肉松弛。

2. 开机预热

将心电图机面板上各控制旋钮置于适当位置。心电图机妥善接地后接通电源,预热5 min。

3. 电极安放

在前臂屈侧腕关节上方和下肢内踝上方安放引导电极。安放电极前,先用酒精棉球将要放置电极部位的皮肤擦净,再涂上导电糊,以减小皮肤电阻。按电极颜色接好导联线:红色电极→右手,黄色电极→左手,绿色电极→左足,黑色电极→右足。此外,选择常用胸部电极导联 3 个,即白色电极→V_1,蓝色电极→V_3 和粉色电极→V_5,如图 6-2 所示。

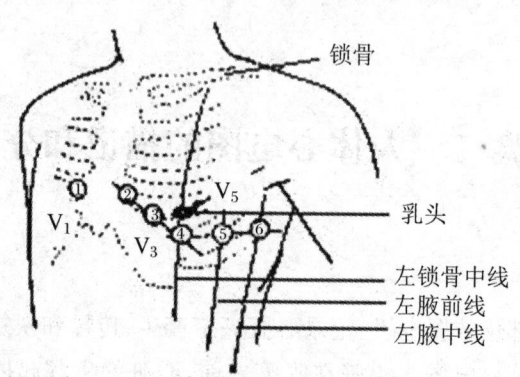

图 6-2　胸部电极导联连接方式

4. 灵敏度调节

开启心电图机的电源开关,电源选择钮拨到 AC 位置,指示灯亮。选择灵敏度调节按钮置于"1",走纸速度按钮置于"25 mm/s",调节基线移位滚轮,使描笔位于走纸的中间。

5. 描记

"开始、调节和停止"按钮选择"开始"。按动 1 mV 定标按钮,1 mV 标准信号应使描笔上移 10 小格。使用导联选择按钮,依次记录Ⅰ、Ⅱ、Ⅲ、aVR、aVL、aVF、V_1、V_3、V_5 9个导联的心电图。

注意:在变换导联时,必须先将输入开关关上,待变换后再打开。每换一导联,均须观察基线是否平稳及有无干扰。如基线不稳定或有干扰存在,须在调整或排除后再行记录。

6. 分析

(1) 辨认Ⅱ导联心电图中的 P 波、QRS 波、T 波、P-R 间期、S-T 段及 Q-T 间期。

（2）测量上述各波段时程。心电图的纸速一般采用 25 mm/s，即心电图纸上横坐标每一小格代表 0.04 s。

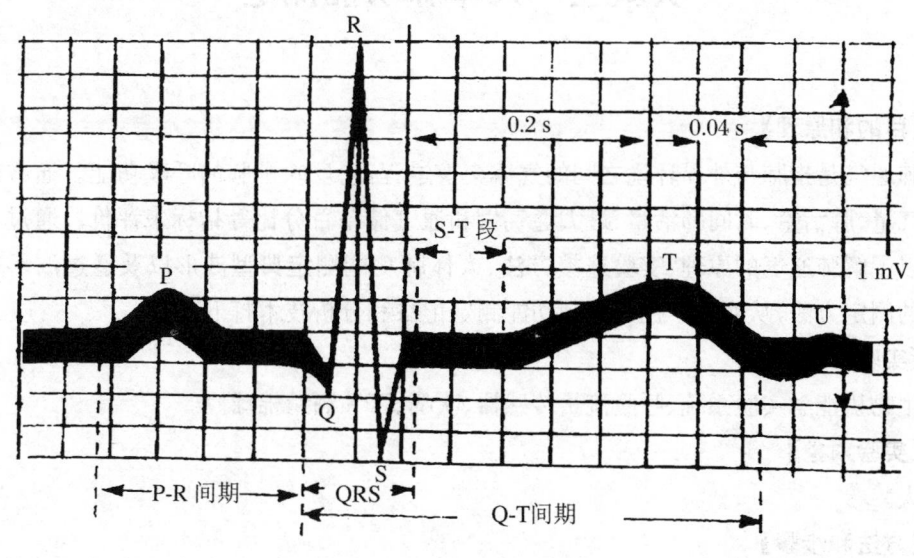

图 6-3　正常人心电模式图

（3）测量Ⅱ导联中各波的幅值。心电图纸上纵坐标每一小格代表 0.1 mV。凡向上的波形，其波幅应从基线的上缘测量至波峰的顶点。凡向下的波形，其波幅从基线的下缘测量至波谷的底点。

（4）计算心率。

$$心率 = \frac{60}{P\text{-}P\,间期或\,R\text{-}R\,间期所占小格数 \times 0.04}$$

（5）根据 P 波决定基本心律，判定心律是否规则，有无期前收缩或异位节律，有无窦性心律不齐。

【注意事项】

（1）检查时要睡平，全身肌肉放松，平稳呼吸，保持安静，切勿讲话或移动体位。

（2）洋地黄、钾盐、钙类及抗心律失常等药物影响心电图，服药后不宜做心电图。

（鲍能胜）

实验三　人体肺功能测定

【目的和原理】

肺通气是指肺与外界环境之间的气体交换过程,它反映了肺的呼吸功能。通常以每分通气量、肺活量、时间肺活量、最大通气量和通气储备百分比等指标来评价。通过本实验可以了解肺通气的原理、实验连接方法、人体肺功能测定典型波形以及通过波形对肺功能的测定方法,从而为掌握人体肺功能测定记录和分析技术打下基础。

【实验器材】

生物机能学实验系统、呼吸流量传感器、吹嘴、75%酒精棉球。

【实验对象】

人。

【方法和步骤】

1. 仪器操作及参数设置

(1) 进入 BL-420 生物机能学实验系统主界面。选择"实验项目"→"呼吸实验"→"肺通气功能测定"启动采样。

(2) 参数设置。增益:50 倍;时间常数:DC;滤波:30 Hz;50 Hz 抑制:关闭;扫描速度:2.5 s/div。

2. 肺功能测定

(1) 肺活量(VC)测定。测试者首先平静呼吸数次,然后在最后一个平静吸气末再用力吸气,直至不能再吸气为止,然后立刻用力呼气,直至不能再呼气为止,最后进入平静呼吸期,得到的呼吸流量图参见图 6-4。

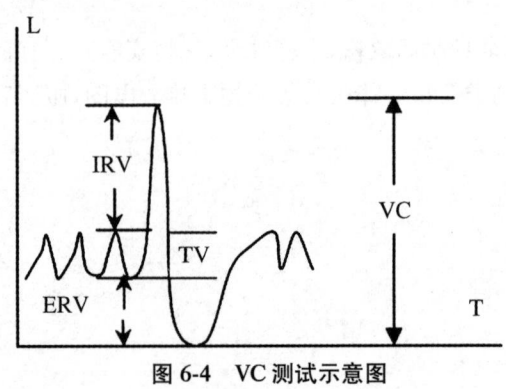

图 6-4　VC 测试示意图

TV(潮气量)正常值:0.5 L 左右。

IRV(补吸气量)正常值:2 L 左右。

ERV(补呼气量)正常值:1 L 左右。

IC(深吸气量):2.5 L 左右,IC＝IRV＋TV。

VC(肺活量)正常值,男性:3.5 L 左右,女性:2.5 L 左右。

(2)用力肺活量(FVC)测定:测试者首先平静呼吸数次,然后在最后一个平静吸气末再用力吸气,直至不能再吸气为止,然后立刻以很快的速度用力呼气,直至不能再呼气为止,得到的呼吸流量图参见图 6-5。

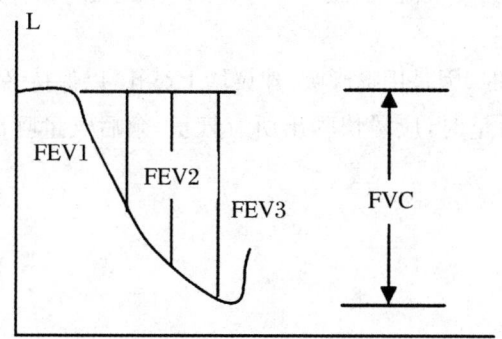

图 6-5　FVC 测试示意图

FEV1:1 s 用力呼气量;FEV2:2 s 后用力呼气量;FEV3:3 s 后用力呼气量;FEV1%(1 s 率＝FEV1/FVC%),正常值:约为 83%;FEV2%(2 s 率),正常值:约为 96%;FEV3%(3 s 率),正常值:约为 99%。

(3) 最大通气量(MVV)测定。测试者以较快的速度用力呼吸大约 15 s,得到又深又快的呼吸波图形(正常值:70～120 L/min),参见图 6-6。

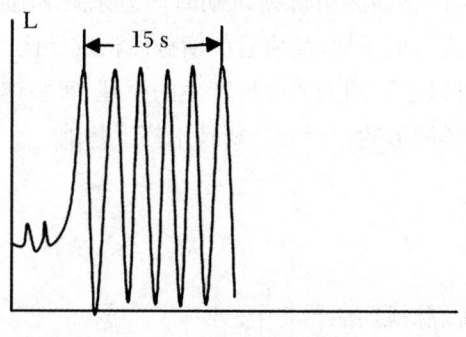

图 6-6　MVV 测试示意图

注：

体表面积(BSA) = $0.0061 \times$ 身高(cm) $+ 0.0128 \times$ 体重 $- 0.1529(\text{m}^2)$；

MVV 预测值：

男：$[86.5 - (0.522 \times 年龄)] \times$ 体表面积(m^2)；

女：$[71.3 - (0.47 \times 年龄)] \times$ 体表面积(m^2)。

【注意事项】

(1) 由于呼吸流量换能器利用压差进行测量,不能保气,所以在测用力肺活量时,吸气末应尽快呼气。

(2) 呼吸流量换能器受气流快慢影响较大,测量误差较大。确保吹嘴与换能器间连接紧密,不能漏气。

(3) 在做平静呼吸时,因是用嘴呼吸,建议堵上鼻孔,以保持平稳呼吸。

(4) 在测用力肺活量时,应尽快呼出所有气量,余后气量呼出速度不同,会有测量误差。

（许敏）

实验四　人体脉搏图和血流速度测定

【目的和原理】

脉搏是每个心动周期中,动脉内压力发生周期性的波动,并沿动脉血管向人体四肢传递。因此我们可以利用指脉传感器在人体手指处记录到人体脉搏变化的情况,并可通过在手指不同位置的指脉传感器测得脉搏跳动时间差来计算血流速度。当血液在血管内流动时,血流速度与血流量成正比,与血管的横截面积成反比。

通过对脉搏的记录可以了解到人体脉搏产生的原理,实验连接方法以及人体脉搏的典型波形,从而为掌握脉搏波形的记录和分析技术打下基础。

【实验对象】

人。

【实验器材】

生物机能学实验系统、脉搏换能器2个。

【方法和步骤】

1. 人体脉搏图记录

(1) 将脉搏换能器接上 BL-420 生物机能学实验系统,另一端固定在手指指尖处,松紧适度。

（2）进入 BL-420 生物机能学实验系统主界面，选择"输入信号"→"1 通道"→"压力"。

（3）按下工具条上的"启动"按钮启动采样，人体脉搏波形的参数设置。增益：200 mV；时间常数：DC；滤波：5 Hz；50 Hz 抑制：关闭；扫描速度：250 ms/div。

（4）记录脉搏波形（图 6-7）。

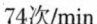

74次/min

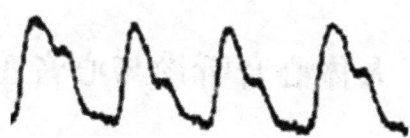

图 6-7　人体脉搏波形图

2. 人体血流速度测定

（1）将一个脉搏换能器感应头贴着食指根部指肚缠紧，另一端接到 BL-420 的第 1 通道。另一个脉搏换能器感应头固定在食指末端，连接到 BL-420 的第 2 通道。

（2）进入 BL-420 生物机能学实验系统主界面，选择"输入信号"→"1 通道"→"压力"，"2 通道"→"压力"。

（3）按下工具条上的启动按钮启动采样。人体脉搏波形的参数设置。增益：200 mV；时间常数：DC；滤波：3 Hz；50 Hz 抑制：关闭；扫描速度：500 ms/div。

（4）人体血流速度测定（图 6-8）。

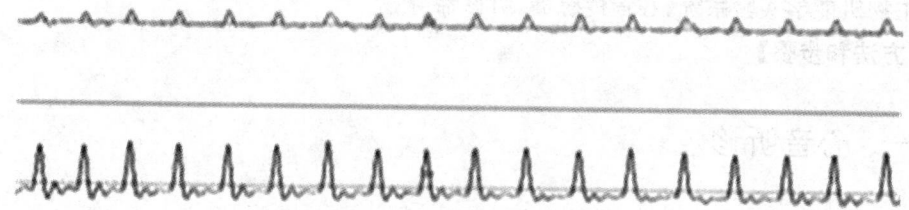

图 6-8　人体血流速度测定图

3. 观察项目

测量所记波形的形态、幅度、时程、节律等，并进行比较分析。

【注意事项】

（1）实验时，适当调整脉搏换能器固定在手指指尖上的松紧度，太松、太紧都不能记录到人体的脉搏。

（2）BL-420 生物机能学实验系统中"压力"信号的默认放大倍数是 50 倍,但脉搏波的幅度较大,因此需要调低放大倍数到 5 倍左右,否则,看到的脉搏波形处于饱和状态。

（3）实验时,实验人手臂自然下垂,保持平静不动,不能激动或刚做过运动,否则将使血流速度加快,导致测量数据不准确。

（鲍能胜）

实验五　人体心音听诊与心音图的记录

【目的和原理】

心动周期中,心肌收缩、瓣膜启闭、血液加速度和减速度对心血管壁的加压和减压作用以及形成的涡流等因素引起的机械振动,可通过周围组织传递到胸壁;如将听诊器放在胸壁某些部位,就可以听到声音,称为心音。若用换能器将这些机械振动转换成电信号记录下来,便得到了心音图。

心音图是诊断人体心脏疾病的常用手段之一,通过本实验可以学习心音听诊方法,了解正常心音特点及其产生原理,掌握什么是心音,以及心音的特征和意义。

【实验对象】

人。

【实验器材】

生物机能学实验系统、心音传感器、听诊器等。

【方法和步骤】

一、心音听诊

1. 确定听诊部位

（1）受试者解开上衣静坐,检查者坐在对面。

（2）确定心前区心音听诊区各个部位。

二尖瓣听诊区:左锁骨中线第 5 肋间稍内侧（心尖部）。

肺动脉瓣听诊区:胸骨左缘第 2 肋间。

主动脉瓣听诊区:胸骨右缘第 2 肋间。胸骨左缘第 3、4 肋间为主动脉瓣第二听诊区（又称第五点）,主动脉瓣关闭不全时,此处可听到杂音。

三尖瓣听诊区:胸骨左缘第 4 肋间或剑突下。

2. 听心音

（1）检查者戴好听诊器，以右手的拇指、食指和中指轻持听诊器胸器，置于受试者胸壁上（不要过紧或过松）。按二尖瓣、主动脉瓣、肺动脉瓣及三尖瓣听诊区顺次进行听诊。在胸壁任何部位均可听到两个心音。

（2）区分两个心音，在听取心音的同时，可用手触诊心尖搏动或颈动脉搏动，与此搏动同时出现的心音即为第一心音。此外，再根据心音性质（音调高低、持续时间、间隔时间），仔细区分第一心音与第二心音，才能确定出收缩期和舒张期。

（3）比较不同部位两心音的声音强弱。

二、心音图的记录

（1）将心音传感器的探头置于实验者二尖瓣听诊区（最好用胶布贴在此处可以减少干扰），二尖瓣听诊区位于左锁骨中线第5肋间稍内侧（心尖部），如图6-9所示。

（2）将心音传感器接入到生物机能学实验系统1通道。

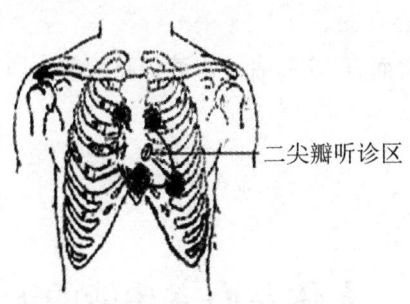

二尖瓣听诊区

（a）记录人体心音图探测区域示意图

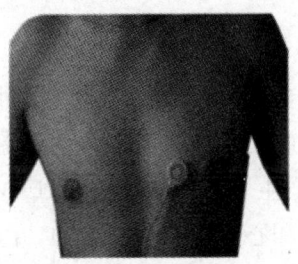

（b）心音传感器探头连接示意图

图6-9　人体心音图深测区域及心音传感器探头连接示意图

（3）进入生物机能学实验系统主界面，选择"输入信号"→"1通道"→"心电"。采样参数设置：增益：2倍；时间常数：DC；滤波：1 kHz；50 Hz抑制：开启；扫描速度：50 ms/div。

（4）记录心音图波形（图6-10）。

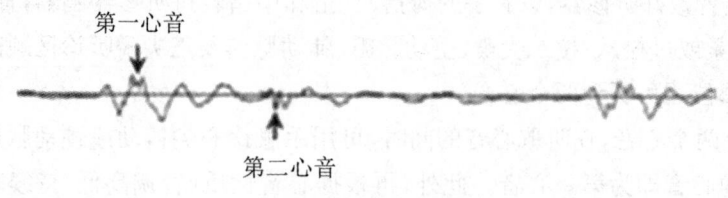

图 6-10 人体心音图

【注意事项】

（1）室内必须保持安静。如果呼吸音影响听诊时，可嘱受诊者暂停呼吸。

（2）听诊器的耳器方向应与外耳道一致（向前）。胶管勿与他物摩擦，以免发生杂音，影响听诊。

（3）实验前需要对仪器进行接地检查，保证接地良好，否则做出的心音图干扰较大。

（4）心音传感器的探头最好用胶布贴在实验者二尖瓣听诊区，这样可以减小干扰。

（5）生物机能学实验系统"输入信号"中若没有"心音"选项，必须调节硬件参数到适当的设置才能够做出人体心音图。

（6）对于人体心音实验而言，实验者一定要保持安静，才可以做出较好的实验波形。

（张翠）

实验六　人体左心室功能的无创测定

【目的和原理】

心脏周期性活动所产生的电变化和机械变化，可以用多导生理记录系统在体表一定部位进行记录和测量，以判断心脏功能。无创左心室功能检测是利用多导生理记录系统在体表同步记录反映心脏兴奋发生和传播的心电图（ECG）及反映心脏机械活动的心音图（PCG）、颈动脉搏动图（CPT）和心尖搏动图（ACG），并通过测量、分析心动周期各时相的时程和心室收缩的波形判断左室功能。

本实验的目的是学习 ECG、PCG、CPT、ACG 的记录方法及其综合运用；了解各图形的意义以及判断左室功能的基本指标。

【实验对象】

人。

【器材和药品】

生物信号采集与处理系统、心音换能器 1 个、压电式压力换能器 2 个、心电导连线、米尺、诊察床。

75%酒精、导电糊。

【实验方法】

（1）受试者平卧。

（2）用 75%的酒精擦双腕内侧和踝内侧，并涂少量导电糊放置心电图电极连接心电导线，以备记录 ECG。

（3）将心音换能器置左侧锁骨中线内侧 3~4 肋间，心音较为清楚部位，以备记录 PCG。

（4）找出心尖搏动最强处，将一压电式压力换能器置心尖搏动点的中央，以备记录 ACG。

（5）将另一压电式压力换能器置颈动脉搏动最明显处，以备记录 CPT。

（6）打开生物信号采集与处理系统。让受试者安静，放松肌肉，避免吞咽动作，按检查者指令练习几次在呼气时闭气的动作，若在显示器上观察到满意的图形，即可让受试者在呼气后闭住气，连续同步记录 10 个以上心动周期的 ECG、PCG、CPT、ACG，存盘。

（7）测量与分析，参见图 6-11。

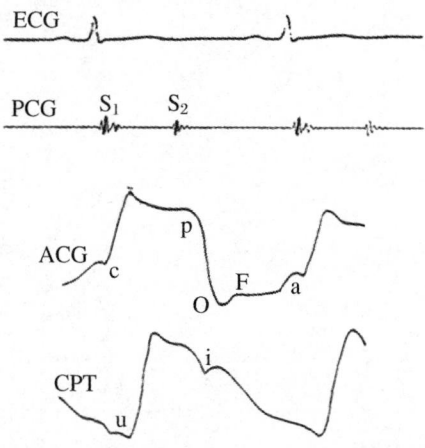

图 6-11　ECG、PCG、ACG 及 CPT 记录

① 左室射血时间（LVET）。指左室向主动脉内射血的全程时间，从 CPT 升支 u 点到切迹 i 点之间的时间，其反映每搏输出量的大小与心室射血速度。

② 射血前期（PEP）。指 ECG 的 Q 波到 CPT 的 u 点所对应的时间，反映心室去极化的速度和心室收缩时压力升高的速度。

③ 等容收缩时间(ICT)。指 PEP 减去 ECG 中 Q 波至第一心音(S_1)最早的高频成分出现时间,是反映心室收缩速率的重要指标。

④ PEP/LVET 是评价左室功能比较敏感的指标。

⑤ 总电机械收缩时间(TIMS)。指 ECG 中 QRS 波中的 Q 波到第二心音(S_2)主动脉成分起点之间的时间,反映心室开始兴奋到机械收缩射血及主动脉瓣关闭的时间。

⑥ 机械收缩期(MS)。指第一心音最早高频成分到第二心音主动脉瓣成分时间,反映左室开始收缩房室瓣关闭到左室射血结束主动脉瓣关闭时程。

⑦ 等容舒张时间(IVRT)。指从第二心音最高频成分到 ACG 的 O 点的时间,即主动脉瓣关闭到二尖瓣开放时间,反映舒张期左室压力下降速度。

⑧ 快速充盈时间(RF)与缓慢充盈期(SF)。从 ACG 的 O 点到 ACG 的 F 点的时间为 RF,而从 ACG 的 F 点到 ACG 的 a 波起始点的时间为 SF。

⑨ 心房收缩期(AST)。ACG 上 a 波的宽度所代表的时间。

【注意事项】

(1) 测试应注意室温不低于 25 ℃。

(2) 保持测试环境安静。

(3) 测量颈动脉搏动图的压电式压力换能器的压力要适当。

(许敏)

第三篇 机能学实验设计与探索性实验

第七章　机能学实验设计

第一节　机能学实验设计的一般原则

一、实验设计的基本程序

实验设计是通过学生自行设计实验了解科学研究的基本过程,其主要功能是培养学生的实验研究能力。它对学生加深理解课堂讲授的已知规律和应用已知规律去探讨、研究未知世界有重要作用。通过实验设计,还可以使学生充分认识实验在科学理论产生和发展中的作用,培养学生的创新精神及观察和发现问题的能力、解决实际问题、分析综合实验结果的能力。因此指导学生完成一个好的实验设计对培养研究型、创造型人才具有重要的意义。

实验研究有一定的程序,其基本程序大致包括立题、实验设计、实验和观察、实验结果的处理和分析以及研究结论。有人认为研究设计(或实验设计)包括上述各程序,但本书中的"实验设计"仅指其中的一个步骤。

(一) 立题

立题是确定所要研究的课题,是研究设计的前提,决定研究方向和内容,在实验设计中具有第一位重要性。立题时需要注意科学性、先进性、可行性和实用性,它包括选题和建立假说。

1. 选题

一个好的选题应该具有目的性、创新性、科学性及可行性。

(1) 目的性。选题应明确、具体地提出要解决的问题,它必须具有明确的理论或实际意义。如"心脏病防治的研究",就非常笼统和含糊。应明确提出哪一类心脏病,用何种方法,是防还是治,如牛磺酸对糖尿病大鼠心脏功能影响的研究,这样的课题目的性就比较明确。

（2）创新性。创新性是科学研究的灵魂,选题应有创新性。创新性往往产生于科学实践过程中,而创造性的思维活动又可指导创造性的实践活动,两者相辅相成,把科研选题推向更高的层次。

（3）科学性。选题应有充分的科学依据,与已证实的科学理论和科学规律相符合。不应脱离科学规律做无根据的胡思乱想。具体来说,选题的科学性在于是否有足够的信息量,即对国内外研究现状和发展趋势的了解程度,是否有足够的论据,分析、判断、推理是否合乎逻辑等等。

（4）可行性。选题应切合实验者的主观和客观条件,要综合考虑研究者的学术水平、技术水平实验室条件及研究基础,盲目地求大、求全和求新最终只能是纸上谈兵,无法实现。

因此,选题过程中要查阅大量的文献资料和实验资料并进行分析研究,了解研究者们对有关课题已做的工作、取得的结果和尚未解决的问题。只有充分了解目前的研究进展和动向后,在进行综合分析的基础上,才能找出所要探索的研究课题的关键,从而建立假说及确定研究课题。

2. 建立假说

假说是预先假定的答案或解释,亦是实验研究的预期结果。科学的假说是关于事物现象的原因、性质或规律的推测,其建立需要运用对立统一的观点进行类比、归纳及演绎等一系列逻辑推理过程。

课题一旦选定后,就要建立课题的假说,这是设计的前提,是整个设计的灵魂和依据。

（二）实验设计

实验设计是指实验研究计划和方案的制订。实验设计必须根据研究目的,结合专业和统计学的要求,做出周密具体的研究内容、方法和计划,它是实验过程的依据和数据处理的前提,也是提高实验研究质量的保证。

实验设计的任务是有效地控制干扰因素保证实验数据的可靠性和准确性;节省人力、物力和时间;尽量安排多因素、多剂量、多指标的实验,以提高实验效率。

（三）实验和观察

1. 实验准备和预备实验

（1）实验准备

包括实验理论准备和实验实施准备。前者主要包括实验的理论基础、假说的理论基础、实验方法和技术、参考文献等的准备;后者是指仪器设备、药物和试剂的准备以及药物剂量的选定、实验方法与指标的建立、实验对象的准备等。

（2）预备实验

预备实验是指对所选课题进行初步实验，可为课题和实验设计提供依据，从而为正式实验提供经验，是完善实验设计和保证研究成功必不可少的环节。通过预备实验可熟悉实验技术，确定实验动物的种类和例数，改进实验方法和观察指标，调整处理因素的强度和确定用药剂量等。

2. 实验操作及其结果的观察记录

（1）按照预备实验确定的步骤进行实验。

（2）熟练掌握实验方法，保证用药量准确，认真操作。

（3）经分析属于错误操作或不合理的结果应重新实验。

（4）仔细、耐心地观察实验过程中出现的结果，并进行思考：发生了什么现象、发生的时间和转归，发生这些现象的机制及其意义；有没有出现非预期结果，在排除了错误的或不合理的结果后，应对其进行分析，可能会有新的发现，从而得出新理论。

（5）重视原始记录，要预先拟定原始记录方式和内容。记录的方式有文字、数字、表格、照片、图形和录像等。原始记录应及时、完整、准确和整洁。严禁撕页或涂改，不能用整理后的记录代替原始记录，要保持记录的原始性和真实性。

通常实验记录的项目和内容：

① 实验名称、实验日期、实验者。

② 受试对象。动物种类、品系、体重、性别、健康状况、饲料及离体组织器官名称等。

③ 实验药物或试剂。名称、剂型、来源、批号、规格、含量或浓度，给药的剂量、时间、间隔及疗程等。

④ 实验仪器。主要仪器名称、生产厂家、型号、规格等。

⑤ 实验条件。实验室的室温、饲养环境等。

⑥ 实验方法和步骤。动物麻醉、固定、分组、手术方法、施加的刺激强度、给药方法、测量方法等。

⑦ 实验指标。指标的名称、单位、数据及不同时间的变化等。如有实验曲线，应注明实验项目、刺激物名称及强度（或药物剂量与途径）、标本名称、实验方法或主要仪器、指标及单位等。

⑧ 数据处理。对实验结果进行整理的统计分析。

（四）实验结果的处理和分析

首先，整理原始数据或资料，计算出各组数据，并制成一定的统计表或统计图。其次，做统计学显著性检验等。在分析和判断实验结果时，决不能带有研究者的偏见，对数据任意取舍。必须实事求是，不能强求实验结果服从自己的假说，而应该根据实验结果去修正提出的假说,使假说上升为理论。

(五)研究结论

科学研究经过实验设计、实验和观察、数据处理后,就可做出研究总结、得出结论并写出论文。这个结论要回答原先建立的假说是否正确,从而对所提出的问题做出解答。研究结论是从实验结果中概括或归纳出来的判断,要严谨、精练和准确。

二、实验设计的三大要素

实验研究立题后,通常可从题目中反映出研究内容的三大要素:处理因素,实验对象,实验效应,见表7-1。

表 7-1　实验设计的三大要素举例

处理因素	实验对象	实验效应
氯丙嗪	大白鼠	激怒反应的影响
肾上腺素	家兔	血压的影响
一氧化氮	肝硬化大鼠	血流动力学的影响
绿脓杆菌	家兔	角膜炎模型的建立
垂体后叶素	离体豚鼠	冠脉流量的影响

(一)实验对象

实验对象(study subjects)包括实验动物和人。

1. 实验动物

随着科学技术的发展,无损伤技术、遥控技术和微量技术等现代化检测技术使某些实验直接在人体上进行的可能性越来越大,但基于人道和安全等原因,往往将动物作为实验对象。

(1)动物实验的道德责任

① 凡使用实验动物的实验室应配备相应的专职或兼职技术人员,负责实验动物的管理工作,工作人员应接受专业培训,自觉遵守实验动物管理的各项制度,熟悉掌握操作规程。

② 为了增进动物实验的敏感性、准确性和实验结果的可重复性,医学实验必须使用合格的实验动物,并使之逐步达到标准化,拒绝已经死亡或患传染病的实验动物进入实验室。

③ 应当在动物麻醉状态下进行动物外科操作,严禁在不使用麻醉剂的情况下使用肌松剂进行实验。

④ 必须爱护实验动物,不得戏弄或虐待。对处死后的动物或动物的器官组织,应按照实验室规定做适当处理,不可随便丢弃。

(2) 选择实验动物复制人类疾病模型的要点

① 根据实验的要求,实验动物的生物学特征要接近人类而又经济易得。

② 动物的种属及其生理、生化特点适合于复制稳定可靠的疾病模型,如家兔适合做发热模型,而不宜做休克模型;狗不宜做发热模型,而适合做休克模型。

③ 动物的品系和等级应符合研究要求,一般以用纯系动物为好。

④ 动物的健康和营养状况良好。

⑤ 动物的年龄、体重、性别等应尽可能一致,以减少个体差异。

(3) 实验动物的特征

实验动物是供科学研究使用的,应有明确的生物学特征、微生物和遗传背景。

① 微生物背景。分为Ⅰ级动物(普通动物)、Ⅱ级动物(清洁动物)、Ⅲ级动物(无特异性病源体动物)、Ⅳ级动物(无菌动物)。

② 遗传背景。有近交系动物(纯种动物)、突变系动物和系统杂交动物。

③ 饲料控制。包括营养素要求及搭配、合理加工、无发霉变质等。

④ 设备标准化。如饲养环境的温度、湿度、空气清洁度和噪音控制等。

(4) 实验动物的选择

① 小鼠。繁殖力强,价廉,易于饲养,广泛用于需要大量动物的实验。如药物筛选实验、急性毒性实验;镇痛、抗感染、抗肿瘤、避孕实验;生物制品和遗传性疾病研究等。

② 大鼠。在医学研究中,用量仅次于小鼠,如心血管系统、神经系统、内分泌系统实验及长期毒性实验、致畸实验、免疫学实验、关节炎实验、肿瘤学研究等。

③ 蛙。用于神经-肌肉系统和心血管系统实验等。

④ 豚鼠。用于过敏实验、抗感染实验等。

⑤ 兔。用于心血管实验、离体耳实验、发热实验、生殖生理研究等。

⑥ 猫。用于神经系统实验、呕吐实验等。

⑦ 猪。用于烧伤实验、肿瘤实验、心血管系统实验、泌尿系统实验等。

⑧ 狗。用于神经系统实验、心血管系统实验、消化系统实验毒性实验及外科实验等。

⑨ 非人灵长类动物。本类动物具有许多与人类相似的生物学特征,科研实验中被广泛应用的是猕猴属的猴,用于避孕、镇痛药耐受性、传染病及心血管疾病研究实验等。

同一药物对不同动物的同一器官系统的效应可以不同,如吗啡对人、猴、狗、兔的中枢神经系统产生抑制效应,而对虎、猫、小鼠的中枢神经系统则会引起兴奋。

2. 人

人包括患者和健康受试者,对于患者应诊断明确。受试者应依从性好(如能按时用药),能真实客观地反映主观感受(如治疗后症状的改变),尽量减少退出实验研究的可能性。

(二)处理因素

实验中根据研究目的,由实验者人为地施加给实验对象的某种外部干预称为处理因素(study factor)。处理因素可以是物理因素,如电刺激、温度、射线、外伤、手术等;可以是化学因素,如药物、毒物、营养物、缺氧等;也可以是生物因素,如细菌、病毒、真菌等。处理实验对象的目的有两个,一是复制人类疾病的动物模型,观察其发病机制;二是进行实验治疗,观察药物或其他治疗手段的疗效。

在设置处理因素时应注意以下几个问题:

1. 确定实验的主要处理因素

根据所提出假设的目的和可能性,实验主要处理因素可确定为单因素或多因素。一次实验的处理因素不宜过多,否则会导致分组过多,受试对象增多,实验时难以控制。但处理因素过少又难以提高实验广度、深度和效率。

2. 确定处理因素的强度

处理因素的强度是指因素的量的大小,如电刺激强度、药物剂量等。处理强度适当的前提下,同一因素有时可以设置几个不同的强度,如一种药设几个剂量。

3. 处理因素的标准化

处理因素在整个实验过程中应保持不变,即应标准化,否则会影响实验结果的评价。例如电刺激的强度(电压或电流、持续时间、频率等)、药物的质量(来源、纯度、生产厂家、批号、配制方法等)应始终保持一致。

4. 重视非处理因素

非处理因素(干扰因素)可能会影响实验结果,应加以控制,如患者的病种、病情(轻重)、病程(急慢),动物的年龄、性别、饲养环境,离体实验时的恒温或灌流条件等。

(三)实验效应

实验效应是反映实验对象在经过处理前后发生的生理或病理变化的客观指标。其与实验方法有密切关系。

1. 实验方法

实验方法按性质可分为功能学、生物化学和形态学方法等;按学科可分为生理学、生物化学、毒理学和免疫学方法等;按范围分可分为整体方法(应用清醒动物、麻醉动物、病理模型动物的方法)和局部分析方法;按水平可分为整体、器官、细胞、亚细胞、分子实验方法等;按时间可分为急性、慢性实验,前者又分为在体和离体实验。

2. 实验指标

实验效应总是通过具体实验指标来反映的,因此效应指标的正确选定是非常重要的。实验指标选择的基本要求如下:

(1) 特异性。指标应能特异性地反映某一特定的现象而不至于与其他现象相混淆。如研究心律失常和心肌缺血应用心电图做指标。研究急性肾炎以小便做指标。特异性低的指标容易造成"假阳性"。

(2) 客观性。应避免受主观因素干扰而造成误差。尽可能选用具体数字或图形表示客观指标,如心电图、脑电图、血压、心率、呼吸描记、血液生化指标等。而疼痛、饥饿、疲倦、全身不适、咳嗽等症状和研究者目测等主观指标则准确性较差。

(3) 灵敏度。灵敏度高的指标能使微小效应显示出来。灵敏度低的指标可使本应出现的变化不出现,造成"假阴性"。

(4) 精确度。包括精密度和准确度。精密度是指重复观察时观察值与其均值的接近程度,其差值属随机误差。准确度是指观察值与其真实值的接近程度,主要受系统误差的影响。实验指标要求既精密又准确。

(5) 重现性。是指在相同条件下所测指标的结果可以重现。重现性高的指标一般意味着误差小,能较真实地反映实际情况。为提高重现性,需注意仪器的稳定性,减少操作误差,控制实验动物的机能状态和实验条件。

(6) 可行性。是指研究者的技术水平和实验室的设备条件能够完成本实验的指标测定。

(7) 认可性。是指现成指标必须有文献依据,自己创立的指标必须经过专门的实验鉴定,方被认可。

实验资料可以分为计量资料(graded response,量反应)和计数资料(all-or-none response,质反应)。有连续量变的资料为计量资料(measurement data),如血压、尿量、检验值、收缩力、身高、体重、体温等。计量实验效率较高,实验要求的例数可较少,其统计主要为均数和标准差,常用 t 检验或 F 检验。

只观察、记录出现与否的资料为计数资料(enumeration data),如全或无,阴性或阳性,有效或无效、死与活等,其实验效率较低,要求的例数较多,统计描述主要为"率",统计检验主要为 χ^2 检验。另有一类为等级资料,如病理改变的程度"-、+、++、+++、++++"("-"为正常,"++++"为病变最严重);也有人把药物的疗效分为"-(无效)、+(显效)、++(有效)、+++(治愈)"。等级资料一般可归入计数资料。计数资料的"数"也是一种量表达,计数资料不意味着是定性研究的资料。

三、实验设计的三大原则

为了确保实验设计的科学性,除对实验对象、处理因素和观察指标做出合理安排外,还必须遵循实验设计的 3 个原则,即对照、随机和重复原则。这些原则是为了避免和减少实验误差,取得可靠结论所必须遵循的。

(一) 对照原则

要比较就要有对照(control),以确定处理因素对实验指标的影响。如无对照就不可能说明问题。实验分组可分为处理组和对照组。对照原则要求处理组和对照组除处理因素以外,其他可能影响实验的因素应力求一致。对照的形式有:

1. 空白对照

空白对照不对受试对象做任何处理。严格地说,这种对照组与处理组缺乏"齐同",如处理因素是给药,除用药外,有给药操作如注射的差异,因此,这种对照通常少用。

2. 假处理对照

经过同样的麻醉、注射、甚至进行假手术,但不用药或不进行关键的处理。假处理所用的液体 pH、渗透压、溶媒等均与处理组相同,因而可比性好。在做药物实验时,常将动物做成一定的病理模型,然后才用药,不用药的动物作为模型组,这对于评价药物的作用是必需的。

3. 安慰剂对照

安慰剂是一种在形状、颜色、气味等方面均与药物相同而不含主要药物的制剂。安慰剂通过心理因素对患者产生"药效",对某些疾病如头痛、神经官能症等可以产生 30%～50%的疗效。安慰剂也可产生"不良反应",如嗜睡、乏力、头晕等。在新药研究中,应尽量采用双盲法,即患者及医务人员均不能分辨治疗药品和对照品(安慰剂),以确保获得药物的真实疗效。安慰剂在新药临床研究双盲对照中极为重要,可用以排除假阳性疗效或假阳性不良反应。研究者应掌握用药组和安慰剂对照组患者的情况,必要时采用适当措施,以保证病人的安全。

4. 历史对照

用以往的研究结果或文献资料作为对照。如在进行癌症、狂犬病等难治性疾病的疗效研究时可采用此法。如某病以往治愈率为 0,则现用新药有 2 例治愈,可认为是一种好药。但一般疾病不应使用此法,因为不同时代的医疗水平和病情等不同,干扰因素又不易控制。

5. 自身对照

对照与处理在同一受试对象中进行,如以给药前的血压值作为对照。这种对照简单易行,但它不是随机分配的,如实验前后某些因素发生改变会影响结果,这就难以得到正确的结论。故在实验中通常仍需单独设立对照组,分别比较处理组和对照组前后效应的差异。

6. 标准对照

用现有的标准方法或用同类典型的药物作为对照,其目的是比较标准方法或典型药物与现用方法或现用药物的差异。

7. 相互对照

指各处理因素间互为对照,如几种药物治疗某种疾病时,观察几种药物的疗效,各给药组间互为对照。

以上1~5属于阴性对照,6属于阳性对照。并非每项实验均需上述所有对照,应视具体情况而定。

(二) 随机原则

随机(randomization)是使每个实验对象在接受分组处理时均具有相等的机会,以减少偏差。随机化具有两个作用,一是可使抽取的样本能够在最大程度上代表总体,减少抽样误差;二是可使各组样本的条件基本一致,消除或减少组间人为的误差,从而使处理因素产生的效应更具客观性,以便得出正确的实验结论。随机不是随便而是随机遇而定,也就是指被研究的样本是由总体中任意抽取的,即在抽取时要使每一样本有同等机会被抽取,随机抽样是缩小抽样误差的基本方法。随机的类型和方法很多,现简要介绍几种常用的随机方法。

1. 完全随机法

主要用于单因素大样本的实验。先将全部动物进行编号,按统计学专著所附的随机数字表,任取一段数字,依次排配各个动物的编号。然后按排配随机数字的奇偶,或除以组数的余数(分3次以上),作为归入的组次。最后随机调整,使各组动物数均等。

2. 简化分层随机法

常用于单因素小样本的一般实验。将同一性别的动物按体重大小顺序排列,由小到大依次随机分配到各组,分完一种性别再分另一性别,应使各组雌雄动物数量相等。

3. 配对随机法

先将动物按性别、体重及其他因素加以配对,以基本相同的两个动物结为一对,然后把一对动物中的每一只随机分配于两组。这样的两组动物,生物差异必然减少,实验误差小。

4. 区组随机法

类似于配对随机法,将全部动物按性别、体重及其他条件等分为若干组,每组动物数与拟划分的组数相等,各个动物体质条件相似。再给每个组的每只动物编号,利用随机数字表把动物分配到各组。

5．拉丁方随机法

凡是纵行横行均无重复字母的方阵称为拉丁方,此法适用于多因素的均衡随机。如观察4个药物的效应或某种药物4个剂量的效应,不仅1、2、3、4号动物都各注射一次,而且每次注射都必须有这4种药物或4种剂量,以消除动物个体差异和给药时间先后带来的影响。一般先将4种药物或4个剂量编为A、B、C、D4个号码,然后按4×4拉丁方阵排列,每只动物纵列不受重复处理,同一横行也不受重复处理。具体的方法可参阅医用统计学。

（三）重复原则

重复(replication)是指可靠的实验应能在相同条件下重复出来(重现性),这就要求实验要有一定的例数(重复数)。因此,重复的含义包括重现性与重复性。

重现性可用统计学中显著性检验的值来衡量其是否满意。

$P \leqslant 0.05$:差异在统计学上有显著意义,不可重现的概率小于或等于5%,重现性好。

$P \leqslant 0.01$:差异在统计学上有非常显著意义,不可重现的概率小于等于1%,重现性非常好。

在动物实验中,每组应选用的动物数见表7-2。

表 7-2　动物选用数量

动物	计量资料(只)	计数资料(只)
小动物(小鼠、大鼠、蛙)	$\geqslant 10$	$\geqslant 30$
中等动物(豚鼠、兔)	$\geqslant 8$	$\geqslant 20$
大动物(猫、猴、狗)	$\geqslant 6$	$\geqslant 10$

注:药物分为3~5个剂量组时也可少些例数。

重复性(实验例数)应适当,过少不行,过多也不必要。实验例数与许多因素有关。一般而言,在生物个体差异较小、处理因素强度较大、实验技术(仪器等)较先进、计量资料相同、组间例数相同、高效实验设计(如拉丁方设计、正交设计)及大动物实验可选用较少的例数。反之,则要较多的例数。

另外,实验设计还要注意遵循均衡原则,实验组与对照组除了处理因素不同外,非处理因素基本一致者称为均衡。均衡是处理因素具有可比性的基础,研究可采用各种设计方案,控制干扰因素趋于一致,主要表现在以下几方面:

(1) 动物。要在品系、体重、年龄、性别、饲养和饲养方式等方面保持一致。

(2) 仪器。要在仪器种类、型号、灵敏度、精确度、零点漂移、电压稳定性、操作步骤和熟练程度等方面保持一致。

（3）药物。要在药物厂商、批号、纯度、剂型、剂量、注射容量和速度、酸碱度、温度,给药途径和顺序等方面保持一致。

（4）环境。要在实验室温度、气压、湿度、季节乃至时间等条件保持一致。

（王蕾）

第二节　实验数据的采集与分析

实验研究中,研究结论是以实验数据与分析结果为依据的。因此,数据的采集分析是研究过程中的关键环节之一。很多研究误差都是在数据的采集与分析过程中引入的。完整、准确、客观的实验数据是高质量的实验研究的前提。所以,实验研究人员应特别重视实验数据采集与分析的每个细节。

一、机能学实验常用观察指标

生物体进行生命活动时,会发出多种多样的生物信息。通过相应的方法即可引导出这些信息,经放大和处理后,可用于显示和反映生物体功能变化。这些信息便是研究和了解生物体功能状态的观察指标。

（一）电生理指标

电生理指标来源于对生物电信号的采集与处理,常见的生物电信号包括神经干动作电位、神经放电、诱发电位、心电、脑电、肌电和胃肠电等。生物电信号一般比较微弱（微伏～毫伏级）,频率较低（0～1000 Hz）,且内阻较大,因此生物电信号的采集与放大需要专门的仪器和记录方法。

（二）普通生理指标

主要是指伴随生命活动的一些机械信号,用传统的方法即可观察,采集相对较容易。普通生理指标包括以下几种:

（1）压力信号。如血压、胸内压和中心静脉压等。

（2）张力信号。如肌肉张力、肠管张力、蛙心搏动、呼吸运动等,现在均可通过相应的换能器转变成电信号并做进一步处理。

（3）流量信号。测定流量一般用电磁流量计或超声多普勒法测量,但由于其仪器复杂,机能学实验较少采用。测定尿量时,一般用记滴的方法测定。

（三）其他指标

如体液 pH、血糖浓度、尿钠含量等生化指标,微血管口径、红细胞计数等形态学指标,以及行为指标等,在机能学实验中也会用到。随着研究的进步,机能学实验观察指标的种类和精度都会不断增加、提高。一切能够反映生物机能的观察数据都可成为机能学实验的观察指标。

二、实验数据的分类与度量

实验数据的度量方法因数据的性质、类别及要求的精度不同而有所差异。例如,描述某人"血压很高",就不如说某人"舒张压为 17 kPa"来得精确。通常,我们将实验数据分为定量资料和定性资料两大类,每类又包含了不同精度的类别等级。不同类型的资料应采取不同的度量与处理方法。

（一）定量资料

定量资料或称计量资料,是指以具体测量数值为表述方式的资料,一般有相应的测量单位,是度量的最高级形式。如测量动脉血压(kPa)、心率(次/min)、电位(mV)所获得的具体数据,即属定量资料。定量资料在度量时要注意使用标准单位和恰当的精度。有些研究者还将定量资料的度量方式分为两种:一种是等差区间度量;另一种是等比例度量。二者均有等标度差等量的特征,但前者的零点无特殊意义,只是普通的一个刻度,不包涵"无""没有"或"不存在"的含义。如温度 0 ℃不是没有温度,也不能认为 100 ℃温度比 50 ℃高一倍。而后者(等比例度量)则有等标度比等量的特性。例如,在体重测量方面,我们可以说 100 kg 比 50 kg 重一倍。在该度量形式,0 为一个特殊的数值,意味着无,意味着起始点。

（二）定性资料

定性资料或称等级资料,系指将研究对象按某种属性进行归类记录的资料。例如,生理状态的兴奋和抑制、细菌培养结果的阳性或阴性,男性与女性,A 型血或 B 型血等。等级资料根据各分类之间是否存在大小多少的排序特征,又可分为有序分类资料和无序分类资料两种。

1. 有序分类资料

各类之间有程度的差别,亦称等级资料或半定量资料。例如,进行血清学检查时,抗

体的滴度可以分为 −、+、＋＋、＋＋＋、＋＋＋＋等。观察某种药物的疗效,可分为治愈、显效、好转、无效等级别。像机能学实验中观察到动物肌张力增强和肌张力明显增强等都属于此类。

2. 无序分类资料

各类间无程度差别,无法进行优劣比较。它包括:① 二项分类。如检查大便中有无蛔虫卵,结果可以是阴性或阳性。② 多项分类。如鉴定血型,结果可以是 A 型、B 型、AB 型或 O 型。定性资料所获得的测量结果以每一类别的样本数来表达,因此,也称为计数资料。例如,对 1000 名入学新生进行血型调查,其结果可能是:A 型血 312 人,B 型血 281 人,AB 型血 98 人,O 型血 309 人。

在统计分析中,习惯于将资料分为计量资料、等级资料和计数资料 3 种类型。对应与本分类方法分别相当于定量资料、有序分类资料和无序分类资料。根据分析需要,各类资料的属性可以相互转化。如定量资料进行区间归类后即成为等级资料;等级资料分级细化后即可视为定量资料。

三、实验数据的评价

实验中获得的原始数据是后续分析的基础和导出科学结论的依据,数据的质量直接影响到研究结果的科学性和可靠性。对数据质量的评价一般有三个方面,即数据的完整性、准确性和精确性。

(一) 数据的完整性

数据的完整性是按照设计要求收集所有的实验数据。如果因一些意外原因或不能人为控制的因素而导致部分数据缺失(如动物意外死亡,标本破坏等),应尽可能地补充这部分实验并获取数据。对于不可补救的实验,应科学地处理缺失数据,决不能任意添加。数据完整性的另一层含义,是指应将所有实验数据用于分析过程,不得因某些数据与研究者预期的结果有较大差距而随意剔除,或不引入分析过程,即不能任意删除。如果某些数据确有特异之处,除非查找到确凿的原因(如操作不当所致);否则,应依靠统计学方法进行科学判断,以决定取舍。

(二) 数据的准确性

数据的准确性是指能否真实地反映实验的客观事实。影响实验数据准确性的因素包括系统误差和人为误差两方面。由于实验仪器或方法所造成的误差属于系统误差,系统误差往往对所有样本都有相似的影响,对各组之间的差值影响较小。而人为误差是在数据收集过程中出现的过失误差,如读刻度、点错小数点、抄错数字、弄错度衡单位、换算错误等。这种误差往往很大,且有很大的偶然性,因此危害较大。另外,应杜绝研究者根据个人意愿对数据进行任何篡改或杜撰。这种现象虽不多见,但有悖科学的原则。

(三)数据的精确性

数据的精确性是指测量数值的精度。通俗地说就是保留多少位小数或保留多少位有效数字。这是一个容易与准确度混淆的概念。如称量一个实际重量为 1.0053 g 的样本,粗天平所获得的数据只能是 1 g 或 1.01 g,尽管在它所能达到的精度得出的结果是准确的,但其精度不够。然而,测量数据的表述也不是精确度越高越好,应结合实际情况。特别应该指出的是,有些经转换的数据,形式上精度很高,如血压升高了 12 mmHg,比实验前(83 mmHg)提高了 14.457831325%,但后面的数字已无实际意义。因此,在处理精确性问题时,要注意各组数据间精度的一致性和数据转换有效数字的一致性。另外,在记录测量数据时应该知道,只有建立在准确性基础上的精确性才有实际意义。

统计学上对批量数据的质量有一定的检测方法,利用效度检查可以判断系统误差,利用信度检查可以评价抽样误差。

四、实验数据的分析与统计

实验研究中,对所获得的数据正确运用统计学方法分析与处理,以提高研究效率、排除实验中偶然因素的干扰、取得确切恰当的实验结论。统计学是一门重要的学科,后续要专门学习,本书侧重于机能学实验学中的具体应用,故仅作简要的介绍。

实验研究中常用统计指标的计算及统计学显著性检验($P > 0.05$ 差异无显著意义;$P \leqslant 0.05$ 差异有显著意义;$P \leqslant 0.01$ 差异有非常显著意义)。P 为无效假设的出现率,即两样本来自同一总体的可能性,通常用小数表示($P \leqslant 0.05$ 即 $P \leqslant 5\%$)。$P \leqslant 0.01$ 表示两样本来自同一总体的可能性非常小,可以断然拒绝无效假设。统计结论为"两组差异有非常显著意义";$P \leqslant 0.05$ 是 $0.01 < P \leqslant 0.05$ 的简写,可以拒绝无效假设,承认两样本反映的总体有差异。统计结论为"两组差异有显著意义";$P > 0.05$ 此时无效假设的出现率不容忽视,尽管两样本间有一定差别,低差别来自抽样误差的可能性大于 5%,难以承认两总体也有差别。故统计结论为"两组差异无显著意义"。

(一)量反应资料的归纳和处理

1. 量反应资料的基本参数

量反应资料的基本参数包括均数($\bar{\chi}$),标准差(SD),标准误(S_x,SE),例数(n),变异系数(CV),可信限(CL)。

（1）均数（$\bar{\chi}$，arithmetic mean，样本平均数）。一组测量值的算术平均数，它反映这组数据的平均水平或集中趋势。

（2）标准差（SD，standard deviation，样本标准差）。标准差是描述该组数据的离散性代表值。

在求得均数与标准差后，一般用均数±标准差（$\bar{\chi} \pm S$）联合表示集中趋向与离散程度。样本量足够时，可用（$\chi \pm 1.96S$）作为双侧95%正常参考值范围。

（3）标准误（S_x，SE，standard error，均数的标准误）。标准误是表示样本均数间变异程度的指标。

（4）变异系数（CV）。当两组数据单位不同或两均数相差较大时，不能直接用标准差比较其变异程度的大小，这时可用变异系数作比较。变异系的公式为

$$CV = \frac{SD}{\chi}$$

CV 可用小数或百分数表示。是一种相对离散度，既能反映实验数据的离散程度（SD），又能代表集中趋向的正确程度（$\bar{\chi}$）。CV 越小，表示数据的离散性越小，均数代表集中趋向的正确性越好。

（5）可信限（CL）。可信限用来衡量实验结果的精密度，即均数的可信程度，从某实验所得部分动物实测值参数推算总体（全部动物）均数范围。

$$95\% \text{ 可信限} = \bar{\chi} \pm t_{(n')0.05}S_x$$

$$99\% \text{ 可信限} = \bar{\chi} \pm t_{(n')0.01}S_x$$

前一式表示在 0.05 的概率水平估计其可信限范围，也可以说 100 次实验有 95 次其均数在这个范围）。

对量反应数据，样本例数 n 及 $\bar{\chi}$、SD 是最基本的，其他指标（CV、S_x、可信限）可由此进一步求得。

2．量反应资料的显著性检验

（1）t 检验。t 检验是用 t 值作显著性检验的统计方法。用于两组均数、LD_{50}、ED_{50}、回归系数、前后对比或配对对比的差数均数的显著性检验。① 两组均数比较的 t 检验：两组的量反应资料（n 值相同或不同）用本法。② 自身前后比较（个别比较、配对比较）：实验结果用给药前后值或配对比较时用本法。

（2）方差分析。多组（3组或以上）量反应资料间的比较，用方差分析（analysis of variance）。这是一种很常用的统计方法。

（二）质反应资料统计分析

质反应资料又称定性资料，每一观察对象不能得到一个具体的数据，只能从性质上归属于某一类型。基本参数只有两种，即例数（n）与出现率（P）。后者常用小数表示

（0.85＝85%）。

（1）χ^2 检验。χ^2 读作"卡方"（chi 方）。χ^2 值越大,统计意义也越大,P 值就越小。$\chi^2_{0.05}$ 及 $\chi^2_{0.01}$ 值可根据自由度（f）由表中查到。自由度为 1 时,$\chi^2_{0.05}＝3.84$,$\chi^2_{0.01}＝6.63$。

（2）两组阳性率的 χ^2 检验——四格表资料的显著性测定。χ^2 检验在甲乙两组比较阳性率时,共有两行两列,可排成四格表,此时自由度为（2－1）×（2－1）＝1。

例:某次药理实验结果,A、B 两组用药的有效和无效例数见表7.3,试作显著性检验。

表 7-3　A、B 两组用药的有效和无效例数

	A（用药组）	B（对照组）	A＋B
＋	11（a）	13（b）	24（$a＋b$）
－	14（c）	4（d）	18（$c＋d$）
合计	25（$a＋c$）	17（$b＋d$）	42N

注:四格表中的 a,b,c,d 为例数,$N＝a＋b＋c＋d$。

（三）统计分析的计算机软件

目前,用于统计分析的计算机软件很多,如 Microsoft Excel、SPSS、SAS 等软件已广泛应用。机能学实验中所使用的基于 Windows 平台的计算机生物信号分析处理系统（如 MedLab）能与其他 Windows 应用程序资源,如 ACCESS、Excel、Word 等进行无缝对接,共享数据,使数据处理工作从复杂、大量的劳动中得到解放。MedLab 有完善的在线测量功能,选中"在线测量"后,MedLab 能实时分析、处理采样数据,实现边画曲线,边显示结果,并可将结果导入电子表格中。可大大缩短数据处理时间。MedLab 提供了与微软办公处理软件进行数据交换的接口,所有数据可以自动进入表处理软件 Excel,按 Excel 方式处理数据（如图 7-1）。

在要处理的通道内拖动鼠标选中一段数据,再点击"处理结果入表"快捷工具按钮,本段数据则按处理内容进入 MedLab 的 Excel 电子表格数据窗中,多次重复以上操作,处理结果逐一进入表中（也可按下"Ctrl"键,重复选中多段波形曲线,按"处理结果入表"快捷按钮,一次将多段处理结果送入表中）。

点击"数据窗"快捷工具按钮,进入数据窗,此时可见到表格中已填充按要求处理的各项数据,此时快捷工具栏中"Excel"按钮激活,点击"Excel"快捷工具按钮,启动"Excel"电子表格处理软件,即将当前表中所有内容全部复制到"",即可按"Excel"电子表格软件的各项操作完成各种统计计算处理及制表制图工作（Excel 的统计运算和作图等方法参见有关说明）。若以.xls 格式存盘,该表格文件可进一步调入 SPSS、SAS 等高级统计软件内做更复杂的数据分析,这一强大功能为科学研究工作提供了极大的方便。

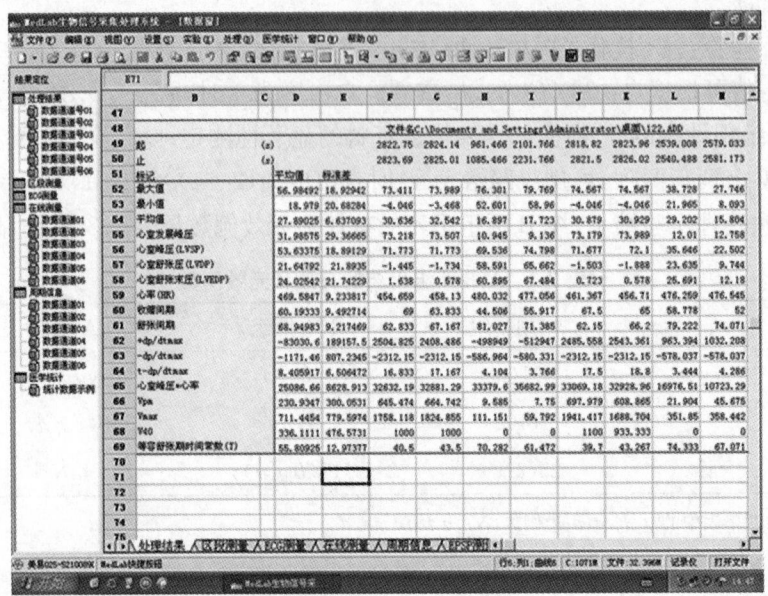

图 7-1　Excel 工作窗口

（张根葆）

第八章　探索性实验

探索性实验是指研究者为探寻未知事物或现象的性质以及规律所进行的实验研究活动。在人体的机能活动、疾病发生的原理以及药物的作用机制等方面都有很多值得我们去探索和研究的问题。探索性实验的开展不仅对于医学生正确理解和掌握医学知识、提高医疗技能具有重要意义,也有利于培养学生的探索精神、观察能力、分析和解决科学问题的能力。

第一节　探索性实验项目计划书

一、实验项目计划书的撰写

在开展探索性实验项目之前需要编制实验项目计划书,这是保证实验研究项目顺利开展的重要环节之一。实验项目计划书旨在说明研究者选择的研究项目有一定的价值,并且有能力和工作计划来完成它。一般而言,实验项目计划书应包含研究过程中涉及的所有关键要素和程序,必须包含三方面内容:计划完成什么,为什么要这样做以及如何去做。一份好的项目计划书能全面反映研究者的学术素养、研究能力和水平。实验项目计划书通常包括以下几方面内容:

1. 研究题目

题目是实验设计的出发点和归结点,也是实验内容的集中体现。题目要科学、精炼、准确地反映研究项目的核心问题,言简意赅,用词恰当,字数适中(25字以内)。

2. 立项依据和研究意义

通过查阅近年来国内外相关文献资料,介绍相关研究的最新进展情况。简要说明进行本实验研究的目的、设计本实验的理论依据,提出本实验拟解决的主要问题以及进行本实验的科学意义和应用价值或前景等。

3. 研究内容

简要介绍实验项目的主要内容及技术路线。研究内容需着重说明为实现研究目的，应通过何种实验观察哪些内容，以及用什么手段或方法进行观察。拟解决的关键问题是阐明本课题研究成败的决定性环节，着重说明在方法和技术上要攻克什么难关。研究方法和技术路线的描述，应当清晰明了、可行，应逐条、详细、具体写出完成各项研究内容的主要实验方法和步骤。技术路线即工作程序或流程图，可用箭头将技术路线诸环节串联起来或组成框图。

4. 实验动物及药品

根据实验内容，说明开展实验项目所需动物的品系、来源和数量；实验所需的药品和试剂的名称、剂型、来源、批号、规格、含量或浓度等。

5. 实验仪器

根据实验内容，说明开展实验项目所需使用的主要仪器和设备的名称、生产厂家、型号、规格等。

6. 实验步骤

详细描述实验的方法与步骤，包括实验对象（动物）的处理、分组、对照设置，动物实验模型的制备，手术操作的主要过程，所用技术方法的名称，刺激及记录方法、给药途径及用量等。

7. 观察指标

根据实验研究的目标，描述必要的观察指标。观察指标应明确可靠，易观察，重复性好，不宜过多。要说明使用何种方法处理实验资料和数据。

8. 实验中可能遇到的问题和对策

可提出实验中可能遇到的问题和解决方案，以及需要说明的有关问题。

9. 参考资料

在实验项目计划书的结尾要列出主要参考文献（一般 10～20 条）。

（张根葆）

二、实验研究论文的撰写

实验研究论文是对科研工作的总结，它概括科研工作过程，反映科研成果，体现科研水平和价值以及科研工作者严谨的科学态度。实验研究论文是完全根据自己的实验经历所撰写的，除小部分引用他人的文献之外，都必须是实实在在的实验结果与过程的记录。科研论文不能像文学作品带有虚拟及夸张，必须依据从实验中所获得的实验结果，论证所提出的假说。医学研究论文撰写是医学生科研能力训练不可或缺的一个环节，可以作为学生科学思维、科研能力及写作水平的衡量标准。学习医学科研论文的撰写可为学生将来的学习和工作奠定坚实的基础。

（一）论文撰写的基本要求

1. 科学性

实验研究论文质量的关键在于科研实验的科学性。科学性包括严谨的科研设计、正确的实验方法、可靠的实验数据、合理的统计处理分析以及实验的可重复性等多方面。因此，研究论文的科学性应以事实为依据，真实地描述实验的各个环节。

2. 创新性

创新性的前提是作者对所研究领域的深刻认识，是对该领域的科学发展史、现状及发展趋势的了解和掌握。在此基础之上，才能设计出符合发展趋势的课题，此为选题的方向性创新；也可以通过实验手段、方法的更新或改进，达到实验方法的创新；或者针对该领域研究的某些薄弱环节，填补别人工作的空白，做到内容上的创新。

3. 逻辑性

逻辑思维方法是由一系列既相互区别又相互联系的方法所组成的一个整体。学会运用逻辑思维方法正确处理论文写作内容之间的逻辑联系，以增强论文的逻辑性。实验研究论文的逻辑性具体表现在论文书写层次清晰、结构严谨、言简意赅、图表规范、推论合理。论文前有论点或提出问题，后有可靠的实验数据来证明或解决问题，使实验研究论文成为一个有机的整体，而非实验数据的堆积及现象的罗列。

（二）论文的格式与写法

实验科研论文的种类很多，体裁各异，主要有论著、评论、简报、病例报告、综述讲座、会议纪要、消息动态、经验、短篇、简讯、文摘等。它们都具有科学性、实用性、论点明确、资料可靠、数据准确、文字通顺简练等特点，其中最基本、最具代表性的是论著。医学研究论文通常包括题目、作者和单位、摘要、关键词、前言、材料和方法、结果、讨论、结论、致谢和参考文献等部分，篇幅一般在 5000 字左右。

1. 题目

题目是论文的总纲目，它的内涵要展现论文的中心内容和主要观点、方法，其外延能够为研究者提供资料。文字力求简练，逻辑性强，准确恰当地将所要研究的目的、范围、深度及某些因素之间的关系生动地表达出来。题目用直叙口吻，不用惊叹号或问号。题目中所用到的词尽量使用通俗易懂、便于引用的规范性术语。中文题目一般以不超过 25 个汉字为宜。

2. 作者及其单位

作者是指参与论文设计、实验研究及论文撰写的主要人员，根据对论文贡献的大小排列名次顺序,并注明作者的工作单位。署名一是表明文责自负,二是记录作者的劳动成果,三是便于读者与作者的联系及文献检索。作者单位及通信地址也有利于读者和作者的沟通与交流。

3. 摘要

摘要是从论文内容中提炼出来的要点,是论文内容不加注释和评论的简短陈述。摘要书写所要求的顺序是:目的、方法、结果、结论。说明所做研究的基本结论和研究成果,突出论文的新见解。论文摘要必须十分简练,内容亦需高度概括。论文摘要不讲研究过程,不用图表,也不要作自我评价。一般摘要字数不超过论文字数的 5%。同时,还须写出一份英文摘要,内容与中文摘要相同。

4. 关键词

关键词是为了文献标引工作,从论文中选取出来,用以表示全文主要内容信息的单词或术语,它是文章中最关键、起决定性作用的词语,也是文章内容、观点、涉及的问题和类别等方面的标志和提示。根据研究中最重要的问题,提出关键词。一篇文章的关键词一般以 3~5 个为宜。关键词便于读者检索该领域的研究现状及文献资料。

5. 引言

引言是论文的开端,属于整篇论文的引论部分。引言主要说明研究问题的由来,有关重要文献的简述,研究目的和范围,要解决什么问题以及这个问题在学科或实用方面的重要性。引言的文字不可冗长,措辞要简练,要能引起读者的兴趣。

6. 材料和方法

材料和方法是执行科研工作的关键部分。

(1) 实验材料。应把实验所用的所有仪器、材料和实验条件逐一进行叙述。如人或动物的数目、分组、性别、年龄、身长、体重;生物的种属、历史或繁殖代数、遗传特征、健康状况;膳食或饲料的构成和配制方法;样品的来源、性状、采制方法;仪器或药品的厂牌、型号或批号;季节、温度、湿度;试剂的浓度、酸度等。

(2) 实验方法和步骤。可根据实验的实际情况进行归纳。包括描述麻醉方法、手术操作、药物或刺激的给予、所要观察的项目等;数据记录方式、资料和结果的收集整理;指出在操作过程中应当注意的问题。

记录材料和方法的目的:① 为说明实验结果的科学性和结论的确切性。② 使同行能根据作者所叙述的条件重复实验或核对本论文所报告的结果。③ 如果不把实验条件加以详细说明,就有可能使读者对于结果有所误解或怀疑,在重复实验时得不出同样的结果,以至造成混乱或引起争执。④ 凡是采用已有的方法,仅提出该方法的出处,即所在的文献便可,无须重复叙述。如果对旧的方法有所改进或改变,必须把这一有关部分明确提出并叙述清楚。

7. 实验结果

实验结果是全篇论文的核心部分,所有必要的实验数据、典型病例、观察结果都要通过统计表、曲线图、照片结合文字表述出来。要求指标明确,数据准确,内容充实,有层次、有逻辑地用实验的具体数据来回答提出的假设中所存在的问题。不论实验结果是阳性还是阴性,肯定还是否定,临床应用是成功还是失败,都应该如实地反映。在一些形态学观察和临床分析等论文中,主要是文字叙述,辅之以照片和绘图。图文要求配合得当,文字中提到的重要内容,图中应有所体现,并要在行文中的适当位置标明图号。对实验观察结果只作描述,不加任何分析、议论、评价和推论,能引申出来的理论认识或需要进行进一步解释的内容,均放在讨论叙述。论著中的数据要经过统计学处理。对均数和百分率应进行显著性检验,否则容易造成假象。

8. 讨论

讨论是对实验结果和观察进行分析和综合,从感性认识提高到理性认识进行论述,从广度和深度上提高和丰富对实验结果的认识,为文章的结论提供理论上的依据。内容可包括:① 国内外相关文献对所研究问题的现状与本文结论的异同进行比较分析。② 对各项实验结果分别进行分析和解释。③ 对整体实验结果综合分析讨论,提出共性认识或推论。④ 列出其他领域的研究成果,说明和支持本文的观点和结果。⑤ 研究中未能解决或不够完善的内容。总之,讨论应围绕文章的中心思想,充分讨论所得的各种实验结果。按照符合逻辑的思维方式,从实验结果中得出符合假说或是推翻假说的结论。

9. 结论

结论是对研究工作的主要内容和结果的概括,将实验结果和讨论分析后的认识以简明的结论的形式表达出来。结论应反映作者在论文中通过实验观察研究,经过理论分析后所提出的学术见解。结论要简单扼要,观点明确。概括出的结论要符合研究结果的实际。有的文章没有结论一栏,而是把它放在每一段讨论内容的最后几句话中体现出来。

10. 致谢

表达作者对在研究过程中曾经指导和帮助过自己的单位或个人的感谢。在写致谢时,原则上应征得致谢对象的同意。

11. 参考文献

作者引用他人的文献资料,其目的是揭示该研究领域的进展,说明论文中某些观点的来源或作为作者观点的佐证。列出参考文献的目的就是让读者了解实验的来龙去脉,也是尊重前人劳动和对自己工作的定位。在选用参考文献时,尽可能选近期发表的,与论文中方法、结果和讨论关系密切的主要文献。参考文献的著录格式一般如下:

(1) 期刊文章

[序号]作者.文献题名[J].刊名,年,卷(期):起止页码.

(2) 专著、论文集、学位论文、报告

[序号]作者.文献题名[文献类型标识].出版地：出版社名，出版年.

（张根葆）

第二节　探索性实验项目示例

一、药物对家兔血压的影响

（一）目的和原理

应用所学知识，自我选择药物和动物，科学设计实验方案和路线，通过对动物的血压变化的观测和分析，探究×××药物对血压的影响，培养学生发现问题、分析问题和解决问题的能力。

（二）设计要求

(1) 明确实验目的和意义。

(2) 查阅相关参考文献资料，确定实验组药物和对照组药物。对照组药物要具有代表性，作用明确肯定，最好和受试药是同类药；了解实验组药物的基本药学资料。

(3) 确定实验观测的内容、实验的方案和技术路线。实验内容要新颖，具有一定的创新性，同时内容也不能太多；实验方案要科学合理，不能凭空臆想，要具有可行性；技术路线要严谨、明晰，每步的目标要明确具体。

(4) 选择的观测指标要经典，具有特异性和灵敏性。

(5) 实验结果和数据记录要严谨、细致、客观、实事求是，要重视对原始数据资料的保存，对实验条件和实验过程也要详细记录。

（三）设计提示

实验设计应包括以下几点：

(1) 药物的选择。实验前对多种药物进行初筛，确定实验药物的种类。结合本实验的要求，观测麻醉状态下，家兔血压的变化，药物应调配成注射液；按大、中、小三个剂量组分组。

(2) 动物分组应随机,分别设阴性对照、阳性对照和实验组,剂量资料每组动物不少于 6 例。

(3) 动物方面:种属品系一致,体重 2.5～4 kg,年龄相同,雌雄各半,健康。

(4) 实验方法、仪器、环境及时间尽量一致。

(5) 开展必要的预实验。

(6) 实验过程中各项条件尽量保持一致。

(7) 设计实验之前,仪器设备条件能满足实验设计内容的需要,保障实验顺利完成。

(8) 给药途径、药物剂量和观察时间的安排保持一致。

(9) 规范书写实验设计书。

(四) 注意事项

(1) 手术过程中应使创面尽可能小,防止动物失血过多。

(2) 注意保持麻醉动物的呼吸道通畅,定时清除气道内的异物。

(3) 动物麻醉过程中,麻醉药不要过量或给药过快,要注意观察实验动物的呼吸、血压和心率的变化。

(4) 注意保持动脉插管内充满肝素,并保障动脉插管的通畅和稳定性,以免脱落或堵塞。

(陈铎葆)

二、药物对大鼠离体心脏再灌损伤的作用

(一) 实验目的

观察×××药物预处理对大鼠离体心脏再灌损伤的作用,并探讨其可能作用机制。

(二) 实验设计

1. 实验动物

采用雄性 SD 大鼠,体重 (250 ± 30) g。

2. 实验分组

40 只雄性 SD 大鼠,随机分 5 组 ($n = 8$)。

(1) 正常对照组 (normal control group, NC)。在灌注全程均用富氧 K-H 液灌流 120 min。

(2) 缺血/再灌注模型组 (ischemia/reperfusion group,I/R)。富氧 K-H 液预灌 30 min 后待心功能稳定,全心缺血缺氧 30 min,随后用富氧 K-H 液再灌 60 min。

（3）缺血预处理组（ischemic preconditioning group，IPC）。富氧 K-H 液预灌 30 min 后待心功能稳定，全心缺血 5 min，富氧 K-H 液再灌 5 min，重复 3 次进行缺血预处理，随后的方法同 I/R 组。

（4）×××药物预处理组。富氧 K-H 液预灌 30 min 后待心功能稳定，用含×××药物的 K-H 液预灌 10 min，随后的方法同 I/R 组。

（5）×××+工具药预处理组。富氧 K-H 液预灌 30 min 后待心功能稳定，先用工具药的 K-H 液预灌 10 min，再用含×××的 K-H 液预灌 10 min，随后的方法同I/R组。

3. 实验方法

（1）K-H 液配制（mmol/L）。NaCl 118.4 g，KCl 4.7 g，$MgSO_4$ 1.1 g，KH_2PO_4 1.18 g，$NaHCO_3$ 4.5 g，$CaCl_2$ 2.55 g，Glucose 11.1 g，pH 7.4，K-H 液充以 95% O_2 和 5% CO_2 的混合气体。

（2）取健康大鼠，用木槌击昏后，迅速开胸取出心脏，置 0～4℃ K-H 灌流液中，主动脉插管悬挂于改良的离体心脏实验系统装置上以富氧（充以 95%O_2+5%CO_2）K-H 液逆行灌注，在恒温（37℃）、恒压（8.33 kPa）条件下，调整冠脉流量为 6～8 mL/（min·g）心肌。在左心耳剪一小口，用自制的乳胶小球囊放入左心室内，通过 BL-420 生物信号采集处理系统记录心功能指标，使左心室舒张末压（LVEDP）维持在 0～10 mmHg，用富氧 K-H 液预灌至离体心脏心跳恢复和心功能指标稳定后开始实验。记录各组预灌 30 min、缺血 30 min、再灌 5 min、再灌 30 min、再灌 60 min 时间点的心功能指标，同时收集各时间点的冠脉灌流液，用于测定其中乳酸脱氢酶（LDH）和肌酸激酶（CK）活性，同时 HE 染色观察心肌形态学改变，测定各组大鼠心肌钙含量的变化。

（三）注意事项

（1）K-H 液实验当日配制，调节其 pH 为 7.4，$CaCl_2$ 最后加，同时缓慢加入；将约 200 mL K-H 液放置于冰箱 4℃备用。

（2）用蒸馏水预先清洗灌流系统，再用 K-H 液将整个管路系统进行冲洗，并将系统内气泡排尽，防止冠状动脉被空气栓塞。

（3）预先用 95%O_2+5%CO_2饱和 K-H 液 10 min 左右，恒温（37℃），恒流［冠脉流量 6～8 mL/（min·g）心肌］；取出心脏后，迅速经主动脉逆行插管悬挂于 Langendorff 灌流装置上，用眼科镊子平行夹住，然后用 4 号线结扎并固定于灌流装置中的心脏，待心脏恢复自主跳动后，用眼科剪在左心耳根部剪一个小口，将与压力换能器相连自制球囊通过左心耳插到左心室里，向球囊内注适量的蒸馏水以维持左室舒张末期压（LVEDP）在 0～10 mmHg 范围。

（王海华）

三、大鼠的学习记忆能力测试

（一）实验目的

使用 Y 形迷宫箱内电刺激和灯光引导，使动物形成回避条件反射。通过观察动物的条件性回避反应能力和空间辨别能力，分析和判断动物的学习记忆和空间认知等方面的能力。

（二）实验方法提示

1. 筛(预)选大鼠

将大鼠放入 Y 形迷宫箱中适应 3～5 min 后，选择无大鼠停留的某一臂灯亮，给予 40 V 电击，观察大鼠的逃避反应。选择活跃，对电击反应较敏感，逃避反应迅速者供测试用。淘汰反应过于迟钝或特别敏感的大鼠。

2. 正误判定的标准

大鼠受电击后从起步区直接逃到安全区或通电后 10 s 内一次性跑向安全区为"正确反应"，若逃到无灯光的任何另一臂，则记为错误反应。

3. 达标(学会)标准

（1）连续 10 次中有 9 次或以上正确反应(正确反应率≥90%)定为学会标准。

（2）每个实验日进行 20 次训练测试，错误反应次数≤2 次。全天总反应时间≤120 s 作为判定大鼠学会的标准。

4. 指标记录

（1）达标所需的训练次数(电击次数、反应次数、测试次数)。

（2）正确反应率(行为正确率)：正确反应数占总测试数的百分比。

（3）达标所需的天数。

（4）主动回避率：大鼠在灯亮后但未通电的 5 s 内完成逃避反应的次数占总反应次数的百分率。

5. 学习测试

（1）将大鼠放入迷宫中适应 3～5 min，然后再开始正式实验。

（2）安全区以无规则次序变换，以训练大鼠辨别灯光刺激及安全方位的能力，大鼠受电击后逃到安全区后，灯光继续作用 10～15 s，熄灯后结束一次测试，大鼠所在支臂就作为下一次测试的起点，两次测试时间间隔为 30 s 或休息 1 min 后再予以第 2 次测试，依次重复，测试至达连续 9/10 标准。

以上方法每天固定训练次数，一般是 20 次，连续训练 3～4 天。

6. 记忆保持(再现)测试(可视情况选做)

学习测试后 24 h、48 h、72 h 后,再以同样方法测试至 9/10 标准,正确反应次数定为 X,以 X/10 表示记忆的保持能力,此值越高说明记忆力越好。

(三) 注意事项

(1) 严格筛选动物,淘汰对电击耐受性差或对电击不敏感的动物。

(2) 操作规范,尽量由专人操作,减少误差。

(3) 实验环境安静,光线适宜。尽量在每天相同时间进行实验。

(4) 刺激的电压强度一般为 30～70 V,延时为 3～5 s,电栅的导电性能要稳定,随时清理动物粪便,防止电栅短路。

(王海华)

四、实验性胃溃疡模型的建立与药物防治

(一) 目的和原理

学习大鼠酒精性胃溃疡模型的建立方法,观察药物对消化性溃疡的防治作用,进而分析溃疡产生的机制及药物的作用机制。

消化性溃疡是由多种因素引起的一种常见病。正常情况下,机体有胃黏液/黏膜屏障、黏膜细胞更新以及胃、十二指肠节律性运动功能等一系列保护性机理,使胃、肠黏膜不受损伤。但过度的精神紧张、情绪激动等,会使神经系统和内分泌功能紊乱。

当黏膜受到一定强度的理化因素损伤时,可致消化性溃疡,如粗糙食物、骨刺等对黏膜的物理性损害,进食过酸、辛辣食物、酒精或服用某些药物,如阿司匹林、消炎痛、利血平等化学刺激。另外,不规则的进食时间和幽门螺杆菌感染等均可引起胃黏膜损伤和胃液分泌功能的失常,从而导致消化性溃疡的发生。

酒精可刺激胃酸分泌,对胃黏膜也有直接损伤作用,短期摄入大量酒精可引起胃黏膜的损伤而产生溃疡。本实验建立大鼠酒精性胃溃疡模型,并选用药物进行治疗,从而分析溃疡产生的机制及药物的防治作用。

(二) 实验方法提示

1. 准备

将 200～250 g 大鼠 10 只(雌雄不拘)分笼饲养,禁食 48 h,自由饮水。

2. 手术

用乙醚麻醉后将大鼠固定于手术板上,自剑突下剪开腹壁,用扁平头的镊子将肝脏内侧的胃拉出腹腔,用手术线在幽门和十二指肠的交界处做结扎。然后将胃放回原位,缝合腹部。将一外径 2.5 mm,长 10 cm 左右的塑料管经口插入胃中。

3. 分组给药

随机将大鼠分成 5 组,每组 2 只。A 组灌喂氢氧化铝凝胶 5 mL/只,B 组皮下注射甲氰咪胍注射液 25 mg/100 g 体重,C 组灌喂洛赛克,D 组灌生理盐水为阴性对照组,E 组灌生理盐水为阳性对照组。

4. 建立溃疡模型

除 D 组外,其余各组均于给药后,再灌入 1 mL 无水乙醇,取出塑料管,将大鼠放入笼内。

5. 解剖

术后 2 h 将大鼠用颈椎脱臼法处死。剪开腹壁缝线,结扎贲门,取出胃,沿胃大弯将胃剪开,用自来水冲洗干净内容物后平展于玻璃板上。用小方格(2 mm×2 mm)的计数板,测定实验组和对照组胃黏膜的总面积、溃疡面积及溃疡的数目。计算出每只大鼠溃疡面积占胃黏膜总面积的百分比。将实验结果填入自行设计的表格中。

6. 切片及 HE 染色

观察组织切片,并将实验组和对照组的组织损伤程度进行比较。

(三) 注意事项

(1) 术前饥饿是为了使大鼠排空胃内容物,应将大鼠关在架空的铁丝笼中,防其吃粪粒与铺垫物。

(2) 塑料导管插入时一定要轻,不能用力过猛而戳破食道。

(3) 用镊子翻动、夹取胃部时,动作要轻柔,以免器官组织受损。

(4) 给大鼠做手术时,为了防止大鼠清醒,可在大鼠鼻旁放少量乙醚棉球进行麻醉。

五、实验设计思考题

(1) 现提取一种多肽,发现有促生长作用,请你设计一个实验,分析其促生长的作用是否通过生长素实现(从整体和离体两个角度考虑)。

(2) 垂体后叶素能引起冠状动脉收缩,诱发心肌缺血,影响心脏功能,请设计一个实验,探讨其是否对心肌有直接抑制作用(请用两种模型说明)。

(3) 牛磺酸是一种非必需氨基酸,有抗心律失常和心肌保护作用,但是对心肌收缩力的直接作用尚不确定,请设计一个实验,分析其对心肌收缩力的影响(从正常心脏和低钙心衰两方面考虑)。

(4) 醉驾会引起严重后果,随着血液中乙醇浓度的升高,机体行为能力明显降低,推测乙醇会延迟兴奋在相应反射弧上的传输时间,从而降低了机体的反应速度和判断能力。请设计实验证明。

(董淑英)

第九章 病例讨论

病 例 一

患者,男性,25 岁,因急性黄疸性肝炎入院。患者于 10 天前开始感到周身不适,乏力,食欲减退,厌油,腹胀。5 天前上述症状加重,全身发黄而入院。

体检:神志清楚,表情淡漠,巩膜黄染,肝脏肿大,质软。实验检查:血红蛋白 100 g/L,白细胞 3.9×10^9/L,血小板 120×10^9/L。入院后虽经积极治疗,但病情日益加重。入院 10 天后,腹部及剑突下皮肤出现淤斑,血小板 28×10^9/L[正常值$(100 \sim 300) \times 10^9$/L],凝血酶原时间 28 s(正常值 12~14 s),纤维蛋白原 0.8 g/L(正常值 2~4 g/L),3P 实验阳性(＋＋),便血、呕血,24 小时尿量不足 100 mL,血尿,血压下降,出现昏迷而死亡。

试分析

(1) 患者显然发生了 DIC,导致此病理过程的原因是什么?

(2) 患者的血小板计数为什么进行性减少? 凝血酶原时间为什么延长? 纤维蛋白原定量为什么减少? 3P 实验为什么阳性?

(3) 患者发生出血的原因和机制是什么?

(4) 患者发生少尿甚至无尿的原因是什么?

病 例 二

患者,男性,55 岁,3 个月来自觉全身乏力,恶心、呕吐,食欲不振,腹胀,常有鼻出血。近半月来腹胀加剧而入院。既往有慢性肝炎史。

体检:营养差,面色萎黄,巩膜轻度黄染,面部及上胸部可见蜘蛛痣,腹部胀满,有明显移动性浊音,下肢轻度凹陷性水肿。实验室检查:红细胞 3×10^{12}/L,血红蛋白 100 g/L,

血胆红素 51 μmol/L,血钾 3.2 mmol/L,血浆白蛋白 25 g/L,球蛋白 40 g/L。入院后给予腹腔大量放液及大量呋塞米等治疗,次日患者陷入昏迷状态,经应用谷氨酸钾治疗,神志一度清醒。以后突然大量呕血,输库血 100 mL,抢救无效死亡。

试分析

(1) 该例的原发病是什么? 请说出诊断依据。

(2) 本例中的水、电解质平衡紊乱表现在哪些方面?

(3) 改患者的凝血功能是否正常? 为什么?

(4) 分析本病例昏迷的原因及诱发因素。

(5) 治疗措施上有无失误之处?

病 例 三

患者,男性,63 岁,因饱食后上腹不适,恶心,呕吐反复发作 1 年多,以"慢性胆囊炎,胆结石"收入院治疗。既往无溃疡病史。

体检:一般情况尚好,血压 140/80 mmHg,心律 68 次/min,腹软,剑突下轻压痛,无反跳痛,肝脾未触及,血常规 Hb 134 g/L。入院后行胆囊切除术,手术顺利。术后第 7 天突然心慌,眼花,检查四肢厥冷,血压 70/50 mmHg,心律 120 次/min,律齐,T 形引流管无血,患者旋而出现柏油样便,Hb 下降至 87 g/L。经输血,胃内碱性药物间断灌注,术后第 10 天出血停止,最后痊愈出院。

试分析

(1) 该患者术后出现柏油样便的原因是什么? 可能的发病机制是什么?

(2) 此时患者出现四肢厥冷,血压下降,心率增快说明患者体内出现了哪种病理变化,如何发生的? 属于哪种类型?

病 例 四

患者,男性,28 岁,因活动后心悸、气促 10 余年,下肢水肿反复发作 2 年,咳嗽 1 个月而入院。患者自幼起剧烈活动时即感心慌、气喘,休息可缓解,且逐年加重,诊断为"风心病"。近 2 年来,经常胸闷,夜里常不能平卧,并逐渐出现下肢水肿表现。近 1 个月来,常有发热,伴咳嗽和咳少量粉红色泡沫痰,胸闷、气急加剧,夜里常突感气闷而惊醒。

体检:体温 37.8 ℃,呼吸 26 次/分,脉搏 100 次/分,血压 14.7/10.6 kPa(110/80 mmHg),半卧位,面部及下肢水肿,颈静脉怒张。两肺呼吸音粗,闻及散在干啰音,肺底闻及湿啰音,心界向两侧扩大,心音低钝,心尖区可闻及粗糙吹风样收缩期杂音和舒张中期隆隆样杂音,肝-颈静脉反流征阳性。肝在肋下 3 cm,质稍硬。血 Na^+ 123 mmol/L,血 K^+ 6.8 mmol/L,其余化验正常。心电图:窦性心动过速,右室肥大。入院后积极抗感染,给予吸氧、强心、利尿、血管扩张剂及纠正水、电解质代谢紊乱等措施,病情逐渐得到控制。

试分析

（1）试述本例引起心力衰竭的原因、诱因,其发生机理如何?

（2）患者早期症状通过休息和一般治疗即可缓解,这是为什么?

（3）本例患者出现了哪些水电解质代谢方面的异常,发生机理如何?

（4）患者存在哪种类型的呼吸困难?

病 例 五

患者,男性,24 岁,在一次拖拉机翻车事故中,整个右腿遭受严重创伤,在车下压了大约 5 h 才得到救护,立即送往某医院。

体检:血压 8.6/5.3 kPa(65/40 mmHg),脉搏 105 次/min,呼吸 25 次/min。立即输液治疗,血压恢复至 14.6/9.3 kPa(110/70 mmHg),但仍无尿。入院时血清 K^+ 为 5.5 mmol/L,输液及外周循环改善后升至 8.6 mmol/L,行右大腿中段截肢,静注胰岛素、葡萄糖和用离子交换树脂灌肠后,血清 K^+ 暂时降低.

伤后 72 h 内患者排尿总量为 200 mL,呈酱油色,内含肌红蛋白。在以后的 22 天内,病人完全无尿,持续使用腹膜透析。病程中因透析而继发腹膜炎,右下肢残余部分发生坏死,伴大量胃肠道出血。伤后第 23 天,平均尿量为 50～100 mL/24 h,尿中有蛋白和颗粒、细胞管型。血小板 56×10^9/L[正常值$(100\sim300)\times10^9$/L],血浆纤维蛋白原 1.3 g/L(正常值 2～4 g/L),凝血时间显著延长,3P 实验阳性。BUN17.8 mmol/L(正常值 3.2～7.1 mmol/L),血清肌酐 388.9 μmol/L(正常值 88.4～176.8 μmol/L),血 K^+ 6.5 mmol/L,pH 7.18,$PaCO_2$ 3.9 kPa(30 mmHg)。虽采取多种治疗措施,但患者一直少尿或无尿,于入院第 41 天死亡。

试分析

该患者整个病程中发生了哪些病理过程,依据各是什么?

（张 翠）

附 录

附录一　常用生理盐溶液的成分及配制

生理盐溶液是离体组织器官实验的重要条件。不同的动物器官，所需的离子成分和渗透压不同，因此溶液中所用离子成分和浓度也不同。pH 也是影响器官活动的重要因素，所以配制生理溶液的蒸馏水要新鲜，pH 适当，常用生理盐溶液的成分与配制见附表1。

附表 1　常用生理盐溶液的成分及配制

	任氏液	洛氏液	台氏液	克氏液	肠虫溶液	生理盐水	生理盐水
$NaCl(g)$	5.86	9.2	8.0	5.6	8.0	6.5	9.0
$KCl(g)$	0.075	0.42	0.2	0.35	0.2		
$MgCl_2(g)$			0.1				
$MgSO_4(g)$				0.29	0.1		
$NaHCO_3(g)$	0.1	0.3	1.0	2.1			
$NaH_2PO_4(g)$			0.05		0.06		
$KH_2PO_4(g)$				0.16			
$CaCl_2(g)$	0.2	0.12	0.2	0.28	0.2		
葡萄糖(mL)		1	1	2			
蒸馏水加至(mL)	1000	1000	1000	1000	1000	1000	1000
用途	冷血动物脏器	温血动物的心脏	温血动物的离体肠肌	哺乳动物骨骼肌和豚鼠气管	蛔虫	两栖类	哺乳类

常用生理盐溶液的配制说明如下：

（1）先将前几种盐类溶解于 900 mL 蒸馏水中，然后再加 $CaCl_2$ 母液，最后加蒸馏水至 1000 mL。配制时如溶液中要求含有碳酸氢钠或磷酸二氢钠，则这两种盐都必须完全溶解而且充分稀释后，才可以加入事先已溶解的氯化钙（$CaCl_2$），否则易产生碳酸钙（$CaCO_3$）或磷酸钙[$Ca_3(PO_4)_2$]沉淀。

（2）临实验前加葡萄糖，因加过葡萄糖的溶液不能久存。

为了便于配制，常将其中所含成分配成一定浓度的贮备液（母液），临用时稀释。

附录二　常用抗凝剂的配制及用法

一、肝素

肝素的抗凝血作用很强，常用来作为全身抗凝剂，特别是在进行微循环方面动物实验时的肝素应用更有重要意义。

纯的肝素 10 mg 能抗凝 100 mL 血液（按 1 mg 等于 100 U，10 U 能抗凝 1 mL 血液计）。如果肝素的纯度不高或过期，所用的剂量应增大 2～3 倍。用于试管内抗凝时，一般可配成 1% 肝素生理盐水溶液，取 0.1 mL 加入试管内，加热 80 ℃ 烘干，每管能使 5～10 mL 血液不凝固。用压力换能器记录动物血压时，在动脉插管内应注满 0.5% 的肝素溶液，以防止插管内血液凝固。

作全身抗凝时，一般剂量为：大鼠 2.5～3 mg/（200～300 g 体重），兔或猫 10 mg/kg，狗 5～10 mg/kg。肝素亦可用国际单位计量，1 mg＝100 U（国际单位）。肝素应避光低温保存。保存时间太长，接近过期或已过期的肝素，应增加 1～3 倍用量。

二、草酸盐合剂

草酸盐合剂的配方见附表 2。

附表 2　草酸盐合剂的配方

试剂	剂量
草酸铵	1.2 g
草酸钾	0.8 g
福尔马林	1.0 mL
蒸馏水加至	100 mL

配成 2%溶液，每 1 mL 血加草酸盐 2 mg（相当于草酸铵 1.2 mg，草酸钾 0.8 mg）。用前根据取血量将计算好的量加入玻璃容器内烤干备用。如取 0.5 mL 于试管中，烘干后每管可使 5 mL 血不凝固。此抗凝剂量适于做红细胞比容测定。能使血凝过程中所必需的钙离子沉淀达到抗凝的目的。

三、枸橼酸钠

常配成 3%～8%水溶液，也可直接用粉剂。3.8%的枸橼酸钠溶液 1 份可使 9 份血液不凝。

枸橼酸钠可使钙失去活性，故能防止血凝。但其抗凝作用较差，其碱性较强，不适合做化学检验之用。一般用 1∶9（即 1 份溶液，9 份血）用于红细胞沉降和动物急性血压实验（用于连接血压计时的抗凝）。不同动物，其浓度也不同：狗为 6%，猫为 2%，兔为 5%。做急性血压实验时则用 5%～7%的枸橼酸钠溶液。

四、草酸钾

常用于供检验用血液样品的抗凝。在试管内加饱和草酸钾溶液 2 滴（或 10%溶液 0.2 mL），轻轻敲击试管，使溶液分散到管壁四周，置 80 ℃以下的烘箱中烤干（烘烤温度过高，可使草酸钾分解为碳酸钾而失效），每管能使 3～5 mL 血液不凝。供钾、钙含量测定的血样不能用草酸钾抗凝。

每 1 mL 血需加 1～2 mg 草酸钾。如配制 10%水溶液，每管加 0.1 mL 草酸钾则可使 5～10 mL 血液不凝固。

附录三　常用麻醉药剂量和给药途径

常用麻醉药剂量和给药途径见附表3。

附表3　常用麻醉药剂量和给药途径

药物名称	给药途径	剂量(mg/kg)				
		狗	猫	兔	大白鼠	小白鼠
戊巴比妥钠	iv	25~35	25~35	25~40	—	40~70
	ip	25~35	25~35	—	40~50	
	im	30~40	—			
苯巴比妥钠	iv	80~100	80~100	100~160	—	—
	ip	80~100	80~100	150~200		
硫喷妥钠	iv	20~30	20~30	30~40		
	ip	—	50~60	60~80	—	
	im	100	50~70	60~80	50	50
氯醛糖	ip	100	50~70	60~80	50	50
	iv	100	60	80~100	60	60
氨基甲酸乙酯	iv	1000~2000	2000	1000	—	—
	ip	1000~2000	2000	1000	1250	1250
	sc	—	2000	1000~2000	1000~2000	1000~2000
氨基甲酸乙酯+氯醛糖	iv			400~500		
	ip			+40~50	100+10	100+10
水合氯醛	iv	100~150	100~150	50~70	—	—
	ip	—				
	sc 或灌肠	250~300	250~300	1000	400	400

附录四　常用实验动物的一些生理常数

常用实验动物的血压、心率及血容量参数见附表4。

附表4　常用实验动物的血压、心率及血容量参数

动物种类	动脉血压(mmHg)			心率（次/min）	血容量（占体重的%）
	麻醉情况	收缩压	舒张压		
狗	不麻醉	112(95～136)	56(43～66)	120(100～130)	5.6～8.3
	戊巴比妥钠	149(108～189)	100(75～122)		
	巴比妥钠	雄 134(85～190)			
	巴比妥钠	雌 125(60～170)			
猫	巴比妥或乙醚	120	70	116(110～140)	6.2
	乌拉坦	雄 129(67～216)			
	乌拉坦	雌 121(67～200)			
兔	不麻醉	110(95～130)	80(60～90)	205(123～304)	8.7
豚鼠	戊巴比妥、乙醚	77(28～140)	47(16～90)	280(260～400)	6.4
大鼠	戊巴比妥钠	129(88～184)	91(58～145)	328(216～600)	7.4
		96(82～120)	—		
小鼠	乌拉坦或乙醚	113(95～125)	81(67～90)	600(328～780)	8.3
	不麻醉	111(95～138)	—		

常用实验动物的体重、呼吸频率及潮气量参数见附表5。

附表5　常用实验动物的体重、呼吸频率及潮气量参数

动物种类	体重（kg）	呼吸频率（次/min）	潮气量（mL）
狗	16.4～30.5	18(11～37)	320(251～432)
猫	2～3	26(20～30)	12.4
兔	2～3	51(38～60)	21.0(19.3～24.6)
豚鼠	0.4～0.5	90(69～104)	1.80(1.0～3.9)
大鼠	0.2～0.3	85.5(66～114)	0.86(0.60～1.25)
小鼠	0.018～0.025	163(84～230)	0.15(0.09～0.23)

附录五　给药量的确定与计算

在机能学实验中,当需要为动物给药时,应了解给多大剂量才合适及药物应配成何种浓度,每次应给多少毫升。

给药浓度常用以下几种表示方法:

1. 百分浓度

是指每 100 份溶液或固体物质中所含药物的份数。

(1) 重量/体积(W/V)法。即每 100 mL 溶液中所含药物的克数。此法最常用,不加特别指明的药物百分浓度即指此法。

(2) 重量/重量(W/W)法。即每 100 g 制剂中所含药物的克数。

(3) 体积/体积(V/V)法。即每 100 mL 溶液中所含药物的毫升数。

2. 比例浓度

常用于表示稀溶液的浓度。如 1∶1000 肾上腺素溶液是指 1000 mL 溶液中含肾上腺素 1 g。

3. 克分子浓度(M)

是指 1 升溶液中所含药物的克分子数。如 0.1 M NaCl 溶液表示 1000 mL 中含 NaCl 15.844 g(NaCl 的分子量是 58.44 g)。

4. 克当量浓度(N)

是指 1 升溶液中所含药物的克当量数。如 1 N H_2SO_4 表示 1000 mL 中含 49 g H_2SO_4(H_2SO_4 的分子量是 98 g)。

剂量换算。举例说明如下:

1. 动物所用药物的剂量

例:小白鼠体重 18 g,腹腔注射吗啡 10 mg/kg,药物浓度 0.1%,应注射多少毫升?

解:根据百分浓度(C)=溶质(D)/溶剂(V)得

$$V = \frac{D}{C} = 10(\text{mg/kg})/0.1\% = 10(\text{mg/kg}) \times 100 \text{ mL}/0.1 \text{ g} = 10 \text{ (mL/kg)}$$

18 g 小白鼠应注射:$10 \times 0.018 = 0.18$ (mL)。

2. 应配制的药物浓度

例:给兔静注苯巴比妥钠 80 mg/kg,注射量为 1 mL/kg,应配制苯巴比妥钠的浓度是多少?

解:$C = \dfrac{D}{V} = \dfrac{80}{1}$(mg/mL)= 8 g/100 mL,即浓度为 8%。

附录六　人与各种动物及各种动物之间用药剂量换算

一、人与动物用药量换算

人与动物对同一药物的耐受性是相差很大的。一般说来,动物的耐受性要比人大,也就是单位体重的用药量动物比人要大。人的各种药物的用量在很多书上可查得,但动物用药量可查的书较少,一般动物用的药物种类远不如人用的那么多。因此,必须将人的用药量换算成动物的用药量。一般可按下列比例换算:

人的用药量为1,小白鼠为25~50,兔、豚鼠为15~20,狗、猫为5~10。

此外,可以采用人与动物的体表面积计算法来计算。

1. 人体的体表面积计算法

计算我国人的体表面积,一般认为许文生公式尚较适用, 即

体表面积(m^2) = 0.0061 × 身高(cm) + 0.0128 × 体重(kg) − 0.1529

例:某人身高 168 cm,体重 55 kg,试计算其体表面积。

解:$0.061×168+0.0128×55-0.1529=1576(m^2)$。

2. 动物的体表面积计算法

有许多种,在需要由体重推算体表面积时,一般认为 Meeh-Rubner 公式尚较适用,即

$$A(体表面积,以 m^2 计算) = \frac{K \times W^{2/3}}{10000}$$

式中,W 为体重,以克计算;K 为一常数,随动物种类而不同;小白鼠和大白鼠9.1、豚鼠9.8、家兔10.1、猫9.8、狗11.2、猴11.8、人10.6(上列 K 值各报道略有出入)。应当指出,这样计算出来的体表面积还是一种粗略的估计值,不一定完全符合于每个动物的实测数值。

例:试计算体重 1.50 kg 家兔的体表面积$(K = 10.1, W = 1500^{2/3})$。

解:$A = 10.1 × (1500^{2/3}/10000)$式中两边取对数后得

$$\lg A = \lg 10.1 + \frac{2}{3}\lg 1500 - \lg 10000 = 1.1218$$

$$A = 0.1324 (m^2)(体重 1.5 kg 家兔的体表面积)$$

二、人与不同种类动物之间药物剂量的换算

（1）直接计算法公式为

$$A = K \times \frac{200^{2/3}}{10000}$$

例：某利尿药大白鼠灌胃给药时的计量为 250 mg/kg，试粗略估计狗灌胃给药时可以试用的剂量。

解：实验用大白鼠的一般在 200 g 左右，其体表面积（A）为

$$A = \frac{9.1 \times 200^{2/3}}{10000} = 0.0311 \, (\text{m}^2)$$

250 mg/kg 的剂量如改以 mg/m² 表示，即

$$\frac{250 \times 0.2}{0.0311} = 1608 \, (\text{mg/m}^2)$$

实验用狗的体重一般在 10 kg 左右，其体表面积（A）为

$$A = \frac{11.2 \times 10000^{2/3}}{10000} = 0.5198 \, (\text{m}^2)$$

于是，$\dfrac{1608 \times 0.5198}{10} = 84 \, (\text{mg/kg})$（狗的适当试用剂量）。

（2）按 mg/kg 折算 mg/m² 转换因子计算：举例同上。

解：按［剂量（mg/kg）× 甲动物转换因子］乙动物转换因子。

计算出狗的适当使用剂量。mg/kg 的相应转换因子可由附表 6 查得（即为按 mg/m² 计算的剂量）。

（3）按每千克体重占有体表面积相对比值计算：各种动物的"每千克体重占有体表面积相对比值（简称体表面积比值）"见附表 6。

$$\frac{250 \times 0.16 \, (\text{狗的体表面积比值})}{0.47 \, (\text{大白鼠的体表面积比值})} = 85 \, (\text{mg/kg})（狗的适当使用剂量）$$

（4）按人和动物间体表面积折算的等效剂量比值表计算：见附表 7，12 kg 狗的体表面积为 200 g 大白鼠的 17.8 倍。该药大白鼠的剂量为 250 mg/kg，200 g 的大白鼠需给药

$$250 \times 0.2 = 50 \, (\text{mg})$$

于是狗的适当使用剂量为

$$\frac{50 \times 17}{12} = 74 \, (\text{mg/kg})$$

（5）按人与各种动物以及各种动物之间用药剂量换算：

已知 A 种动物每千克体重用药量，欲估算 B 种动物每千克体重用药剂量时，可查附表 8，找出折算系数（W），再按下式计算：B 种动物的剂量（mg/kg）= $W \times$ A 种动物的剂

量(mg/kg)。

例如,已知小鼠对某药的最大耐受量为 20 mg/kg(20 g 小鼠用 0.4 mg),需折算为家兔量。查 A 种动物为小鼠,B 种动物为兔,交叉点为折算系数 $W = 0.37$,故家兔用药量为 0.37×20 mg/kg = 7.4 mg/kg,1.5 kg 家兔用药量为 11.1 mg。

附表6　进行不同种类动物间剂量换算时的常用数据

动物种类	Meeh-Rubner公式中的 K 值	体重（kg）	体表面积（m^2）	mg/kg-mg/m^2转移因子	每千克体重占有体面积相对比值
小白鼠	9.1	0.018 0.02 0.022 0.024	0.0066 0.0067 0.0071 0.0076	2.9 3.0　粗略值3 3.1 3.2	1.0 (0.02 kg)
大白鼠	9.1	0.10 0.15 0.20 0.25	0.0196 0.0257 0.0311 0.0761	5.1 5.8　粗略值6 6.4 6.9	0.47 (0.20 kg)
豚鼠	9.8	0.30 0.40 0.50 0.60	0.0439 0.0532 0.0617 0.0697	6.8 7.5　粗略值8 8.1 8.6	0.40 (0.40 kg)
家兔	10.1	1.50 2.00 2.50	0.1323 0.1608 0.1860	11.3 12.4　粗略值12 13.4	0.24 (2.0 kg)
猫	9.0	2.00 2.50 3.00	0.1571 0.1324 0.2059	12.7 13.7　粗略值14 14.6	0.22 (2.5 kg)
狗	11.2	5.00 10.00 15.00	0.3275 0.5199 0.6812	15.3 19.2　粗略值19 22.0	0.16 (10.0 kg)
猴	11.8	2.00 3.00 4.00	0.1878 0.2455 0.2973	10.7 12.2　粗略值12 13.5	0.24 (3.0 kg)

续表

动物种类	Meeh-Rubner 公式的 K 值	体重（kg）	体表面积（m²）	mg/kg-mg/m² 转移因子		每千克体重占有体面积相对比值
人	10.6	40.00 50.00 60.00	1.2398 1.4386 1.6246	32.2 34.8 36.9	粗略值 35	0.08 （50.0 kg）

附表 7　人和动物间按体表面积折算的等效剂量比值表

	小白鼠（20 g）	大白鼠（200 g）	豚鼠（400 g）	家兔（1.5 kg）	猫（2.0 kg）	猴（4.0 kg）	狗（12 kg）	人（70 kg）
小白鼠（20 g）	1.0	7.0	12.25	27.8	29.7	64.1	124.2	378.9
大白鼠（200 g）	0.14	1.0	1.74	3.9	4.2	9.2	17.8	56.0
豚鼠（400 g）	0.08	0.57	1.0	2.25	2.4	5.2	4.2	31.5
家兔（1.5 kg）	0.04	0.25	0.44	1.0	1.08	2.4	4.5	14.2
猫（2.0 kg）	0.03	0.23	0.41	0.92	1.0	2.2	4.1	13.0
猴（4.0 kg）	0.016	0.11	0.19	0.42	0.45	1.0	1.9	6.1
狗（12 kg）	0.008	0.06	0.10	0.22	0.23	0.52	1.0	8.1
人（70 kg）	0.0026	0.018	0.031	0.07	0.078	0.16	0.82	1.0

附表 8　动物与人体的每千克体重剂量折算系数表

折算系数 W		A 种动物或成人						
		小鼠 0.02 kg	大鼠 0.2 kg	豚鼠 0.4 kg	兔 1.5 kg	猫 2 kg	狗 12 kg	成人 60 kg
B 种动物或成人	小鼠 20 g	1.0	1.6	1.6	2.7	3.2	4.8	9.01
	大鼠 0.2 kg	0.7	1.0	1.14	1.88	2.3	3.6	6.25
	豚鼠 0.4 kg	0.61	0.87	1.0	1.65	2.05	3.0	5.55
	兔 1.5 kg	0.37	0.52	0.6	1.0	1.23	1.76	2.30
	猫 2.0 kg	0.30	0.42	0.48	0.81	1.0	1.44	2.70
	狗 12 kg	0.21	0.28	0.34	0.56	0.68	1.0	1.88
	成人 60 kg	0.11	0.16	0.18	0.304	0.371	0.531	1.0